U0265273

国家科学技术学术著作出版基金资助出版

"十四五"时期国家重点出版物出版专项规划·重大出版工程规划项目

 变革性光科学与技术丛书

Generation, Mechanisms, Monitoring and Biomedical
Applications of Photoinduced Micro-Nano Cavitation Bubbles

光致微纳空化气泡
产生、机理、监测与生物医学应用

张镇西 王晶 王思琪 梁晓轩 付磊 著

清华大学出版社
北京

内 容 简 介

激光诱导水中空化现象是随激光技术的进步而发展起来的新兴研究领域,为诸如细胞微纳手术、眼科屈光手术等前沿生物医学光学技术带来了新的活力和思考角度。深入研究其现象及机理对推动相关技术的发展和应用具有重要的意义。

本书探讨了激光诱导光致击穿空化气泡(即光致空泡),以及纳米颗粒介导的光热空化气泡(即热致空泡)的产生机理,系统论述了以经典等离子体为特征的光致空泡以及以等离子激元共振吸收为特点的热致空泡的物理机理。从理论和实验两方面比较了光致空泡与热致空泡在空化、声学方面的异同。全书遵循光致空泡及热致空泡的能量沉积、空化以及光声过程展开论述,涵盖了基础概念与原理、数学模型构建、实验系统搭建等多尺度、多物理理论及实验方法的研究。对空化气泡在生物医学领域的应用展开探讨并进行了展望。

本书适合高等院校和科研院所中从事生物医学光学、微纳米加工、金属纳米颗粒、眼科屈光手术研究的本科生、研究生和科研人员使用。

图书在版编目(CIP)数据

光致微纳空化气泡产生、机理、监测与生物医学应用/张镇西等著.—北京:清华大学出版社,2023.4

(变革性光科学与技术丛书)

ISBN 978-7-302-62687-9

Ⅰ. ①光… Ⅱ. ①张… Ⅲ. ①激光技术－应用－生物医学工程－生物光学 Ⅳ. ①R318.51

中国国家版本馆 CIP 数据核字(2023)第 023849 号

责任编辑:鲁永芳
封面设计:意匠文化·丁奔亮
责任校对:欧 洋
责任印制:宋 林

出版发行:清华大学出版社
　　网　　址:http://www.tup.com.cn, http://www.wqbook.com
　　地　　址:北京清华大学学研大厦 A 座　　邮　　编:100084
　　社 总 机:010-83470000　　邮　　购:010-62786544
　　投稿与读者服务:010-62776969, c-service@tup.tsinghua.edu.cn
　　质量反馈:010-62772015, zhiliang@tup.tsinghua.edu.cn
印 装 者:三河市铭诚印务有限公司
经　　销:全国新华书店
开　　本:170mm×240mm　　印　张:15.5　　字　　数:312 千字
版　　次:2023 年 4 月第 1 版　　印　　次:2023 年 4 月第 1 次印刷
定　　价:109.00 元

产品编号:091791-01

作者简介

张镇西，博士，博士生导师，西安交通大学教授。主要研究方向为生物医学光子学影像与光谱分析技术、光生物物理学与生物光量子调控技术。作为课题负责人承担国家级项目19项，包括国家重大科研仪器研制项目2项、国家自然科学基金重点项目、国际合作重点及地区合作项目、德中科学基金项目等。主编著（译）作11本，*Biomedical Photonic Technologies* 由 Wiley-VHC 出版，《纳米光子学》与《医学纳米技术与纳米医学》分别获得2010年度、2013年度引进版科技类优秀图书奖。

王晶，博士，研究生导师，西安交通大学副教授。中国光学学会生物医学光子学分会委员。主持国家重大科研仪器研制项目子项目、国家自然科学基金面上项目、装备预研项目及省部级项目多项。将光学成像新技术与机器学习等辅助算法相结合，研制多套光学医学仪器样机，包括激光细胞膜微手术系统、高光谱腹腔镜以及核酸扩增荧光检测模块等。

王思琪，博士，研究生导师，遵义医科大学（珠海校区）讲师。主持国家自然科学基金青年科学基金项目1项、贵州省科技项目1项，参研国家自然科学基金项目5项，省部级科技项目多项。研究方向为多模诊疗方法及纳米光子学在生物医学工程上的应用。

梁晓轩，博士，德国吕贝克大学生物医学光学研究所研究员，从事生物组织光损伤、激光等离子体、激光微纳米手术和空化气泡等领域的研究。在 *PNAS*、*Optics Express*、*Physical Review B* 及 *Journal of Fluid Mechanics* 等杂志发表学术论文数篇，由 Springer 和 Wiley-VHC 出版社出版书的章节数篇。任《中国激光》青年编委，*Applied Optics*、*Physics of Fluids* 等期刊的审稿人。作为骨干参与多项中德国际合作项目、德国研究联合会和美国 AFOSR 项目。

付磊，博士，西安交通大学助理教授。主持1项国家自然科学基金青年科学基金项目，并参与了包括国家重大科研仪器研制项目、国家自然科学基金重点项目以及陕西省自然科学基金项目。主要研究方向为脉冲激光诱导液体中光致击穿及其在生物医学领域的应用研究。

丛书编委会

主　编

罗先刚　中国工程院院士，中国科学院光电技术研究所

编　委

周炳琨　中国科学院院士，清华大学

许祖彦　中国工程院院士，中国科学院理化技术研究所

杨国桢　中国科学院院士，中国科学院物理研究所

吕跃广　中国工程院院士，中国北方电子设备研究所

顾　敏　澳大利亚科学院院士、澳大利亚技术科学与工程院院士、
　　　　中国工程院外籍院士，皇家墨尔本理工大学

洪明辉　新加坡工程院院士，新加坡国立大学

谭小地　教授，北京理工大学、福建师范大学

段宣明　研究员，中国科学院重庆绿色智能技术研究院

蒲明博　研究员，中国科学院光电技术研究所

丛书序

　　光是生命能量的重要来源，也是现代信息社会的基础。早在几千年前人类便已开始了对光的研究，然而，真正的光学技术直到 400 年前才诞生，斯涅耳、牛顿、费马、惠更斯、菲涅耳、麦克斯韦、爱因斯坦等学者相继从不同角度研究了光的本性。从基础理论的角度看，光学经历了几何光学、波动光学、电磁光学、量子光学等阶段，每一阶段的变革都极大地促进了科学和技术的发展。例如，波动光学的出现使得调制光的手段不再限于折射和反射，利用光栅、菲涅耳波带片等简单的衍射型微结构即可实现分光、聚焦等功能；电磁光学的出现，促进了微波和光波技术的融合，催生了微波光子学等新的学科；量子光学则为新型光源和探测器的出现奠定了基础。

　　伴随着理论突破，20 世纪见证了诸多变革性光学技术的诞生和发展，它们在一定程度上使得过去 100 年成为人类历史长河中发展最为迅速、变革最为剧烈的一个阶段。典型的变革性光学技术包括：激光技术、光纤通信技术、CCD 成像技术、LED 照明技术、全息显示技术等。激光作为美国 20 世纪的四大发明之一（另外三项为原子能、计算机和半导体），是光学技术上的重大里程碑。由于其极高的亮度、相干性和单色性，激光在光通信、先进制造、生物医疗、精密测量、激光武器乃至激光核聚变等技术中均发挥了至关重要的作用。

　　光通信技术是近年来另一项快速发展的光学技术，与微波无线通信一起极大地改变了世界的格局，使"地球村"成为现实。光学通信的变革起源于 20 世纪 60 年代，高琨提出用光代替电流，用玻璃纤维代替金属导线实现信号传输的设想。1970 年，美国康宁公司研制出损耗为 20 dB/km 的光纤，使光纤中的远距离光传输成为可能，高琨也因此获得了 2009 年的诺贝尔物理学奖。

　　除了激光和光纤之外，光学技术还改变了沿用数百年的照明、成像等技术。以最常见的照明技术为例，自 1879 年爱迪生发明白炽灯以来，钨丝的热辐射一直是最常见的照明光源。然而，受制于其极低的能量转化效率，替代性的照明技术一直是人们不断追求的目标。从水银灯的发明到荧光灯的广泛使用，再到获得 2014 年诺贝尔物理学奖的蓝光 LED，新型节能光源已经使得地球上的夜晚不再黑暗。另外，CCD 的出现为便携式相机的推广打通了最后一个障碍，使得信息社会更加丰富多彩。

20世纪末以来,光学技术虽然仍在快速发展,但其速度已经大幅减慢,以至于很多学者认为光学技术已经发展到瓶颈期。以大口径望远镜为例,虽然早在1993年美国就建造出10 m口径的"凯克望远镜",但迄今为止望远镜的口径仍然没有得到大幅增加。美国的30 m望远镜仍在规划之中,而欧洲的OWL百米望远镜则由于经费不足而取消。在光学光刻方面,受到衍射极限的限制,光刻分辨率取决于波长和数值孔径,导致传统i线(波长:365 nm)光刻机单次曝光分辨率在200 nm以上,而每台高精度的193光刻机成本达到数亿元人民币,且单次曝光分辨率也仅为38 nm。

在上述所有光学技术中,光波调制的物理基础都在于光与物质(包括增益介质、透镜、反射镜、光刻胶等)的相互作用。随着光学技术从宏观走向微观,近年来的研究表明:在小于波长的尺度上(即亚波长尺度),规则排列的微结构可作为人造"原子"和"分子",分别对入射光波的电场和磁场产生响应。在这些微观结构中,光与物质的相互作用变得比传统理论中预言的更强,从而突破了诸多理论上的瓶颈难题,包括折反射定律、衍射极限、吸收厚度-带宽极限等,在大口径望远镜、超分辨成像、太阳能、隐身和反隐身等技术中具有重要应用前景。譬如:基于梯度渐变的表面微结构,人们研制了多种平面的光学透镜,能够将几乎全部入射光波聚集到焦点,且焦斑的尺寸可突破经典的瑞利衍射极限,这一技术为新型大口径、多功能成像透镜的研制奠定了基础。

此外,具有潜在变革性的光学技术还包括:量子保密通信、太赫兹技术、涡旋光束、纳米激光器、单光子和单像元成像技术、超快成像、多维度光学存储、柔性光学、三维彩色显示技术等。它们从时间、空间、量子态等不同维度对光波进行操控,形成了覆盖光源、传输模式、探测器的全链条创新技术格局。

值此技术变革的肇始期,清华大学出版社组织出版"变革性光科学与技术丛书",是本领域的一大幸事。本丛书的作者均为长期活跃在科研第一线,对相关科学和技术的历史、现状和发展趋势具有深刻理解的国内外知名学者。相信通过本丛书的出版,将会更为系统地梳理本领域的技术发展脉络,促进相关技术的更快速发展,为高校教师、学生以及科学爱好者提供沟通和交流平台。

是为序。

罗先刚

2018年7月

前　言

　　星霜荏苒,居诸不息。距离 2019 年 6 月 15 日清华大学出版社鲁永芳编辑发函邀请我加入"变革性光科学与技术丛书"编著计划已经过去快四个年头了。这套丛书是"为了更好地促进光科学技术的快速发展,梳理光学领域的技术发展脉络,以及宣传各重点创新项目和相关院所的最新研究成果"。同时,这套丛书"以有获奖潜力的学术著作为目标,以一线科研人员的优秀成果为依托,以权威大家的高质量作品为基础,面向全国相关领域做出一定成绩、有较高学术水平的杰出学者征集选题",总体定位是系统性、高水平、高层次、高质量。这更加激励我思考并下决心组织和撰写此书。过去三年来,我不断思索生物医学工程学科与技术的发展脉络和趋势,同时也将医工融合理念纳入到新理论和技术的研究中,以期向广大读者呈现更高品质的著作。

　　本书以激光空化效应为研究对象,背景是我们与德国吕贝克大学多年的合作中涉及大量的空化气泡的研究内容。如今我们完成了这本受到国家科学技术学术著作出版基金支持的图书。更令我们高兴的是,本书也被列入了"十四五"时期国家重点出版物出版专项规划·重大出版工程规划项目。经反复斟酌,书名最后定为《光致微纳空化气泡产生、机理、监测与生物医学应用》。

　　激光技术的发展推动光科学与技术发生了翻天覆地的变化,变革性研究成果和应用技术的出现也成为必然。激光诱导空化过程是激光在生物医学工程领域应用技术中的重要物理机制之一,例如细胞微纳手术、眼科屈光手术、肿瘤诊断与治疗等生物医学光子学领域的应用。深入研究激光诱导水中空化气泡的物理机理对推动相关应用技术的发展具有重要的意义。得益于我们团队在该问题上较为广泛和深入的研究基础,本书视角新颖独特、研究方法清晰合理、研究内容系统丰富,相信能够为光致空化效应相关的科研工作者提供有效参考。本书重点论述了激光诱导光致击穿空化气泡(光致空泡)和纳米颗粒介导的光热空化气泡(热致空泡)这两类变革性光科学与技术。全书按照光致空泡及热致空泡的能量沉积、空化过程及光声过程进行架构,结合当前国内外研究发展现状,并涵盖本团队最新的研究成果,详细论述了以经典等离子体为特征的光致空泡,以及以等离子激元共振吸收为特点的热致空泡物理机理,系统地介绍了激发及检测此多时间和空间尺度空化气泡的多模态泵浦-探测系统的原理及方法。

本书从空化效应所涉及的基本理论入手,最后扩展到空化气泡的生物医学领域的应用,概括总结了目前空化气泡的研究热点、研究思路、应用技术和方法,以及未来的发展趋势。同时也囊括了作者从事生物医学光子学 20 多年来的主要研究成果,既描述了多尺度空化气泡的形成、运动及衍生现象的基本原理,也介绍了激光光学、物理、生物、热学及纳米材料的相关技术及其应用,体现了交叉学科的研究特点,展现了一个极具生命力的新技术领域。它可以作为信息科学、物理科学和生命科学等学科的教材,也可以作为相关领域科学技术研究人员的参考书。

本书在申请国家科学技术学术著作出版基金时得到海南大学骆清铭院士、中国科学院光电技术研究所罗先刚院士、深圳大学屈军乐教授等的书面推荐,还得到中国人民解放军总医院顾瑛院士、北京邮电大学忻向军教授的大力支持,在此表示衷心感谢!要特别感谢福建师范大学谢树森和陈荣教授,华南师范大学陈同生和邢达教授,深圳大学刘丽炜教授,中国科学院西安光学精密机械研究所姚保利研究员,北京大学魏勋斌教授和海南大学李步洪教授等,给予我们研究工作的鼎力支持和帮助。还要感谢中国科学院自动化研究所田捷研究员,中国科学院深圳先进技术研究院郑海荣和郑炜研究员,中国科学院精密测量科学与技术创新研究院周欣研究员,华中科技大学曾绍群、李鹏程、张智红、朱丹教授,海南大学刘谦和付玲教授,天津大学明东、高峰教授。感谢福建孟超肝胆医院刘小龙研究员、曾永毅主任与我们团队在医工交叉领域的长期合作。特别是深圳市中科微光医疗器械技术有限公司的朱锐、李嘉男、曹一挥总经理在校企技术合作与研发方面也给予我们大力协助。最后,还要感谢大连大学高泽红教授的帮助。

近水楼台先得月。本书的撰写也得到了西安交通大学相关单位的通力协作和支持,包括机械工程学院蒋庄德院士、杨树明、彭年才教授及其团队,西安交通大学副校长吕毅教授,西安交通大学第一附属医院吴荣谦教授及其团队,能源与动力工程学院陈斌教授及团队,以及生命科学与技术学院领导及老师。更要感谢团队的姚翠萍教授、王斯佳副教授、辛静老师及研究生的积极参与。

虽然这是一本中文著述,但其中的研究成果与我们和德国吕贝克大学生物医学光学研究所的合作密不可分。要感谢国家自然科学基金国际合作重点项目(No. 61335012)及中德合作基金(No. M-0063)的支持,还要感谢 Alfred Vogel 教授、Gereon Huettmann 教授的合作,以及达特茅斯工学院蒋曙东教授多年的合作。

最后,衷心感谢国家自然科学基金委员会长期以来对我们研究工作的资助。本书的研究工作具体得到了 2020 年度国家科学技术学术著作出版基金项目、国家自然科学基金项目(No. 62005325,No. 62005210)、贵州省科技计划项目(黔科合基础-ZK[2021]一般 324)、陕西省科技厅面上项目(No. 2020JM-063)、遵义医科大学博士科研启动项目(F-ZH-005)等的资助,特此向支持及关心作者研究工作的所有单位及个人表示由衷的感谢。书中有部分内容参考了相关单位及个人的研究成果,并在参考文献中标出,本书作者在此向他们致谢。但限于时间及精力,有些文献可能未被列入书末的参考文献中,敬请谅解。

本书以光致微纳空化气泡的产生、机理、监测与生物医学应用为主线,主要内容包括:第1章概述了光致空化气泡及热致空泡的研究现状及进展;第2~4章主要介绍了光致空泡及热致空泡产生过程中所涉及的理论方法;第5章系统阐述了用于激发及检测空化气泡形成、发育过程及其衍生的物理现象的多模态泵浦-探测实验系统平台的设计及搭建;第6~7章分析了空化气泡形成阈值、影响因素及演变规律;第8章主要阐述了空化气泡衍生光声效应的特点;第9章主要介绍了上述多空间及多时间尺度的空化效应在诊疗一体化、光声成像、细胞膜纳米手术及生物组织微手术等生物医学领域的应用。

本书的撰写分工如下:第1章、第4章、第5章、第6章由王思琪博士、梁晓轩博士负责;第2章、第7章由梁晓轩博士负责;第3章由王思琪博士负责;第8章由付磊博士负责;第9章由王晶博士负责。本书统稿由王思琪博士和梁晓轩博士协助完成。

希望本书的出版能够对推动我国生物医学光子学学科的发展有所帮助。虽然作者团队做到了"用心精至自无疑",但由于时间紧迫,加之能力所限,书中不妥之处在所难免,恳请读者批评指正。生物医学光子学学科和技术发展迅猛,可谓"桑田碧海须臾改",虽然作者反复校改内容、尽力追踪前沿,但水平有限,错误及遗漏之处在所难免,恳请各位同行、老师及同事们批评指正。希望能在生物医学光子学这个"潮起海天阔"的领域,凸显"风正一帆悬"的魅力。

"惊风飘白日,光景西驰流"。我曾主编过多本专业书籍和教材,我对所有给予支持的同事和挚友以及出版界的朋友们常常心怀感激!

本书彩图请扫二维码观看。

张镇西

2023年3月于西安交通大学生命科学与技术学院

目　录

第 1 章

光致微纳米空化气泡导言

激光诱导水中空化气泡产生过程中,随着激光能量的增加,液体水会产生不同的物理响应。根据其产生机制将光致空泡细分为激光诱导光致击穿空化气泡(简称光致击穿空泡)以及纳米颗粒介导的热致空泡(简称热致空泡)。高功率密度脉冲激光聚焦在液体中时,聚焦区域吸收激光能量,通过多光子电离、碰撞电离等形成等离子体,随后空化气泡也随即产生,该空泡称为光致击穿空泡。热致空泡的产生过程通常为,一定波长的激光通过表面等离子体共振效应加热纳米颗粒,能量沉积引起的热效应在纳米颗粒周围形成微小空化气泡,该空泡范围多为微米纳米量级,故称为微纳空泡。该类空泡在生物医学领域有广泛的应用,诸如辅助药物递送、增强治疗效果及直接作用的细胞手术等。下面将具体介绍两类空化气泡的研究现状。

1.1 激光诱导光致击穿空化气泡

击穿通常也称为电介质击穿,是指加在电介质上的电场强度超过某一临界值时,电介质绝缘性能完全丧失的现象。加在电介质上的电场既可以是直流电场也可以是交变电场。依据所加电场的性质不同(如电场强度、电场频率),击穿现象又有很多物理分支[1,2]。人类最早从闪电中观察到了大气击穿现象。自然界中暴风云的底层为阴电,顶层为阳电。正电荷和负电荷彼此相吸,但空气不是良好的导体,所以不能发生电荷中和。正负电荷逐渐累积,到一定程度时正负电荷形成的电场强度超过空气电离阈值,空气电离化,形成闪光。就其物理本质而言,该现象是云层中聚集的正负电荷形成的巨大直流高压,在高压作用下空气中共价带电子被激发到导带,并经雪崩效应短时形成巨大的自由电子流。此时绝缘体空气变为导体。这种由直流电压引起的击穿叫直流击穿(DC breakdown)[3]。

随着交流电的发明,人们发现,高频高压电路或继电保护中原本用来绝缘的材料在交流电压超过一定阈值条件下开始变得导电。这种由交流电压引起的击穿现象称为交流击穿(AC breakdown)。目前亚纳秒高压脉冲引起的电介质击穿是一个研究热点[4]。随着微波通信、雷达领域的发展,人们观察到高速振荡的毫米波在脉冲能量很高的条件下也能使绝缘体导电。这种由交变的毫米波引起的击穿现象称为微波击穿(microwave breakdown)[5]。伴随着 1960 年激光的发明,人们首先观察到高能量激光脉冲对光学组件等宽禁带透明电介质形成击穿[6]。这种由激光引起的击穿现象称为光学击穿(optical breakdown)或激光诱导击穿(laser-induced breakdwon)[7]。本书沿用经典译籍中的术语——光致击穿[8]。

纵观击穿现象发展过程,随着技术的演变,电磁波频率由低频逐渐发展到高频,击穿现象也由直流击穿发展到光致击穿。人们对固体、液体、气体物质都进行了广泛的研究[7,9-12]。在气体中以惰性气体光致击穿以及多光子物理研究较广[7,13]。在固体中,以石英(SiO$_2$)为代表的宽禁带透明电介质研究相对广泛[11,14]。液体光致击穿的研究起步相对较晚,但随着生物医学光学的快速发展,近年来这一领域引起了广泛关注[15-19]。因此,如果以电磁波频率为横轴,以气、固、液为并列研究的纵轴,则本书研究的是击穿现象中所涉及的光致击穿,如图 1-1 所示。

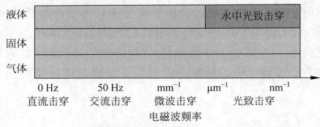

图 1-1　击穿现象发展过程及水中光致击穿

以上是从电介质击穿角度而言的。就激光与物质相互作用而言,光致击穿是其中一个重要分支[2]。伴随着激光技术的进步,激光脉冲能量的增大,以及激光电场力强度的增大,所引起的物理现象也越来越剧烈。图 1-2(a)为激光功率密度历史演变图,Maiman 最早发明的激光为红宝石连续激光。后来随着调 Q 技术的发明,产生了微秒、毫秒以及纳秒脉冲激光。这些技术将激光带入医学领域,产生了医学激光以及生物医学光学[8,20]。

锁模技术的发明将激光脉宽压缩到皮秒甚至飞秒量级,同时也将激光技术带入多光子物理和短脉冲激光医学领域。1985 年,啁啾脉冲放大技术(chirped pulse amplification,CPA)的发明为原子物理研究打开了大门[21]。本书研究范畴属于生物医学光学领域。

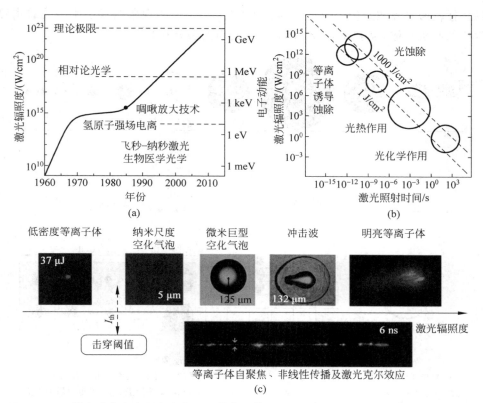

图 1-2　（a）激光功率密度历史演变图及激光医学；（b）激光与生物组织相互作用各种机制
及光致击穿效应；（c）短脉冲激光在水中诱导光致击穿效应产生的各种物理效应；
图（a）引自文献[2]，图（b）引自文献[8]，图（c）使用了文献[22]～文献[25]中的部分图片
（请扫Ⅸ页二维码看彩图）

　　在生物医学光学领域中，随着激光能量及脉冲脉宽的变化，激光与生物组织相
互作用的机制迥异[8]。如图 1-2（b）所示，在连续激光作用下以光化学作用为主；
在毫秒脉冲激光作用下主要为光热作用；纳秒激光以光蚀除作用为主；纳秒以下
的短脉冲激光常发生等离子体诱导蚀除和光致击穿现象[8,17]。

　　水中光致击穿现象本身并非单一物理现象，而是由如图 1-2（c）及图 1-3 所示
很多物理现象耦联在一起的。随着激光能量的增加，相应地出现：激光诱导低密
度等离子体现象[15]；激光诱导微纳米尺度空化气泡[24]；激光诱导微米尺度巨型
空化气泡，空化气泡膨胀、闭合等流体力学现象[28]；空化气泡-空化气泡[29]、空化
气泡-固体边界作用时微射流、湍流等复杂流体力学现象[30]；伴随空化气泡一起的
还有冲击波的形成，以及空化气泡坍缩时冲击波辐射等声学现象[22]；激光能量更
高时能观察到明亮的等离子体；在小数值孔径下能观察到等离子体自聚焦、非线

3

性传播及激光克尔效应等等离子体物理现象[23]。这些现象构成了水中光致击穿效应的有机整体，很多现象都是耦联在一起而无法分割的。

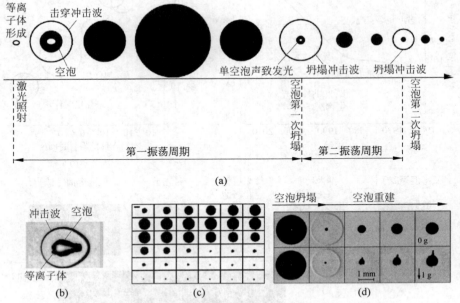

(a)

(b)　　　　　　(c)　　　　　　(d)

图 1-3　水中光致击穿主要现象

（a）自由场中的光致击穿过程示意图；（b）光致击穿初期的等离子体、空泡和膨胀冲击波图像[26]；（c）空泡动态振荡过程（标尺为 200 μm）；（d）Obreschkow 等拍摄的有、无重力场下空泡坍塌形成的冲击波及射流的形成[27]

（请扫Ⅸ页二维码看彩图）

　　国内外学者在水中光致击穿理论和实验方面开展了广泛的研究。在理论建模方面，1991 年，Sacchi[31]发表了第一篇关于水中光致击穿效应的文章。在这篇文章中，他引用了 Boyle 和 Williams 关于水电离能为 6.5 eV 的观点，采用"幸运电子"结合雪崩效应的数学模型解释了不同种类液态水或溶液中击穿阈值。1995 年，Kennedy[32]在参考 Bloembergen[1]及 Shen[33]的思想上采用 Drude-Shen 雪崩电离模型建立了较早的水中光致击穿理论模型。1997 年，Kennedy 发表了水中光致击穿领域相对全面的综述[34]，该综述对脉冲激光诱导水中光致击穿的形成机理、物理模型、影响因素、击穿过程及实际的应用做了较为详细的阐述。1999 年，Noack 和 Vogel[35]在 Kennedy 的基础上改进了光致击穿模型，并将模型结果与实验结果进行了系统比较。2005 年，Vogel 等[15]在 Noack 模型的基础上采用一阶近似雪崩电离模型对飞秒激光细胞微手术进行了研究。2015 年，Linz 等[36]通过纳秒光学参量振荡器（OPO）光致击穿实验证实了液态水能带中存在中间能级，提出了液态水能带结构优化模型。

必须要提到的是,水中光致击穿理论的进步一直受益于透明电介质光致击穿理论的发展。1995 年,Stuart 等[37,38]采用福克尔-普朗克(Fokker-Planck)动力学理论研究了飞秒-纳秒激光在石英光致击穿中的机理,较早地研究了电介质中导带电子能量谱,推导出长脉宽条件下瞬态雪崩电离率近似于 Drude-Shen 模型。2004年,Rethfeld[39]仔细研究了飞秒脉冲诱导的瞬态雪崩电离过程,提出了多重速率方程来描述反向轫致辐射吸收时间对雪崩电离率的影响。2009 年,Christensen 和Balling[40]解决了多速率模型中碰撞电离后剩余能分配的问题。基于 Rethfeld 的多速率方程,2016 年,Linz 等[41]考虑液态水优化能带结构,计算了飞秒激光水中光致击穿阈值随波长的变化关系,得到液态水的若干重要参数。基于 Christensen和 Balling 的工作,2019 年,Liang 等[42]详细研究了多速率模型中的剩余能分配问题,得到了雪崩电离率和导带电子平均动能的渐近解析解,提出了适用于飞秒激光-生物分子改性研究的多速率模型。基于液态水优化能带结构及液态水若干关键参数,近年来 Liang 等[26,43-45]建立了一个涵盖等离子形成、空化气泡振荡和冲击波辐射的多物理耦合模型。

随着计算机计算能力的提高,光致击穿模型开始朝着时空域模拟方向发展。2002 年,Fan 等[46]延续了 Noack 在 1999 年的工作,将时间域扩展到一维空间中,计算了击穿阈值并研究了参数对阈值的影响。2007 年,Zhou 等[47]采用几何光学传输模型,将等离子体密度分布计算扩展到三维时空域,主要阐述激光参数对等离子屏蔽和等离子长度的影响。2010 年,Jiao 等[48]在 Noack 模型的基础上采用热辐射传输理论中的控制方程,结合离散坐标算法,计算了等离子体密度在空间的分布,解释了飞秒、纳秒激光在水中诱导等离子体动力学上的差异。2016 年,Jukna等[49]在时空域模拟了 50 fs,800 nm,290 mJ 的飞秒激光脉冲通过 NA=0.07 的物镜在水下产生的成丝现象。他们采用非线性薛定谔(Schrödinger)方程模拟激光脉冲传播过程,采用 Noack 模型[35]模拟了激光诱导水中等离子体形成。2019 年,Hernandez-Rueda 等[50]采用麦克斯韦(Maxwell)方程结合有限时域差分算法(FDTD),模拟了飞秒激光在水表面引起的非线性能量沉积过程,发现能量主要沉积在表面以下 70 nm 的浅层,能量密度高达 5.7 kJ/cm^3,压力高达 4×10^3 MPa。针对空泡振荡和冲击波发射等方面,Ohl 等[51]对空泡的振荡过程、冲击波的传播及空泡坍塌引起的发光现象进行了详细的介绍和总结;Lauterborn 和 Kurz 对液体中的空泡振荡过程、研究进展及相互作用展开论述[28]。2013 年,Lauterborn 和Vogel 对光致击穿过程所形成的冲击波进行了综述性的介绍[52]。在实验研究方面,Docchio 等利用超高速扫描摄影机拍摄到了水中光致击穿的移动击穿现象[53],随后研究了不同脉宽激发下等离子体的发光过程[54]。Vogel 课题组在激光诱导等离子体形成[23,55]、飞秒激光诱导微纳米尺度空化气泡[15,24]、空泡相关冲击波形成及辐射[22]、光致空泡-固体边界相互作用[30]、空化气泡-空化气泡相互作用[29]等方面开展了广泛深入的研究。Venugopalan 课题组深入研究了纳秒激光在水[56]和水基媒介中[57]诱导的等离子体大小、冲击波压力以及空泡半径随激光能量的变化关系。Schaffer 等[58]利用超快阴影摄影术结合散射光技术,在 100 fs～10 μs 时间范畴研究了光致空泡半径及冲击波压力演变曲线,获得了水中电子-离子能量转移时间约为 20 ps 这一重要参数。Baumert 课题组在另一独立实验中通过时间分辨反射频谱仪证实了这一参数的准确性,并获得了电子-空穴复合系数[59]。此外,该课题组利用整形飞秒激光,通过超快光谱干涉仪测量了瞬时等离子体密度以及自由电子平均碰撞时间[59-61]。Hammer、Nahen 及 Vogel 等[55,62],对不同脉宽、不同能量的脉冲激光产生的等离子体屏蔽效率进行了较为系统的研究。Schaffer 等[58]利用两束飞秒激光记录了光致击穿过程中,等离子体时域上的动态变化过程。对于空泡振荡和冲击波发射方面,Lim 等[63]利用空间光调制器分束激光脉冲,在水中产生了多个形状和尺寸的空化气泡。Vreugdenhil 等[64]利用多束激光脉冲在空气/水表面产生了多个空化气泡及伴随冲击波辐射,研究了多冲击波辐射特性。Vogel 课题组系统地研究了击穿过程中空泡能量分布[65-67]、击穿阈值[35]、空泡及冲击波演变过程[68,69],以及弹性壁对空泡振荡的影响。同时,该课题组利用紧聚焦的飞秒激光和散射光检测技术,成功地产生并精确地检测到百纳米量级的空化气泡[24]。

在空泡动力学中,用于描述空泡半径随时间变化的模型主要有 Rayleigh-Plesset 模型[70],Keller-Miksis 模型[71]和 Gilmore 模型[72]。早在 20 世纪初,瑞利(Rayleigh)首先建立了在均匀无限远、无黏性及不可压缩的流体环境下的空泡动力学模型[73]。Plesset 在瑞利模型的基础上加入液体黏性、表面张力等对空泡运动的影响,改进瑞利模型形成 Rayleigh-Plesset 空泡运动方程;而 Keller-Miksis 模型则进一步考虑了液体的可压缩性和外源压力场的加入。Gilmore 模型则全面考虑了水-蒸气界面表面张力、黏性力及液体的可压缩,可以非常全面地描述空泡动力学、阻尼耗散及声场的发射等过程。

由于空泡振荡过程受到外界因素如壁、压力场及超声场等的影响非常大,许多课题组也开展了相关方面的研究工作。Supponen 等[74]拍摄到空泡非对称坍塌时会形成多个的坍塌冲击波,且其强度会衰减。Sankin 等[75]将一个外源性的强冲击波作用于空泡上,最终导致空泡振荡周期被显著缩短而坍塌冲击波强度被明显增强。Baghdassarian 等[24]通过测量光致击穿空泡坍塌时的发光光谱,推导出其坍塌时的温度可达 7800 K,并发现坍塌过程会导致空泡内羟自由基(OH*)含量的增加。Kurz 等[76]通过外源性的超声声场来控制空泡的振荡过程和空泡坍塌的发光强度,发现空泡的射流方向及速度等与界面参数密切相关。Supponen 等[77]在距离水面非常近的水中诱导光致击穿,形成的空泡在振荡过程中挤压水面破裂发生溅射,形成一个非常强的指向水面的射流。Yang 等[78]研究了无量纲的位置参数对空泡第一振荡周期、重建空泡振荡周期及射流的强度的影响。Brujan 等[79]通过改变固体壁的弹性模量及无量纲位置参数从而获得不同方向和速度的射流。Tong 等[80]发现,在固体界面形成的空泡溅射会形成一个指向固体界面且速度非常大的射流,进而对固体界面产生明显的损伤。Gerold 等[81]通过外源性的超声声场来控制光致击穿空泡的射流方向。Tinne 等[82]对单脉冲进行分束后,用同一个物镜聚焦到水中形成两个击穿点,来研究不同位置、大小的空泡间的相互影响。南京理工大学韩冰等[29]利用两个脉冲激光器进一步研究了具有不同相位差、相对大小及相对位置的双空泡振荡行为,特别对射流的形成进行了系统的研究。Chen 等[83]研究了在狭窄通道内多个固体壁影响下的双空泡相互影响行为。中国科学院大学田野等[84]研究了聚焦角度对等离子体形成的影响,并通过增加聚焦角度的方式来增加等离子体的稳定性。陕西师范大学曹辉和尚志远[85]开展了液体光致击穿及光致声场辐射方面的研究。南京理工大学陈笑[86]开展了高功率激光与水下物质相互作用过程与机理的研究。南京理工大学朱微[87]研究了激光诱导水中击穿阈值。海军工程大学宗思光等[88]采用高速摄影的方法研究了水中激光击穿产生的等离子体腔体、空泡脉动、声波特性等综合效应。江苏大学任旭东等[89]系统地总结了激光空化强化技术的理论、应用和发展现状,研究了激光诱导水下空化效应在空化空蚀除、激光加工及流体机械等方向的应用。

在实际应用方面,学者们利用水中光致击穿效应在细胞和生物组织微纳米手术中开展了广泛的研究。在细胞纳米手术方面,König 课题组首先开展了飞秒激光细胞膜穿孔以及染色体切割研究[90,91]。张镇西课题组在激光细胞微手术方面开展了一定的工作[92-94]。Ben-Yakar 课题组利用飞秒激光照射秀丽隐杆线虫神经轴突,研究线虫神经轴突再生[95]。Shen 等[96]开展了飞秒激光切割细胞线粒体的研究。Schmalz 等[97,98]利用飞秒激光照射细胞核内染色质,开展了活细胞飞秒激光-DNA 损伤及修复研究。在生物组织微纳米手术方面,Yildirim 等[99]利用 $1.3\ \mu m$ 飞秒激光对活鼠脑皮质进行多光子成像,并测量了深层脑皮质光致击穿阈值。Orzekowsky-Schroeder 等[100]利用激光脉冲在小鼠小肠上皮细胞中产生微米尺度空化气泡,造成小肠损伤,利用多光子显微镜实时观察免疫系统修复损伤的过程。Hutson 和 Ma[101]利用纳秒激光在果蝇胚胎中产生空化气泡,研究空化气泡半径随激光能量变化情况,分析 NADH 等生物活性分子在降低击穿阈值中所起到的作用。在眼科屈光手术方面,Vogel 等[102]开展了亚纳秒微芯片激光切割眼角膜研究,发现亚纳秒微芯片激光切割精度不亚于飞秒激光切割精度。Freidank 等[103]展示了微芯片激光切割角膜结合生物相容填充液用以矫正远视眼的新技术。在光致击穿应用方面,Lazic 和 Jovicevic[104]对液体中光致击穿光谱在元素检测方面的机理、方法及应用等进行了介绍。在生物组织消融方面,Vogel 等[17]对脉冲激光在生物组织消融方面的机制和过程进行了详细的论述。Amendola 和 Meneghetti[105]介绍了脉冲激光在纳米材料制备方面的应用。Quinto-Su 等[106]利用激光诱导的空化气泡产生的微射流致使红细胞发生形变,研究红细胞的形变能力。

1.2　纳米颗粒介导光热空化气泡

近十年来,各种纳米材料的研究和应用取得飞速的发展,大量具有开发前景的新型纳米材料脱颖而出,许多纳米材料的组装体已经应用于诸多学科领域[107]。其中,贵金属纳米颗粒(nanoparticle,NP)具备宏观材料所不具备的物理特性,如量子尺寸效应、小尺寸效应、表面效应及介电限域效应等。除此之外,金纳米球(gold nanoparticle)和金纳米棒(gold nanorods)以其独特的物理化学性质、表面等离子共振效应、良好的生物相容性、表面易修饰性,以及其制备方法成熟等特点,受到人们的广泛关注,进一步促进了纳米颗粒介导的激光应用的发展,其应用涉及光化学、光学、光电子学、分析化学以及生物医学等多个领域(图 1-4)。

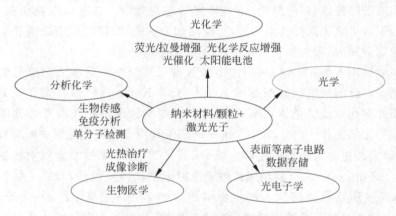

图 1-4　激光与纳米颗粒相互作用的应用领域

图 1-5 为脉冲激光与纳米颗粒相互作用时所产生的多种效应示意图[108]。当特定波长的激光入射到纳米颗粒时,颗粒表面的自由电子通过共振吸收光子,随后电子能量通过电子-声子耦合传递给原子;再通过声子-声子耦合,能量由高动能原子传递给低动能的原子;最后温度由纳米颗粒表面传递到周围液体介质中,引起固-液相表面温度升高,直至超过相变温度并引起介质相变[108]。在此过程中,激光通过表面等离子体共振效应加热纳米颗粒,纳米颗粒的电子通过共振吸收入射激

光光子,局域能量沉积引起的热效应引起纳米颗粒周围物质的相变,形成微纳尺度空泡。本书将此基于激光热效应产生的空泡,称为激光热致空化空泡。需要说明的是,国外研究者将上述现象所产生的空泡归为 plasmonic bubble[109,110],直译为等离子体激元空泡。国内研究者通常将等离子体空泡定义为由等离子体产生并诱导空泡产生的现象[88,111,112]。为了区分两者概念,本书采用"激光热致空泡"的概念,与文献中的 plasmonic bubble 不再进行区分。

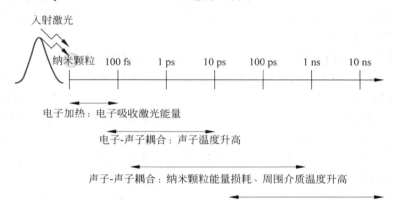

图 1-5　脉冲激光与纳米颗粒相互作用时产生的多种效应示意图[108]

国外学者对短脉冲照射纳米颗粒进行了深入研究。Hartland 等[113,114]利用飞秒时间分辨率光谱法检测了飞秒激光作用下金纳米球周围能量分布的变化,并建立了相应的热动力学模型。Kotaidis 课题组[115]对经过超短脉冲激光照射后,金纳米颗粒周围形成的纳米级空泡的形成机理进行了探究。在 Kotaidis 等的实验研究基础上,Ekici 等[108]对飞秒激光与纳米金棒相互作用的机制做了深入的理论研究,建立了水环境中纳米棒内、界面处以及周围环境的热能传导方程。Fales 等[116]联合透射电镜、动态光散射及分光光度法等多种表征方式,开展了纳秒脉冲激光照射下金纳米球损伤阈值的实验探究。Lapotko 课题组[110]从实验角度出发,依次讨论了激光参数,金纳米颗粒的团聚态、尺寸及结构对热致空泡的光学与机械性能影响。Lombard 等[117]利用基于自由能密度的扩展水动力学模型,探讨了纳米颗粒界面处的流体动力学问题,研究发现两相界面处形成的纳米空泡半径随着时间的演变呈现非对称性,即在空泡演变的不同阶段,空泡将以不同的传热形式进行热量传递,并由此推论空泡的膨胀运动属于绝热膨胀,而坍缩运动可以用等温演化来描述。Neumann 和 Brinkmann[118]利用时间分辨显微成像装置对微纳空泡对脉宽依赖性进行了探究,研究发现,在 12 ns 短脉宽激光激励下,空泡最大演化尺寸随着能量密度的增加而增加,当把脉宽延展至 240 ns 及 1200 ns 长脉宽区域,随着激光能量密度的增加,热化空泡的演变尺寸具有自限性,不再随着能量密度的变化而出现明显的变化。2016 年,里昂大学的 Lombard 等[119]对影响微纳空泡的最大生存时间、最大演化半径及产生数量等因素进行了一系列探索,研究表明,微纳空泡的最长生存时间及最大演化半径主要由弹道热通量所控制,泵浦激光脉宽及能量密度可影响空泡的产生数量及振荡周期。Merabia 等[120]利用水动力自由能模型(hydrodynamic free-energy model)探讨了纳米颗粒表面形成空泡的条件,发现拉普拉斯压力(Laplace pressure)、固液面的接触角、界面热阻等诸多物理因素都会对纳米颗粒周围液相面造成影响。

在实际应用方面,研究学者将纳米金介导的光热效应用于生物医学(如癌症诊断与治疗)、成像(如光声成像)、基因工程(如基因转染)、能源转换[121]等领域。利用纳米颗粒光穿孔的方式可成功实现基因转染,Pistillides 等[122]将 20 nm 纳米颗粒与淋巴细胞经过抗原-抗体结合,经激光对结合体进行照射,提高了细胞膜的通透性,从而将外源不透膜分子导入细胞内,同时对细胞成活率不造成影响。Braeckmans 课题组[123]利用 7 ns 脉冲激光照射产生热应力冲击波,与 70 nm 金纳米颗粒共孵育后的 H1229 EGFP 细胞相互作用,使得转染效率提高到 80% 以上。除此之外,如果采用较高的激光辐射剂量,纳米颗粒介导的光热效应也可以用于蚀除某些特定类型的细胞,例如混合细胞群的纯化,新生血管性疾病的治疗以及癌症的诊疗。Durr 等[124]采用飞秒振荡器照射纳米颗粒-抗体螯合体进行原位成像,从而识别出被激光活化处理的细胞群。Lukianova-Hleb 等[109-110]将金纳米颗粒导入目标细胞后,通过激光照射纳米颗粒激发和调控细胞内热化产生的空泡,实现了非损伤性光学散射成像。最近 Li 等[125]采用程控空间光调制器(spatial light modulator)调制连续泵浦激光,将其作用于多孔金纳米盘阵列覆盖的微流体通道,实现了在多个位点处同时产生微米空泡的技术。此项全新的光学技术诱导产生的空泡具有位点任意可调、无需介导、振荡周期长可控等特性,适用于微流控等研究领域。

国内学者针对激光与纳米技术结合的应用也开展了相关研究。颜晓梅课题组[126]以自行研发的高灵敏流式细胞仪为检测平台,利用金纳米颗粒表面的等离子体共振特性,通过对纳米金进行单颗粒水平的逐一分析,发展了一种高效快速表征纳米金的新方法。该方法最小可检测到粒径为 24 nm 的单金纳米球的散射光,检测速度高达 100～200 颗粒每秒,检测正确率最高可达 100%,从而实现飞秒至皮秒浓度范围的金纳米颗粒的快速尺寸分辨及绝对计数。刘忠馨等[127]利用 800 nm 飞秒激光对准球壳形纳米颗粒进行照射,使其变为管状结构,并探索了该现象发生的可能性机制。邢达课题组[128]利用自主研发的光声显微系统,实现了细胞内非荧光标记的纳米棒的连续可视化观测,从而解析出纳米颗粒被细胞摄取的过程以及随后在细胞内分布的动态信息,并利用有限元理论分析方法探索了纳米颗粒尺寸对光声信号转换效率的影响[129]。张镇西课题组[130]利用胶体金与牛肠碱性磷酸酯酶结合物作为分析强吸收颗粒诱导周围蛋白变性的模型系统,对激光高精度细胞膜微手术机理进行了研究,成功将三种外源性生物大分子导入目标细胞膜内[131],并探讨了纳米颗粒浓度、激光参数、细胞株、孵育时间、外界介质环境、纳米颗粒与细胞耦联方式等诸多因素对细胞膜通透性的影响[132]。除此之外,该课题组[133]将纳米颗粒螯合到癌细胞膜表面,利用激光照射整个螯合体,观察细胞失活的过程,并对其进行双光子荧光寿命成像,成功实现了成像-诊断一体化的目的。

纵观国内外相关的研究现状,学者们对激光与纳米颗粒相互作用基本原理进行了深入研究,并取得了不少突破性进展。但目前关于该作用机理的研究尚存在局限性,主要原因是由于测试样本(激光及纳米颗粒)的多样性及系统的复杂性,同时存在从空间和时间上描述纳米尺度现象的复杂性。因此,本书详细介绍适用不同类型激光与纳米颗粒相互作用的通用型实验平台,通过对纳米颗粒介导的激光热致空泡效应及产生机理进行较为详细的研究,建立相关的数理模型,以期实现对激光与纳米颗粒相互作用中的一个小分支——激光热致效应这一物理现象的系统理解,为其应用奠定理论基础。

1.3　本章小结

本章主要介绍激光诱导光致击穿空化气泡以及纳米颗粒介导的热致空泡的研究现状。第 2～4 章主要介绍光致空泡及热致空泡产生过程中所涉及的理论方法;第 5 章系统阐述用于激发及检测空化气泡形成、发育过程及其衍生的物理现象的多模态泵浦-探测实验系统平台的设计及搭建;第 6 章及第 7 章分析空化气泡形成阈值、影响因素及演变规律;第 8 章主要阐述空化气泡衍生光声效应的特点;第 9 章主要介绍上述多空间及多时间尺度的空泡在诊疗一体化、辅助送药、光声成像及细胞膜纳米手术方面的生物医学应用。

参考文献

[1]　BLOEMBERGEN N. Laser-induced electric breakdown in solids[J]. IEEE J. Quantum Electron. ,1974,10(3):375-386.

[2]　GIBBON P. Short pulse laser interactions with matter: An introduction[M]. London: Imperial College Press,2005.

[3]　李劲. 直流击穿电压与电晕形态的关系[J]. 高电压技术,1984(4):23-30.

[4]　邵涛. 重复频率纳秒脉冲气体击穿研究[D]. 北京:中国科学院研究生院(电工研究

所),2006.

[5] 杨一明. 高功率微波天线近场大气击穿的研究[D]. 长沙：国防科学技术大学,2010.

[6] DU D,LIU X,KORN G,et al. Laser-induced breakdown by impact ionization in SiO_2 with pulse widths from 7 ns to 150 fs[J]. Applied Physics Letters,1994,64 (23)：3071-3073.

[7] DEMICHELIS C. Laser induced gas breakdown—a bibliographical review[J]. IEEE Journal of Quantum Electronics,1969,Qe 5 (4)：188.

[8] 尼姆兹. 激光与生物组织的相互作用原理及应用[M]. 张镇西,译. 北京：科学出版社,2005.

[9] BLOEMBER N. Laser-induced electric breakdown in solids[J]. IEEE Journal of Quantum Electronics,1974,Qe10 (3)：375-386.

[10] VOGEL A,NOACK J,NAHEN K,et al. Energy balance of optical breakdown in water at nanosecond to femtosecond time scales[J]. Applied Physics B：Lasers and Optics,1999, 68(2)：271-280.

[11] BALLING P,SCHOU J. Femtosecond-laser ablation dynamics of dielectrics：basics and applications for thin films[J]. Reports on Progress in Physics,2013,76(3)：036502.

[12] GATTASS R R,MAZUR E. Femtosecond laser micromachining in transparent materials [J]. Nature Photon,2008,2(4)：219-225.

[13] FREEMAN R R,BUCKSBAUM P H. Investigations of above-threshold ionization using subpicosecond laser-pulses[J]. Journal of Physics B,1991,24(2)：325-347.

[14] MAO S S,QUERE F,GUIZARD S,et al. Dynamics of femtosecond laser interactions with dielectrics[J]. Applied Physics A,2004,79(7)：1695-1709.

[15] VOGEL A, NOACK J, HUTTMAN G, et al. Mechanisms of femtosecond laser nanosurgery of cells and tissues[J]. Applied Physics B,2005,81(8)：1015-1047.

[16] VOGEL A,LINZ N, FREIDANK S, et al. Controlled nonlinear energy deposition in transparent materials：experiments and theory[C]. Santa Fe：American Institute of Physics,2010：51.

[17] VOGEL A, VENUGOPALAN V. Mechanisms of pulsed laser ablation of biological tissues[J]. Chemical Reviews,2003,103(2)：577-644.

[18] KENNEDY P K,HAMMER D X,ROCKWELL B A. Laser-induced breakdown in aqueous media[J]. Progress in Quantum Electronics,1997,21(3)：155-248.

[19] HOY C L,FERHANOGLU O, YILDIRIM M, et al. Clinical ultrafast laser surgery：recent advances and future directions[J]. IEEE Journal of Selected Topics in Quantum Electronics,2014,20(2)：7100814.

[20] SALEH B E,TEICH M C. Fundamentals of photonics[M]. New York：Wiley-Interscience, 1991.

[21] STRICKLAND D,MOUROU G. Compression of amplified chirped optical pulses[J]. Optics Communications,1985,56(3)：219-221.

[22] VOGEL A, BUSCH S, PARLITZ U. Shock wave emission and cavitation bubble generation by picosecond and nanosecond optical breakdown in water[J]. Journal of the Acoustical Society of America,1996,100(1)：148-165.

[23] VOGEL A,NAHEN K,THEISEN D,et al. Plasma formation in water by picosecond and nanosecond Nd：YAC laser pulses. 1. Optical breakdown at threshold and superthreshold irradiance[J]. IEEE Journal of Selected Topics in Quantum Electronics,1996,2（4）：847-860.

[24] VOGEL A,LINZ N,FREIDANK S,et al. Femtosecond-laser-induced nanocavitation in water：Implications for optical breakdown threshold and cell surgery[J]. Physical Review Letters,2008,100(3)：038102.

[25] FUCHS K. Material injection into cells by nano pump with antiphase oscillating laser-induced cavitation[D]. Lübeck：Universität zu Lübeck,2012.

[26] LIANG X X,FREIDANK S,LINZ N,et al. Unified model of plasma formation,bubble generation and shock wave emission in water for fs to ns laser pulses(invited talk)[C]. Santa Fe：International High Power Laser Ablation Symposium,2018.

[27] OBRESCHKOW D,TINGUELY M,DORSAZ N,et al. Universal scaling law for jets of collapsing bubbles[J]. Physical Review Letters,2011,107(20)：204501.

[28] LAUTERBORN W,KURZ T. Physics of bubble oscillations[J]. Reports on Progress in Physics,2010,73(10)：106501.

[29] HAN B,KOHLER K,JUNGNICKEL K,et al. Dynamics of laser-induced bubble pairs [J]. Journal of Fluid Mechanics,2015,771：706-742.

[30] VOGEL A,LAUTERBORN W,TIMM R. Optical and acoustic investigations of the dynamics of laser-produced cavitation bubbles near a solid boundary[J]. Journal of Fluid Mechanics,1989,206：299-338.

[31] SACCHI C A. Laser-induced electric breakdown in water[J]. Journal of the Optical Society of America B,1991,8(2)：337-345.

[32] KENNEDY P K. A first-order model for computation of laser-induced breakdown thresholds in ocular and aqueous media：Part I - theory[J]. IEEE J Quantum Electron,1995,31(12)：2241-2249.

[33] SHEN Y R. The principles of nonlinear optics[M]. New York：Wiley,1984.

[34] KENNEDY P. Laser-induced breakdown in aqueous media[J]. Progress in Quantum Electronics,1997,21：155-248.

[35] NOACK J,VOGEL A. Laser-induced plasma formation in water at nanosecond to femtosecond time scales：Calculation of thresholds,absorption coefficients,and energy density[J]. IEEE Journal of Quantum Electronics,1999,35(8)：1156-1167.

[36] LINZ N,FREIDANK S,LIANG X X,et al. Wavelength dependence of nanosecond infrared laser-induced breakdown in water：Evidence for multiphoton initiation via an intermediate state[J]. Physical Review B,2015,91(13)：134114.

[37] STUART B,FEIT M,RUBENCHIK A,et al. Laser-induced damage in dielectrics with nanosecond to subpicosecond pulses[J]. Physical Review Letters,1995,74（12）：2248-2251.

[38] STUART B C,FEIT M D,HERMAN S,et al. Nanosecond-to-femtosecond laser-induced breakdown in dielectrics[J]. Physical Review B,1996,53(4)：1749-1761.

[39] RETHFELD B. Unified model for the free-electron avalanche in laser-irradiated dielectrics [J]. Physical Review Letters,2004,92(18): 209901.

[40] CHRISTENSEN B H,BALLING P. Modeling ultrashort-pulse laser ablation of dielectric materials[J]. Physical Review B,2009,79(15): 155424.

[41] LINZ N,FREIDANK S,LIANG X X,et al. Wavelength dependence of femtosecond laser-induced breakdown in water and implications for laser surgery[J]. Physical Review B, 2016,94(2): 024113.

[42] LIANG X X,ZHANG Z,VOGEL A. Multi-rate-equation modeling of the energy spectrum of laser-induced conduction band electrons in water[J]. Optics Express, 2019, 27 (4): 4672-4693.

[43] LIANG X X,FREIDANK S,LINZ N,et al. Unified model of plasma formation,bubble generation and shock wave emission in water for fs to ns laser pulses[C]. San Francisco: SPIE,2017: 1009408.

[44] LIANG X X, LINZ N, NOACK J, et al. Modeling of optical breakdown in dielectrics including thermal effects[C]. Munich,Germany: IEEE,2009: 1-1.

[45] LIANG X X,ZHANG Z X, VOGEL A. Numerical modeling of the dynamics of laser-induced nanobubbles in water(invited talk)[C]. Ulm,Germany: Sino-German Workshop on Biomedical Photonics,2014.

[46] FAN C H,SUN J,LONGTIN J P. Breakdown threshold and localized electron density in water induced by ultrashort laser pulses [J]. Journal of Applied Physics, 2002, 91(4): 2530.

[47] ZHOU J,CHEN J K,ZHANG Y. Numerical modeling of transient progression of plasma formation in biological tissues induced by short laser pulses[J]. Applied Physics B,2007, 90(1): 141-148.

[48] JIAO J,GUO Z. Modeling of ultrashort pulsed laser ablation in water and biological tissues in cylindrical coordinates[J]. Applied Physics B,2010,103(1): 195-205.

[49] JUKNA V, JARNAC A, MILIAN C, et al. Underwater acoustic wave generation by filamentation of terawatt ultrashort laser pulses [J]. Physical Review E, 2016, 93(6): 063106.

[50] HERNANDEZ-RUEDA J, VAN OOSTEN D. Transient scattering effects and electron plasma dynamics during ultrafast laser ablation of water[J]. Optics Letters,2019,44(7): 1856-1859.

[51] OHL C D, KURZ T, GEISLER R, et al. Bubble dynamics, shock waves and sonoluminescence[J]. Philosophical Transactions of the Royal Society of London Series A: Mathematical,Physical and Engineering Sciences,1999,357(1751): 269-294.

[52] LAUTERBORN W, VOGEL A. Shock wave emission by laser generated bubbles[J]// DELALE C F. Bubble Dynamics and Shock Waves. Berlin: Springer,2013: 67-103.

[53] DOCCHIO F,REGONDI P,Capon M R C,et al. Study of the temporal and spatial dynamics of plasmas induced in liquids by nanosecond Nd: YAG laser-pulses . 1. Analysis of the plasma starting times[J]. Applied Optics,1988,27(17): 3661-3668.

[54]　DOCCHIO F. Lifetimes of plasmas induced in liquids and ocular media by single Nd：YAG laser-pulses of different duration[J]. Europhysics Letters,1988,6(5)：407-412.

[55]　NAHEN K,VOGEL A. Plasma formation in water by picosecond and nanosecond Nd：YAG laser pulses . 2. Transmission,scattering,and reflection[J]. IEEE Journal of Selected Topics in Quantum Electronics,1996,2(4)：861-871.

[56]　VENUGOPALAN V, GUERRA A, NAHEN K, et al. Role of laser-induced plasma formation in pulsed cellular microsurgery and micromanipulation[J]. Physical Review Letters,2002,88(7)：078103.

[57]　GENC S L, MA H, VENUGOPALAN V. Low-density plasma formation in aqueous biological media using sub-nanosecond laser pulses[J]. Applied Physics Letters, 2014, 105(6)：063701.

[58]　SCHAFFER C B,NISHIMURA N,GLEZER E N,et al. Dynamics of femtosecond laser-induced breakdown in water from femtoseconds to microseconds[J]. Optics Express, 2002,10(3)：196-203.

[59]　SARPE-TUDORAN C, ASSION A, WOLLENHAUPT M, et al. Plasma dynamics of water breakdown at a water surface induced by femtosecond laser pulses[J]. Applied Physics Letters,2006,88(26)：261109.

[60]　SARPE C,KOHLER J,WINKLER T,et al. Real-time observation of transient electron density in water irradiated with tailored femtosecond laser pulses[J]. New Journal of Physics,2012,14：075021.

[61]　WINKLER T, SARPE C, JELZOW N, et al. Probing spatial properties of electronic excitation in water after interaction with temporally shaped femtosecond laser pulses：Experiments and simulations[J]. Applied Surface Science,2016,374：235-242.

[62]　HAMMER D X,JANSEN E D,FRENZ M,et al. Shielding properties of laser-induced breakdown in water for pulse durations from 5 ns to 125 fs[J]. Applied Optics,1997, 36(22)：5630-5640.

[63]　LIM K Y, QUINTO-SU P A, KLASEBOER E, et al. Nonspherical laser-induced cavitation bubbles[J]. Physical Review E,2010,81(1)：016308.

[64]　VREUGDENHIL M, VAN OOSTEN D, HERNANDEZ-RUEDA J. Dynamics of femtosecond laser-induced shockwaves at a water/air interface using multiple excitation beams[J]. Optics Letters,2018,43(20)：4899-4902.

[65]　VOGEL A,NOACK J,NAHEN K,et al. Energy balance of optical breakdown in water at nanosecond to femtosecond time scales[J]. Applied Physics B,1999,68(2)：271-280.

[66]　LIANG X X,FREIDANK S,LINZ N,et al. Unified model of plasma formation,bubble generation and shock wave emission in water for fs to ns laser pulses(Conference Presentation)[C]. San Francisco, California：International Society for Optics and Photonics,2017：1009408.

[67]　VOGEL A,BUSCH S,JUNGNICKEL K,et al. Mechanisms of intraocular photodisruption with picosecond and nanosecond laser pulses[J]. Lasers in Surgery and Medicine,1994, 15(1)：32-43.

[68] SUPPONEN O,AKIMURA T,MINAMI T,et al. Jetting from cavitation bubbles due to multiple shockwaves[J]. Applied Physics Letters,2018,113(19): 193703.

[69] WANG Z,CHU Y W,CHEN F,et al. Multivariate quantitative analysis of metal elements in steel using laser-induced breakdown spectroscopy [J]. Applied Optics, 2019, 58 (27): 7615-7620.

[70] PLESSET M S. The dynamics of cavitation bubbles[J]. Journal of Applied Mechanics-Transactions of the ASME,1949,16(3): 277-282.

[71] KELLER J B, MIKSIS M. Bubble oscillations of large-amplitude [J]. Journal of the Acoustical Society of America,1980,68(2): 628-633.

[72] GILMORE F R. The growth or collapse of a spherical bubble in a viscous compressible liquid[J]. California Institute of Technology,Pasadcua,CA unpublished,1952.

[73] RAYLEIGH L. On the pressure developed in a liquid during the collapse of a spherical cavity[J]. Philosophical Magazine,1917,34(199-04): 94-98.

[74] SUPPONEN O, OBRESCHKOW D, KOBEL P, et al. Shock waves from nonspherical cavitation bubbles[J]. Physical Review Fluids,2017,2(9): 093601.

[75] SANKIN G N, SIMMONS W N, ZHU S L, et al. Shock wave interaction with laser-generated single bubbles[J]. Physical Veview Letters,2005,95(3): 034501.

[76] KURZ T, WILKEN T, KRONINGER D, et al. Transient dynamics of laser-induced bubbles in an ultrasonic field[C]. Stockholm,Sweden: AIP conference Proceedings,2008, 1022(1): 221-224.

[77] SUPPONEN O,OBRESCHKOW D,KOBEL P,et al. Detailed jet dynamics in a collapsing bubble[C]. Switzerland: Ecole Polytechnique Federale Lausanne,Lausanne,2015.

[78] YANG Y X,WANG Q X,KEAT T S. Dynamic features of a laser-induced cavitation bubble near a solid boundary[J]. Ultrasonics Sonochemistry,2013,20(4): 1098-1103.

[79] BRUJAN E A,NAHEN K,SCHMIDT P,et al. Dynamics of laser-induced cavitation bubbles near elastic boundaries: influence of the elastic modulus [J]. Journal of Fluid Mechanics,2001,433: 283-314.

[80] TONG Y Q, WANG C, YUAN S Q, et al. Compound strengthening and dynamic characteristics of laser-induced double bubbles[J]. Optics and Laser Technology, 2019, 113: 310-316.

[81] GEROLD B, GLYNNE-JONES P, MCDOUGALL C, et al. Directed jetting from collapsing cavities exposed to focused ultrasound [J]. Applied Physics Letters, 2012, 100(2): 024104.

[82] TINNE N, SCHUMACHER S, NUZZO V, et al. Interaction dynamics of spatially separated cavitation bubbles in water[J]. Journal of Biomedical Optics,2010,15(6): 068003.

[83] CHEN Y H,CHU H Y,LIN I. Interaction and fragmentation of pulsed laser induced microbubbles in a narrow gap[J]. Physical Review Letters,2006,96(3): 034505.

[84] TIAN Y,XUE B Y,SONG J J,et al. Stabilization of laser-induced plasma in bulk water using large focusing angle[J]. Applied Physics Letters,2016,109(6): 061104.

[85] 曹辉,尚志远. 液体光击穿阈值的研究[J]. 光子学报,2002,31(4): 438-440.

［86］　陈笑.高功率激光与水下物质相互作用过程与机理研究［D］.南京：南京理工大学,2004.

［87］　朱微.激光诱导水击穿阈值的数值分析［D］.南京：南京理工大学,2010.

［88］　宗思光,王江安,蒋兴舟,等.水中激光击穿空泡的高速摄影研究［J］.光子学报,2009,38(6)：1543-1547.

［89］　张洪峰.超薄壁材料的激光空化冲击微成形机理及特性研究［D］.镇江：江苏大学,2020.

［90］　TIRLAPUR U K,KÖNIG K. Targeted transfection by femtosecond laser［J］. Nature,2002,418(6895)：290-291.

［91］　KÖNIG K,RIEMANN I,FRITZSCHE W. Nanodissection of human chromosomes with near-infrared femtosecond laser pulses［J］. Opt. Lett. ,2001,26(11)：819-821.

［92］　姚翠萍,李政,张镇西.激光高精度细胞微手术机理的研究［J］.光学学报,2005,25(12)：1664.

［93］　张镇西,姚翠萍,王晶,等.激光细胞微手术的发展和应用［J］.光学学报,2011,31(9)：0900124.

［94］　梁晓轩.纳米尺度激光紧聚焦光穿孔技术［M］//张镇西.生物医学光子学：诊断、治疗与监测.西安：西安交通大学出版社,2017：161-171.

［95］　YANIK M F,CINAR H,CINAR H N,et al. Neurosurgery：Functional regeneration after laser axotomy［J］. Nature,2004,432(7019)：822.

［96］　SHEN N,DATTA D,SCHAFFER C B,et al. Ablation of cytoskeletal filaments and mitochondria in live cells using a femtosecond laser nanoscissor［J］. Mechanics & Chemistry of Biosystems,2005,2(1)：17-25.

［97］　SCHMALZ M F,WIESER I,SCHINDLER F,et al. Highly standardized multicolor femtosecond fiber system for selective microphotomanipulation of deoxyribonucleic acid and chromatin［J］. Optics Letters,2018,43(12)：2877-2880.

［98］　SCHMALZ M,LIANG X X,WIESER I,et al. Dissection of DNA damage and repair pathways in live cells by femtosecond laser irradiation and free-electron modeling［J］. Accepted by Proc. Natl. Acad. Sci,2023.

［99］　YILDIRIM M,SUGIHARA H,SO P T C,et al. Functional imaging of visual cortical layers and subplate in awake mice with optimized three-photon microscopy［J］. Nature Communications,2019,10(1)：1-12.

［100］　ORZEKOWSKY-SCHROEDER R,KLINGER A,FREIDANK S,et al. Probing the immune and healing response of murine intestinal mucosa by time-lapse 2-photon microscopy of laser-induced lesions with real-time dosimetry［J］. Biomedical Optics Express,2014,5(10)：3521-3540.

［101］　HUTSON M S,MA X Y. Plasma and cavitation dynamics during pulsed laser microsurgery in vivo［J］. Physical Review Letters,2007,99(15)：158104.

［102］　VOGEL A,FREIDANK S,LINZ N. Alternativen zur femtosekundentechnologie［J］. Der Ophthalmologe,2014,111(6)：531-538.

［103］　FREIDANK S,VOGEL A,ANDERSON R R,et al. Correction of hyperopia by intrastromal cutting and liquid filler injection［J］. Journal of Biomedical Optics,2019,24(5)：1.

[104] LAZIC V，JOVICEVIC S. Laser induced breakdown spectroscopy inside liquids：Processes and analytical aspects[J]. Spectrochimica Acta Part B-Atomic Spectroscopy，2014,101：288-311.

[105] AMENDOLA V，MENEGHETTI M. Laser ablation synthesis in solution and size manipulation of noble metal nanoparticles[J]. Physical Chemistry Chemical Physics，2009,11(20)：3805-3821.

[106] QUINTO-SU P A，KUSS C，PREISER P R，et al. Red blood cell rheology using single controlled laser-induced cavitation bubbles[J]. Lab on a Chip，2011,11(4)：672-678.

[107] WAGNER V，DULLAART A，BOCK A K，et al. The emerging nanomedicine landscape[J]. Nature Biotechnology,2006,24(10)：1211-1217.

[108] EKICI O，HARRISON R K，DURR N J，et al. Thermal analysis of gold nanorods heated with femtosecond laser pulses [J]. Journal of Physics D-applied Physics，2008，41(18)：185501.

[109] LAPOTKO D. Plasmonic nanobubbles as tunable cellular probes for cancer theranostics[J]. Cancers,2011,3(1)：802-840.

[110] LUKIANOVA-HELB E，HU Y，LATTERINI L，et al. Plasmonic nanobubbles as transient vapor nanobubbles generated around plasmonic nanoparticles[J]. ACS Nano，2010,4(4)：2109-2123.

[111] 陈笑. 高功率激光与水下物质相互作用过程与机理研究[D]：南京：南京理工大学,2004.

[112] 谢小柱,苑学瑞,陈蔚芳,等. 激光诱导空泡技术研究和应用新进展[J]. 激光与光电子学进展,2013,50：080017.

[113] HARTLAND G V，HU M，SADER J E. Softening of the symmetric breathing mode in gold particles by laser-induced heating[J]. Journal of Physical Chemistry B，2003,107(30)：7472-7478.

[114] HARTLAND G V. Coherent vibrational motion in metal particles：Determination of the vibrational amplitude and excitation mechanism[J]. Journal of Chemical Physics，2002，116(18)：8048-8055.

[115] KOTAIDIS V，DAHMEN C，VON PLESSEN G，et al. Excitation of nanoscale vapor bubbles at the surface of gold nanoparticles in water[J]. Journal of Chemical Physics，2006,124(18)：184702.

[116] FALES A M，VOGT W C，PFEFER J，et al. Quantitative evaluation of nanosecond pulsed laser-induced photomodification of plasmonic gold nanoparticles [J]. Scientific Reports,2017,7(1)：1-11.

[117] LOMBARD J，BIBEN T，MERABIA S. Kinetics of nanobubble generation around overheated nanoparticles[J]. Physical Review Letters,2014,112(10)：105701.

[118] NEUMANN J，BRINKMANN R. Self-limited growth of laser-induced vapor bubbles around single microabsorbers[J]. Applied Physics Letters,2008,93(3)：033901.

[119] LOMBARD J，BIBEN T，MERABIA S. Ballistic heat transport in laser generated nano-bubbles[J]. Nanoscale,2016,8(31)：14870-14876.

[120] LOMBARD J，BIBEN T，MERABIA S. Threshold for vapor nanobubble generation around plasmonic nanoparticles[J]. Journal of Physical Chemistry C，2017，121（28）：15402-15415.

[121] NI G，MILJKOVIC N，GHASEMI H，et al. Volumetric solar heating of nanofluids for direct vapor generation[J]. Nano Energy，2015，17：290-301.

[122] PITSILLIDES C M，JOE E K，WEI X，et al. Selective cell targeting with light-absorbing microparticles and nanoparticles[J]. Biophysical Journal，2003，84（6）：4023-4032.

[123] XIONG R，RAEMDONCK K，PEYNSHAERT K，et al. Comparison of gold nanoparticle mediated photoporation：vapor nanobubbles outperform direct heating for delivering macromolecules in live cells[J]. ACS Nano，2014，8（6）：6288-6296.

[124] DURR N J，LARSON T，SMITH，D K，et al. Two-photon luminescence imaging of cancer cells using molecularly targeted gold nanorods[J]. Nano Letters，2007，7（4）：941-945.

[125] LI J T，ZHAO F S，DENG Y，et al. Photothermal generation of programmable microbubble array on nanoporous gold disks[J]. Optics Express，2018，26（13）：16893-16902.

[126] ZHU S，YANG L，LONG Y，et al. Size differentiation and absolute quantification of gold nanoparticles via single particle detection with a laboratory-built high-sensitivity flow cytometer[J]. Journal of the American Chemical Society，2010，132（35）：12176-12178.

[127] LIU Z，SONG H，ZHENG Z. Femtosecond laser-induced shape change from gold nanoshell to nanotube[J]. Rare Metal Materials & Engineering，2009，38（12）：2199-2201.

[128] YANG S，YE F，XING D. Intracellular label-free gold nanorods imaging with photoacoustic microscopy[J]. Optics Express，2012，20（9）：10370-10375.

[129] SHI Y，YANG S，XING D. Quantifying the plasmonic nanoparticle size effect on photoacoustic conversion efficiency[J]. Journal of Physical Chemistry C，2017，121（10）：5805-5811.

[130] YAO C. Study on the fundamental of the laser high-precision microsurgery[J]. Acta Optica Sinica，2005，25（12）：1664-1669.

[131] YAO C，QU X，ZHANG Z，et al. Influence of laser parameters on nanoparticle-induced membrane permeabilization[J]. Journal of Biomedical Optics，2009，14（5）：054034.

[132] YAO C，RUDNITZKI F，HÜTTMANN G，et al. Important factors for cell-membrane permeabilization by gold nanoparticles activated by nanosecond-laser irradiation[J]. International Journal of Nanomedicine，2017，12：5659-5672.

[133] QU X，WANG J，ZHANG Z，et al. Imaging of cancer cells by multiphoton microscopy using gold nanoparticles and fluorescent dyes[J]. Journal of Biomedical Optics，2008，13（3）：031217.

第 2 章

激光诱导光致击穿空化气泡理论基础

2.1 概述

激光水中光致击穿统一理论模型框架如图 2-1 所示[1,2]。该框架主要由两个模块组成：①激光诱导等离子体形成与温度演变模块；②空化气泡流体力学模块。这两个模块之间通过水的物态方程联系起来。整个模型的输入参数为激光波长 λ、脉宽 τ_L 和能量 E_L。模型的输出参数为空化气泡动力学曲线 $R(t)$，空化气泡最大半径 R_{max} 及空泡内水蒸气压力变化曲线 $P(t)$。

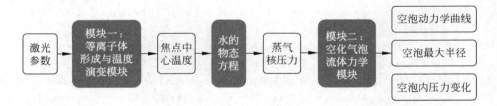

图 2-1 水中光致击穿统一理论模型基本框架图

在等离子体形成模块中，由于液态水的电子能带结构对模型的影响极大，所以，本章通过最新的文献以及相关数据首先研究液态水的电子能带结构，然后讨论导带电子能量谱，接着详细阐述激光诱导等离子体形成与温度演变模块，最后讨论蒸气核平均温度及压力演变过程。

2.2　液态水电子能带结构

2.2.1　单个水分子的电子能级结构及液态水几何拓扑结构

水是覆盖地球面积最广的物质,也是最常见的物质之一。但是截至目前,人们还是未能完全揭示液态水的电子结构。水分子由一个氧原子、两个氢原子构成。H-O 原子之间的平均距离为 0.942 Å,夹角为 106°,如图 2-2(a)所示。氧原子核内有 8 个质子和 8 个中子,原子核外有 8 个电子。氢原子仅含有 1 个质子和 1 个电子。由于氧原子核含 8 个正电荷质子,所以它对电子的吸引力强于氢原子。故而,电子在氧原子附近出现的概率要大于在氢原子附近出现的概率。这使得氧原子呈 -0.671 个电荷,而氢原子呈 $+0.335$ 个电荷[3],如图 2-2(b)所示。这种极性化现象使水分子很容易形成氢键。

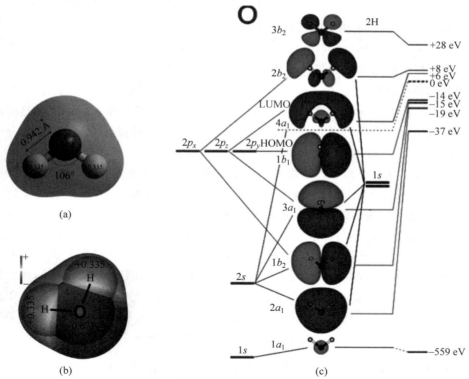

图 2-2　单个水分子几何结构、电荷密度分布、氢键以及电子能级结构[3]

(a)单个水分子几何结构;(b)单个水分子电荷密度分布;(c)单个水分子电子能级图

(请扫Ⅸ页二维码看彩图)

21

如图 2-2(c)所示为单个水分子的电子能级图。图中标出了氧原子电子(红线)与氢原子电子(黑线)构建水分子各个能级的参与度。其中,水分子最内层 $1a_1$ 能级完全来自于氧原子的 $1s$ 电子;$2a_1$ 能级来自于氧原子的 $2s$ 电子和氢原子的 $1s$ 电子;$1b_2$ 以及 $3a_1$ 能级分别由氧原子的 $2p_x$ 和 $2p_z$ 电子与氢原子的 $1s$ 电子杂化而来。水分子 $1b_1$ 能级完全来自于氧原子的 $2p_y$ 孤对电子。它对应于水分子的最高占据分子轨道(highest occupied molecular orbit,HOMO)。水分子 $4a_1$ 能级由氧原子的 $2p_z$ 电子与氢原子的 $1s$ 电子构建。它对应于水分子的最低未占分子轨道(lowest unoccupied molecular orbit,LUMO)。在有机半导体和量子点中,HOMO 与无机半导体中的共价带类似,而 LUMO 则与导带类似,HOMO-LUMO 能隙与禁带宽度类似[4]。由于有孤对电子参与禁带宽度的构建,早在 1976 年,Williams 等提出液态水可以看作孤对无定型半导体的观点[5]。类似于 Williams 等的做法,本书将 $1b_1$ 能级构成的 HOMO 看作共价带,将 $4a_1$ 能级构成的 LUMO 看作导带,将两者能隙差看作禁带宽度。在没有激光照射时,平衡态共价带电子密度 $\rho_{\text{bound}} = 6.68 \times 10^{22}$ cm^{-3}[6]。这个值可以通过阿伏伽德罗常量 $N_A = 6.02 \times 10^{23}$ mol^{-1},水的摩尔质量以及水的质量密度计算得到。

氢键的形成使得液态水的几何拓扑结构和电子结构异常复杂。图 2-3(a)展示了由氢键形成的水分子二聚体。在二聚体中 $2a_1$、$1b_2$ 以及 $3a_1$ 电子都对氢键的形成起作用(成键轨道),而 $4a_1$ 及 $2b_2$ 空轨道是氢键的反键轨道。也就是说 $2a_1$、$1b_2$ 以及 $3a_1$ 电子形成了供体,$4a_1$ 及 $2b_2$ 空轨道形成了受体。氢键主要是电荷间相互吸引力。在受体水分子中由于氢键作用 O—H 键被拉长为 0.948 Å。分子间平均距离为 2.037 Å。

由于每个水分子最多可以提供两个供体和两个受体,所以水分子可以形成如图 2-3(b)所示的四面体拓扑结构。水分子间平均距离为 2.8 Å,分子间夹角为 109.47°。这种四面体结构向外拓展,可以发展成如图 2-3(c)所示的四面体网状结构,与金刚石原子晶体结构十分类似。但是由于氢键结构没有 C—C 共价键稳定,这种四面体网状结构不可能无限延伸。也就是说这种四面体拓扑结构只可以在局部区域相对稳定地存在。在图 2-3(e)中展示了由 20 个如图 2-3(c)所示的四面体胞体形成的 20 面体。这种 20 面体在 2000 年由 Chaplin[7] 提出,后来在 2003 年由 X 射线实验证实[8]。每个晶胞由 14 个分子组成,该 20 面体共由 280 个水分子组成,直径约 3 nm。图 2-3(d)展示了水分子中其他可能存在的拓扑结构。

2.2.2 瞬态溶剂化电子及液态水能带结构

由于液态水的几何拓扑结构由相对较弱的氢键连接,所以具有不稳定和非定型的特点。液态水的电子能带结构和禁带宽度一直是有争议的。早在 1969 年,

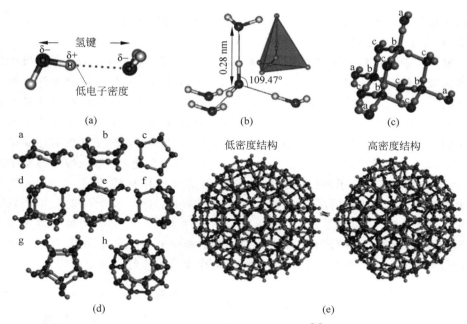

图 2-3　液态水的几何拓扑结构[7]

（a）水分子二聚体拓扑结构；（b）水分子四面体拓扑结构；（c）四面体结构组成的网络拓扑结构；
（d）其他可能的拓扑结构；（e）280 个水分子组成的 20 面体

（请扫 IX 页二维码看彩图）

Boyle 等[9]通过闪光灯光分解法测量了水中溶剂化电子的量子产率，在激发能为 6.5 eV 时溶剂化电子量子产率约为 0.005。他们得出结论：水的电离阈值约为 6.5 eV。1976 年，Williams 等[5]参考了若干实验数据，认为可以将水看作一种无定型半导体，并认为水的禁带宽度为 6.5 eV。在水中光致击穿早期理论模型中，Kennedy[10]，Vogel[6,11]等使用 6.5 eV 作为水的禁带宽度。然而，这一数值与其他理论计算或实验获得的结果相差较大：Prendergast[12]等利用第一性原理计算的由 256 个水分子组成的超晶胞的禁带宽度约为 7.0 eV；Winkler 等[13]通过光谱相位干涉法间接测得水的禁带宽度为 8.3 eV；Chen 等[14]利用第一性原理计算的水的禁带宽度为 8.9 eV；Winter 等测得的光电子发射光谱表明，将共价带电子完全激发到水分子外所需能量约为 11.2 eV[15]。

将液态水的电离阈值直接作为水的禁带宽度是不太严谨的做法。因为水的电离阈值是由溶剂化电子（solvated electron）引起的，真实的禁带宽度很可能高于这一数值[16]。溶剂化电子是一种与周围溶剂分子之间达到平衡态构型的定域化电子。溶剂化电子在光谱可见区有吸收，是一种还原性粒种。它由（准）自由电子与周围溶剂分子通过溶剂化过程形成（electron solvation）。电子溶剂化过程包括电子热能化、电子陷落、浅阱电子(前溶剂化电子)向深阱电子(溶剂化电子)转变[17]。在水中,电子溶剂化时间一般小于 300 fs。

电子溶剂化过程可用预陷阱理论解释,此理论认为,溶剂分子的永久偶极子或诱导偶极子的瞬间定向可以形成许多电子陷阱,陷阱的势能与溶剂分子的规则排列有关。一般说来,体系中具有最佳溶剂分子排列的陷阱(深阱)的数目比排列较差的陷阱(浅阱)要少,所以大多数热能化电子将陷落在浅阱中。陷落在浅阱和深阱中的电子都是定域化电子,前者称浅陷阱电子,与周围溶剂分子间没有达到平衡态构型,是一种亚稳态,有光谱位移的特征;后者称深阱电子,是一种热力学平衡态,电子与周围溶剂分子间已达到平衡态构型,无光谱位移特征[18]。图 2-4 所示为水中存在的多种可能的深陷阱构型。其中,图 2-4(a)为 4 水分子构型,图 2-4(b)为 6 水分子构型,陷阱位于四面体中心位置。图 2-4(c)为深陷阱的另一种 6 水分子构型,中心位置蓝色圆代表陷落在深阱中的溶剂化电子。研究表明,具有完美构型的深陷阱密度 $\chi_{\text{trap}} \approx 10^{19}$ cm^{-3},即每 1000 个水分子中约有 3 个深阱[19]。

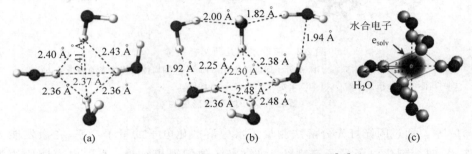

图 2-4　水中可能存在的多种深陷阱构型[19]

(a) 4 水分子构型;(b),(c) 6 水分子构型

红、白球分别代表氧原子、氢原子,虚线代表氢键,图(c)蓝色圆表示落入深陷阱中的溶剂化电子

(请扫 IX 页二维码看彩图)

液态水的电子能带结构不是简单的一个禁带宽度,而是有中间能级的。在已经公开发表的液态水的光谱学数据[15-18],以及在参考前人工作基础上[5],本书绘制了新的液态水的电子能带简图,如图 2-5 所示。由最左侧光电子发射光谱可知,将共价带电子完全激发到水分子外成为自由电子所需能量 $E_{\text{vert}} \approx 11$ eV[15]。这条路径称为垂直电离,如图 2-5 中蓝线所示。由于本书使用激光波长范围为 330~1100 nm,对应光子能量位于 1.1~3.7 eV 范围,远小于 E_{vert},所以,本书论述中不考虑该电离途径。

由次左侧单光子吸收谱可知,将共价带电子激发到 A_1B_1 吸收峰所需激发能约为 8.3 eV,激发到 B_1A_1 吸收峰需要 9.8 eV。共价带电子通过单光子或多光子吸收激发到 B_1A_1 峰附近,通过水分子核的几何变位成为自由电子,该路径称为自

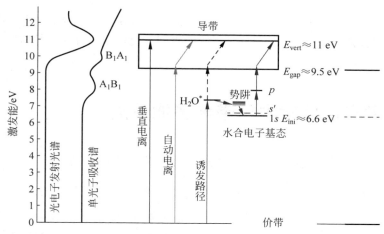

图 2-5　液态水光电子发射光谱,单光子吸收谱,导带电子形成的 4 种路径以及液态
水电子能带简图

蓝线:垂直电离;绿线:自动电离;黑虚线:激发态吸收;红线:瞬态溶剂化电子形成和上激发

（请扫 IX 页二维码看彩图）

动电离[20],如图 2-5 中绿线所示。通过自动电离将共价带电子激发到导带所需最低能量约为 9.5 eV[17,19,21],该能量定义为液态水的禁带宽度 E_{gap}[22]。

　　共价带电子亦可通过单光子或多光子吸收激发到 A_1B_1 峰附近成为瞬态水合激发态 $H_2O^*_{(aq)}$。该激发态可以通过两种途径形成自由电子。① $H_2O^*_{(aq)}$ 激发态吸收,如图 2-5 中黑色虚线所示。由于 $H_2O^*_{(aq)}$ 激发态吸收横截面积非常小,而且本书使用的激光峰值功率密度 $I \ll 10^{14}$ W/cm^2,所以本书不考虑该途径。②瞬态溶剂化电子形成和上激发。$H_2O^*_{(aq)}$ 激发态极不稳定,会很快抛出一个电子。如果抛出的电子附近正好有预陷阱(pre-existing traps),该电子会被捕获并逐渐形成稳定的溶剂化电子。稳态溶剂化电子具有 $1s$ 形态电子云,在水中存在时间长达 300 ns[16]。此外,s、p 态溶剂化电子在紫外-红外波段单光子吸收系数分别高达 20×10^3 M$^{-1} \cdot$ cm^{-1}、12×10^3 M$^{-1} \cdot$ cm^{-1}[23]。因此,溶剂化电子可以通过上激发至导带形成自由电子。综合而言,在导带自由电子形成的诸多途径中,本书主要涉及自动电离以及瞬态溶剂化电子介导的上激发。图 2-5 最右侧所示为液态水电子能带简图。由于溶剂化电子中间能级 E_{ini} 小于禁带宽度 E_{gap},所以通过中间能级产生种子电子是水中光致击穿的主要诱发途径。关于溶剂化电子中间能级还有两个问题亟待解决:①中间能级 E_{ini} 是多大?②由于中间能级需要特殊构型的势阱参与,当溶剂化电子通过中间能级形成自由电子后,自由电子会反过来影响中间能级的稳定存在吗?如果影响的话,那么通过中间能级形成自由电子的最大容量 $\rho_{E_{ini,max}}$ 是多大?本书通过单纵模纳秒 OPO 激光光致击穿阈值实验证实:溶剂化

电子中间能级 $E_{\mathrm{ini}} \approx 6.6$ eV[18]，详情参看第 6 章内容。通过飞秒 OPA 激光光致击穿阈值实验证实：导带电子会反过来影响中间能级的稳定存在。势阱在产生导带电子后消亡。因此，中间能级最大容量 $\rho_{E_{\mathrm{ini,max}}}$ 约等于陷阱密度，$\chi_{\mathrm{trap}} \approx 10^{19}$ cm^{-3}。

2.3　激光诱导水中导带电子能量谱

2.3.1　简化多速率方程及渐近式单速率方程

在水中光致击穿研究中，人们对雪崩电离过程开展了广泛的理论研究。最早，学者们[10,11]使用 Drude-Shen 模型计算雪崩电离率，使用 $\tilde{\Delta}/2$ 作为导带电子平均动能。后来学者们[6,24]考虑反向轫致辐射所需时间，使用一阶近似模型计算雪崩电离率，使用半经验值 $(5/4)\tilde{\Delta}$ 作为导带电子平均动能。然而，在这些研究中使用的雪崩电离率都属于长脉宽条件下的稳态近似解，所使用的导带电子平均动能没有经过严格推导。目前对雪崩电离相对比较完备且实用的理论模型是多速率方程（multi-rate equation，MRE）。它首先由 Rethfeld 在 2004 年提出[25]。

图 2-6(a)所示为 Rethfeld 提出的电离框架。当共价带电子经强场电离（蓝色箭头所示）激发至导带底部后形成种子自由电子，其动能几乎为 0。随后种子自由电子通过反向轫致辐射吸收（inverse bremsstrahlung absorption，IBA）效应吸收光子能量增加动能。电子吸收若干光子能量后在导带中形成若干能级（红色圆所示），每个能级对应的电子动能为 $\varepsilon_j = j \times \hbar\omega$。当电子动量达到临界能级 $\varepsilon_{\mathrm{crit}} = (3/2)\tilde{\Delta}$ 后，与共价带电子发生碰撞电离同时产生两个低动能导带电子。碰撞电离过程非常快，碰撞电离率 $\alpha_{\mathrm{imp}} = 10^{15}$ s^{-1}[25]。临界能级所对应的导带电子能级为 $k_{\mathrm{crit}} =$

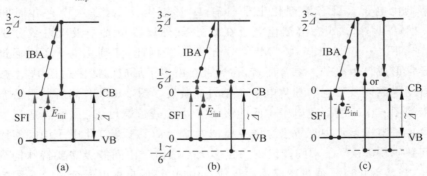

图 2-6　激光在水中不同电离框架图

(a) Rethfeld 原始电离框架；(b) 具有简化剩余能分配机制的电离框架；(c) 具有复杂剩余能分配机制的电离框架

（请扫Ⅸ页二维码看彩图）

$\left\lfloor \dfrac{(3/2)\widetilde{\Delta}}{\hbar\omega}+1 \right\rfloor$，其中$\lfloor\quad\rfloor$表示取整函数。由于碰撞电离过程中电子的动能($1.5\widetilde{\Delta}$)大于它所跨过的禁带势能$\widetilde{\Delta}$，所以每次碰撞电离过程中都会有剩余能量($0.5\widetilde{\Delta}$)产生。

该剩余能不同的分配方式决定了不同的电离框架。Rethfeld 认为该剩余能平均分配到每个电子上只有 $0.25\widetilde{\Delta}$，远小于禁带宽度，因此 Rethfeld 认为可以忽略掉剩余能并假设碰撞后的两个电子位于导带底部(电子初始动能 $\varepsilon_{\text{start}}=0$)，如图 2-6(a)所示。这种假设在强场电离占主导地位的情况下是合宜的。然而在第 6 章中将证实水中光致击穿是雪崩电离占主导地位。因此这部分剩余能量必须考虑进来。图 2-6(b)所示为一种具有简化剩余能分配机制的电离框架。在该框架中假设剩余能平均分配给了碰撞电子、被碰撞电子以及共价带空穴，每个粒子获得 $(1/6)\widetilde{\Delta}$ 的动能。在该框架中同时假设了强场电离的自由电子被直接激发到 $(1/6)\widetilde{\Delta}$ 能级。经证明，采用这种剩余能分配框架的多速率方程能够简化为渐近式单速率方程。如图 2-6(c)所示为 Christensen 和 Balling 在 2009 年提出的一种具有复杂剩余能分配机制的电离框架[26]。该框架中剩余能同样是分配给三个粒子，但是经强场电离的电子初始动能 $\varepsilon_{\text{start}}=0$。每次碰撞电离后两个新产生的电子会通过一个复杂的算法分配到导带底部某个能级或者某两个连续能级。下面将分别阐述具有简化、复杂剩余能分配机制的多速率方程以及它们的计算结果。

首先本书从 Rethfeld 提出的原始电离框架开始讨论，依据图 2-6(a)，水的电离过程可以由下面多速率方程描述：

$$\begin{cases} \dot{n}_0 = \dot{n}_{\text{SFI}} - W_{\text{1pt}}n_0 + 2\alpha_{\text{imp}}n_{k_{\text{crit}}} \\ \vdots \\ \dot{n}_j = W_{\text{1pt}}n_{j-1} - W_{\text{1pt}}n_j, \quad j=1\cdots(k_{\text{crit}}-1) \\ \vdots \\ \dot{n}_{k_{\text{crit}}} = W_{\text{1pt}}n_{k_{\text{crit}}-1} - \alpha_{\text{imp}}n_{k_{\text{crit}}} \end{cases} \qquad (2\text{-}1)$$

式中，$\dot{n}_{\text{SFI}}$ 用于描述的强场电离过程，其数学形式由式(2-20)给出；$0,\cdots,k_{\text{crit}}$ 代表导带自由电子所处的不能能级，其中最高能级 $k_{\text{crit}}=\left\lfloor \dfrac{(3/2)\widetilde{\Delta}}{\hbar\omega}+1 \right\rfloor$；$n_0,\cdots,n_{k_{\text{crit}}}$ 为不同能级上电子的数量密度；不同能级对应的电子动能 $\varepsilon_j = j \times \hbar\omega$；$\alpha_{\text{imp}}=10^{15}\ \text{s}^{-1}$ 为碰撞电离率；W_{1pt} 为导带内电子激发速率，用下式描述：

$$W_{\text{1pt}}=\sigma_{\text{1pt}} \times I/(\hbar\omega), \quad \sigma_{\text{1pt}}=\frac{\tau_{\text{coll}}}{\omega^2 \tau_{\text{coll}}^2 + 1} \times \frac{e^2}{cn_{\text{ref}}\varepsilon_0 m_{\text{c}}} \qquad (2\text{-}2)$$

经推导发现该多速率方程在渐近条件下可以简化为一个单速率方程[27]:

$$\frac{\mathrm{d}n_{\text{total}}}{\mathrm{d}t} = \dot{n}_{\text{SFI}} + \eta_{\text{AI,asymp}} n_{\text{total}} \tag{2-3}$$

式中,

$$\eta_{\text{AI,asymp}} = (\sqrt[k_{\text{crit}}]{2} - 1)W_{\text{1pt}} \tag{2-4}$$

在多速率方程(2-1)下导带电子平均动能为

$$\bar{\varepsilon} = \sum_{j=0}^{k_{\text{crit}}} \frac{n_j \times \varepsilon_j}{n_{\text{total}}} \tag{2-5}$$

在渐近条件下导带电子平均动能趋近于下式[27]:

$$\bar{\varepsilon}_{\text{asymp}} = \left(\frac{1}{\sqrt[k_{\text{crit}}]{2} - 1} - k_{\text{crit}}\right)\hbar\omega \tag{2-6}$$

然而,Rethfeld 的原始电离框架存在一些问题[25-27]。其一,该研究没有考虑碰撞后剩余能的分配问题。为此本书提出了一种简化剩余能量分配机制,如图 2-6(b)所示。在简化剩余能量分配机制下假设电子初始动能 $\varepsilon_{\text{start}} = (1/6)\widetilde{\Delta}$,因此对应的临界能级为

$$k'_{\text{crit}} = \left\lfloor \frac{\varepsilon_{\text{crit}} - \varepsilon_{\text{start}}}{\hbar\omega} + 1 \right\rfloor = \left\lfloor \frac{(4/3)\widetilde{\Delta}}{\hbar\omega} + 1 \right\rfloor \tag{2-7}$$

其二,这项研究中假设临界能级几乎是固定不变的。然而在激光辐照度 I 很高时,电子振动势能(ponderomotive energy)会增高,从而引起有效禁带宽度 $\widetilde{\Delta}$ 的增高。有效禁带宽度的变化最终会引起 k'_{crit} 的动态变化。如图 2-7 所示为 1050 nm 的高斯激光脉冲在 10^{12} W/cm^2 和 2.9×10^{13} W/cm^2 辐照度下所引起的有效禁带宽度变化以及对应的 k'_{crit} 时域演变曲线。

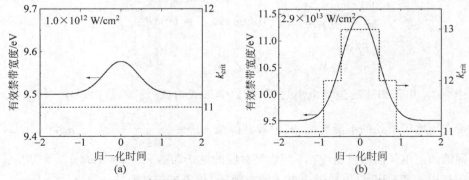

图 2-7   1050 nm 波长的高斯激光脉冲在不同辐照度下所引起的有效禁带宽度变化
以及对应的 k'_{crit} 的时域演变曲线

(a) 辐照度为 1.0×10^{12} W/cm^2;(b) 辐照度为 2.9×10^{13} W/cm^2

其三,该研究中没有考虑共价带电子逐渐耗尽的情况。在没有激光照射时,水中共价带电子密度 $n_{\text{bound}} = 6.68 \times 10^{22} \ \text{cm}^{-3}$,在激光照射产生 n_{total} 数量的导带电子后,共价带电子数量密度降低为 $n_{\text{val}} = n_{\text{bound}} - n_{\text{total}}$。因此在电离过程中需要考虑到耗尽因子 $n_{\text{val}}/n_{\text{bound}}$。

在考虑这些因素后,具有简化剩余能量分配机制的多速率方程(命名为 MRE(1))可以表述为

$$
\begin{cases}
\dot{n}_0 = \dot{n}_{\text{SFI}} \dfrac{n_{\text{val}}}{n_{\text{bound}}} - W_{\text{1pt}} n_0 + 2 \sum_{j=1}^{k'_{\max}} \left[\alpha_{\text{imp}} n_j \dfrac{n_{\text{val}}}{n_{\text{bound}}} \Theta(\varepsilon_j - \varepsilon_{\text{crit}}) \right] \\
\vdots \\
\dot{n}_j = W_{\text{1pt}}(n_{j-1} - n_j) - \alpha_{\text{imp}} n_j \dfrac{n_{\text{val}}}{n_{\text{bound}}} \Theta(\varepsilon_j - \varepsilon_{\text{crit}}), \quad j = 1, \cdots, k'_{\text{crit}}, \cdots, (k'_{\max} - 1) \\
\vdots \\
\dot{n}_{k'_{\max}} = W_{\text{1pt}} n_{k'_{\max}-1} - \alpha_{\text{imp}} n_{k'_{\max}} \dfrac{n_{\text{val}}}{n_{\text{bound}}} \Theta(\varepsilon_{k'_{\max}} - \varepsilon_{\text{crit}})
\end{cases}
$$

(2-8)

式中,

$$
\Theta(\varepsilon_j - \varepsilon_{\text{crit}}) = \begin{cases} 1, & \text{如果 } \varepsilon_j \geqslant \varepsilon_{\text{crit}} \\ 0, & \text{如果 } \varepsilon_j < \varepsilon_{\text{crit}} \end{cases}
$$

(2-9)

式中,$\Theta(\ )$ 表示赫维赛德(Heaviside)阶跃函数,用于检验 j 能级上电子动能 ε_j 是否超过了临界能级 $\varepsilon_{\text{crit}}$ 以及该能级上碰撞电离是否会发生;n_0 脚标中"0"对应于导带电子初始能级 $\varepsilon_{\text{start}} = (1/6)\widetilde{\Delta}$。

MRE(1)所对应的渐近式单速率方程(表示为 SRE(1))为

$$
\frac{\mathrm{d}n_{\text{total}}}{\mathrm{d}t} = \dot{n}_{\text{SFI}} \frac{n_{\text{val}}}{n_{\text{bound}}} + \eta_{\text{AI,asymp}} n_{\text{total}} \frac{n_{\text{val}}}{n_{\text{bound}}}
$$

(2-10)

在 MRE(1)下导带电子平均动能为

$$
\bar{\varepsilon} = \sum_{j=0}^{k'_{\max}} \frac{n_j \times \varepsilon_j}{n_{\text{total}}} + \frac{1}{6}\widetilde{\Delta}
$$

(2-11)

然而,在 SRE(1)下导带电子平均动能渐近于下式:

$$
\bar{\varepsilon}_{\text{asymp}} = \left(\frac{1}{k'_{\text{crit}}\sqrt{2} - 1} - k'_{\text{crit}} \right) \hbar\omega + \frac{1}{6}\widetilde{\Delta}
$$

(2-12)

图 2-8 展示了 SRE(1)下导带电子平均动能随波长的变化关系。

采用 MRE(1)和 SRE(1)计算的体积能量密度分别为

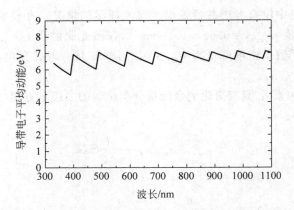

图 2-8　SRE(1)下导带电子平均动能随波长的变化关系

$$\begin{cases} U_{\mathrm{MRE}} = n_{\mathrm{total}} \times (\bar{\varepsilon} + \widetilde{\Delta}) + n_{\mathrm{h,imp}} \times \varepsilon_{\mathrm{h,imp}} \\ U_{\mathrm{SRE}} = n_{\mathrm{total}} \times (\bar{\varepsilon}_{\mathrm{asymp}} + \widetilde{\Delta}) + n_{\mathrm{h,imp}} \times \varepsilon_{\mathrm{h,imp}} \end{cases} \tag{2-13}$$

式中，$n_{\mathrm{h,imp}} = n_{\mathrm{total}} - n_{\mathrm{SFI}}$。

　　图 2-9 展示了采用 MRE(1)和 SRE(1)计算的 50 fs 和 250 fs 激光在不同波长、不同辐照度下电子密度(图(a)(c)(e))以及电子平均动能(图(b)(d)(f))随时间变化曲线。由图可知，在 250 fs 下 MRE(1)和 SRE(1)计算的电子密度随时间变化曲线非常接近。但 SRE(1)的结果略高于 MRE(1)的结果，这是因为 SRE(1)没有考虑稳态雪崩电离建立所需时间。在 50 fs 下 MRE(1)和 SRE(1)计算结果偏差变大，特别是在 1050 nm 的红外波段，SRE(1)计算结果是 MRE(1)结果的 2.9 倍。因此，对于脉宽小于 250 fs 的激光需用多速率方程进行计算。

　　由图 2-9(b)、(d)可知，在激光辐照度比较大的情况下由 MRE(1)计算的电子平均动能((2-11)式)将趋于由 SRE(1)所计算的渐近平均动能((2-12)式)。然而，在光照度比较小的情况下(图 2-9(f))，MRE(1)计算的电子平均动能并不收敛于 SRE(1)计算的值。这是因为光照度比较小时建立稳态雪崩电离所需要时间大于脉宽。整体而言，SRE(1)在激光辐照度比较大的情况下能够很好地评估等离子体的体积能量密度。

2.3.2　复杂多速率方程

　　在简化剩余能分配机制中，电子初始动能 $\varepsilon_{\mathrm{start}} = (1/6)\widetilde{\Delta}$。这种分配机制在辐照度比较大的情况下是合宜的。然而在辐照度比较小的情况下，特别是飞秒激光与生物分子相互作用时不能忽略强场电离的电子动能从 0 演化至 $(1/6)\widetilde{\Delta}$ 的微细过程。为了解决这一难题，Christensen 和 Balling 在 2009 年提出了一种具有复杂

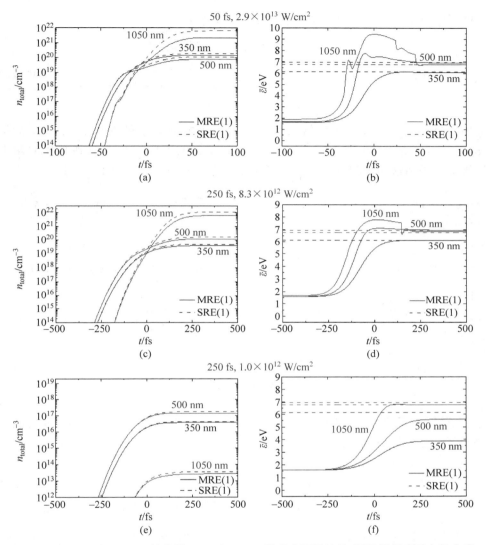

图 2-9　MRE(1)和 SRE(1)计算的 50 fs 和 250 fs 激光在不同波长、不同辐照度下电子密度以及电子平均动能随时间变化曲线

（请扫Ⅸ页二维码看彩图）

剩余能分配机制的电离框架,如图 2-6(c)所示。假设 j' 为超过临界能级的某个电子能级($\varepsilon_{j'} \geqslant \varepsilon_{\text{crit}}$),那么碰撞后每个粒子(两个碰撞电子和一个空穴)具有的剩余能为

$$\varepsilon_{\text{resd},j'} = (\varepsilon_{j'} - \widetilde{\Delta})/3 \qquad (2\text{-}14)$$

由于该剩余能不一定是光子能量的整数倍,因此需要采用如下的分配机制将碰撞

后的两个电子分配到离散的某个低电子能级 j 上：

$$\Upsilon(\varepsilon_{\mathrm{resd},j'}-\varepsilon_j)=\begin{cases}2, & 0\leqslant|\varepsilon_{\mathrm{resd},j'}-\varepsilon_j|\leqslant\dfrac{1}{4}\hbar\omega \\[2mm] 1, & \dfrac{1}{4}\hbar\omega<|\varepsilon_{\mathrm{resd},j'}-\varepsilon_j|<\dfrac{3}{4}\hbar\omega, \quad j'>j \\[2mm] 0, & \text{其他}\end{cases} \tag{2-15}$$

式中，如果 $|\varepsilon_{\mathrm{resd},j'}-\varepsilon_j|$ 小于 $(1/4)\hbar\omega$，那么两个电子被分配到同一 j 能级；如果 $|\varepsilon_{\mathrm{resd},j'}-\varepsilon_j|$ 介于 $(1/4)\hbar\omega$ 和 $(3/4)\hbar\omega$ 之间，那么两个电子被分配到紧邻的两个能级上。采用这一分配机制的多速率方程表达如下（命名为 MRE(2)）：

$$\begin{cases}\dot{n}_0=\dot{n}_{\mathrm{SFI}}\dfrac{n_{\mathrm{val}}}{n_{\mathrm{bound}}}-W_{1\mathrm{pt}}n_0+\displaystyle\sum_{j'=1}^{k_{\max}}\left[\alpha_{\mathrm{imp}}n_{j'}\dfrac{n_{\mathrm{val}}}{n_{\mathrm{bound}}}\Theta(\varepsilon_{j'}-\varepsilon_{\mathrm{crit}})\Upsilon(\varepsilon_{\mathrm{resd},j'}-\varepsilon_0)\right] \\[2mm] \vdots \\[2mm] \dot{n}_j=W_{1\mathrm{pt}}(n_{j-1}-n_j)+\displaystyle\sum_{j'=j+1}^{k_{\max}}\left[\alpha_{\mathrm{imp}}n_{j'}\dfrac{n_{\mathrm{val}}}{n_{\mathrm{bound}}}\Theta(\varepsilon_{j'}-\varepsilon_{\mathrm{crit}})\Upsilon(\varepsilon_{\mathrm{resd},j'}-\varepsilon_j)\right]- \\[2mm] \qquad\alpha_{\mathrm{imp}}n_j\dfrac{n_{\mathrm{val}}}{n_{\mathrm{bound}}}\Theta(\varepsilon_j-\varepsilon_{\mathrm{crit}}), \quad j=1,\cdots,k_{\mathrm{crit}},\cdots,(k_{\max}-1) \\[2mm] \vdots \\[2mm] \dot{n}_{k_{\max}}=W_{1\mathrm{pt}}n_{k_{\max}-1}-\alpha_{\mathrm{imp}}n_{k_{\max}}\dfrac{n_{\mathrm{val}}}{n_{\mathrm{bound}}}\Theta(\varepsilon_{k_{\max}}-\varepsilon_{\mathrm{crit}})\end{cases}$$

$$\tag{2-16}$$

采用 MRE(2) 计算的总的体积能量密度 U_{MRE} 以及存储在空穴中的体积能量密度 $U_{\mathrm{h,imp}}$ 分别为

$$\begin{cases}U_{\mathrm{MRE}}=n_{\mathrm{total}}\times(\bar{\varepsilon}+\widetilde{\Delta})+U_{\mathrm{h,imp}} \\[2mm] \dot{u}_{\mathrm{h,imp}}=\displaystyle\sum_{j'=1}^{k_{\max}}\left[\alpha_{\mathrm{imp}}n_{j'}\dfrac{n_{\mathrm{val}}}{n_{\mathrm{bound}}}\Theta(\varepsilon_{j'}-\varepsilon_{\mathrm{crit}})\varepsilon_{\mathrm{resd},j'}\right]\end{cases} \tag{2-17}$$

如图 2-10 所示为波长 1035 nm、脉宽 100 fs、峰值辐照度为 2.0×10^{12} W/cm^2 的激光脉冲在水中引起的能量沉积的时域演化图。图 2-10(a) 展示了不同能级电子密度随时间变化关系。最低能级 n_0 上的种子自由电子是由强场电离作用产生的，因此 $n_0(t)$ 与脉冲时域波形类似。在反向轫致辐射作用下，种子电子被激发，逐渐占据更高能级。因为碰撞电离的缘故，最高能级电子密度最低。在脉冲峰值附近，由于电子振动势能的变化，k_{crit} 从 12 增为 13；而在 46 fs 时 k_{crit} 由 13 降为 12。由于 12 能级电子突然能够参与碰撞电离，引起 n_{12} 能级电子密度的迅速下降以及 n_1、n_2 能级电子密度的迅速增大。

由图 2-10(b) 可知，在激光峰值辐照度 $I_0=2.0\times10^{12}$ W/cm^2 时，约 70% 的电

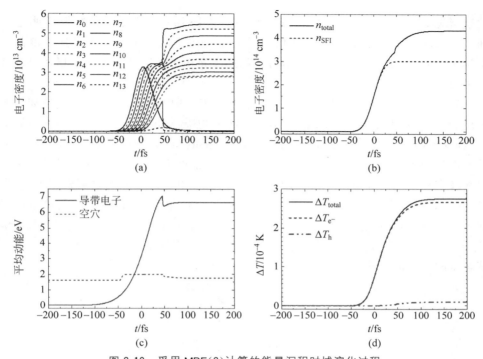

图 2-10　采用 MRE(2)计算的能量沉积时域演化过程

（a）不同能级导带电子密度随时间变化图；（b）导带电子总的电子密度随时间变化图；
（c）导带电子和空穴平均动能随时间变化图；（d）温度变化随时间变化图
（请扫Ⅸ页二维码看彩图）

子是通过强场电离作用产生的。该峰值辐照度通常应用于飞秒激光脉冲序列引起的纳米微手术。由图 2-10(c)可知，导带电子的平均动能在脉冲结束时接近 6.6 eV。空穴动能在脉冲起始端约 1.6 eV，而在脉冲峰值附近空穴平均动能为 2.0 eV。在该激光参数下引起的温度上升 ΔT 非常小，但是瞬态电子温度（6.6 eV）高到足以引起生物分子的改质。因此，由飞秒激光脉冲序列引起的生物分子的改变，其本质上是化学性的而不是由热效应引起的[6]。

　　由于本书主要讨论光致空化气泡现象，空化气泡对应的激光峰值辐照度以及脉宽往往满足稳态雪崩电离所需条件，因此在激光诱导等离子体形成模型中主要使用渐近式单速率方程(2-3)及方程(2-6)。详情请参看 2.3.1 节雪崩电离部分。

2.4　激光诱导等离子形成及温度演化模型

2.4.1　等离子体形成模型

　　水中光致击穿理论模型的建立很大程度上借鉴了石英等固体电介质光致击穿

的建模思想[25,28]。一是因为石英与水两者能隙相近,同属于宽禁带透明电介质[19,26];二是因为光致击穿本质而言是处于势阱中的电子在外界高速振荡的强电场下的激发、倍增行为[29]。本节着重阐述激光在水中诱导的等离子形成机理及建模过程。

在激光与物质相互作用过程中,激光电场与物质中的原子、分子发生诸如多光子电离(multiphoton ionization,MPI)、阈上电离(above threshold ionization,ATI)、隧穿电离(tunneling ionization,TI)、越垒电离(over-the-barrier ionization)的非微扰现象[30]。由于本书所使用的激光功率密度 $I \ll 10^{14}$ W/cm^2,所以本书主要涉及多光子电离和隧穿电离现象[30]。这两者可以统一在强场电离框架下[31]用经典凯尔迪什(Keldysh)公式描述[29]。在激光与水相互作用过程中,共价带电子即可以通过强场电离直接跨过禁带宽度 E_{gap},又可以通过瞬态溶剂化电子中间能级 E_{ini} 激发至导带成为自由电子。这一过程如图 2-11 中红线所示,它使用了图 2-5 中液态水的电子能带简图。

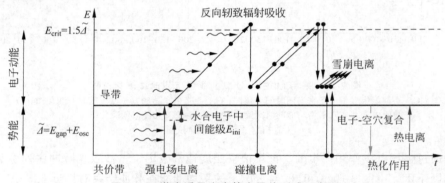

图 2-11　激光诱导水中等离子体形成示意图

红色箭头代表强场电离;黑色箭头代表雪崩电离形成过程(包括反向轫致辐射吸收以及碰撞电离);
绿色箭头代表电子-空穴复合;蓝色箭头代表热电离

(请扫Ⅸ页二维码看彩图)

处于导带的自由电子可以通过反向轫致辐射吸收光子能量获得更高动能。高动能的导带电子与共价带电子发生碰撞,产生两个低能导带电子,这一过程叫作碰撞电离(impact ionization)。这两个导带电子再重复上述过程获得一种链式反应,得到越来越多的自由电子,最终形成雪崩电离(AI)。这一过程如图 2-11 中黑线所示。导带自由电子与共价带空穴发生复合作用。该过程释放的能量传递给原子或分子,引起能量沉积与热效应,如图 2-11 中绿线所示。等离子区域温度升高后引起热电离效应,如图 2-11 中蓝线所示。热电离进而将更多共价电子激发至导带。这些物理效应紧密联系、相互耦合,共同形成非线性能量沉积。下面将从激光诱导等离子体形成模型、液态水温度演变模型,以及两者耦合方面分别阐述。

基于上面的概述,短脉冲激光在水中诱导等离子体形成可以由下面速率方程描述:

$$\frac{\mathrm{d}\rho_c}{\mathrm{d}t} = \left(\frac{\mathrm{d}\rho_c}{\mathrm{d}t}\right)_{SFI} + \left(\frac{\mathrm{d}\rho_c}{\mathrm{d}t}\right)_{AI} - \left(\frac{\mathrm{d}\rho_c}{\mathrm{d}t}\right)_{diff} - \left(\frac{\mathrm{d}\rho_c}{\mathrm{d}t}\right)_{rec} + \left(\frac{\mathrm{d}\rho_c}{\mathrm{d}t}\right)_{therm} \qquad (2-18)$$

该公式是由 Fokker-Planck 方程推演出来的(参看 1995 年 Stuart 文章[32])。等式左侧表示导带电子密度 ρ_c 随时间 t 变化速率;等式右侧包括:强场电离速率 $(\mathrm{d}\rho_c/\mathrm{d}t)_{SFI}$,雪崩电离速率 $(\mathrm{d}\rho_c/\mathrm{d}t)_{AI}$,自由电子扩散速率 $(\mathrm{d}\rho_c/\mathrm{d}t)_{diff}$,电子-空穴复合速率 $(\mathrm{d}\rho_c/\mathrm{d}t)_{rec}$ 以及热电离速率 $(\mathrm{d}\rho_c/\mathrm{d}t)_{therm}$。下面将分别讨论。

1) 强场电离

图 2-12 为强场电离示意图[33]。其中图 2-12(a)为多光子电离示意图,共价带电子连续吸收 k 个光子跨过禁带宽度 E_{gap} 后被激发到导带成为自由电子。图 2-12(b)为隧穿电离示意图,激光超强电场影响了势垒,引起势阱变形,共价带电子通过隧穿效应进入导带成为自由电子。基于传统,在本书中禁带宽度 E_{gap} 也被标记为 Δ。

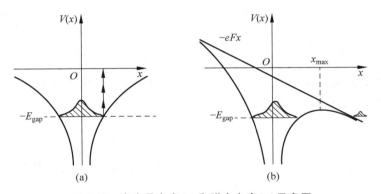

图 2-12　多光子电离(a)和隧穿电离(b)示意图

从本质上讲,多光子电离与隧穿电离都是外界光频强电场作用下,光子对核外电子的影响,属于光子-电子相互作用范畴。它们之间没有严格区分,只是在不同电场力强度 F 及不同光频 ω 下所占主次不一样。1965 年,Keldysh[29] 在他的经典文章中引入了凯尔迪什参数 γ 来相对定量的区分多光子电离与隧穿电离的主导地位。在抛物线位势垒下[34],γ 表述为

$$\gamma = \frac{\omega}{\omega_t} = \omega\frac{\sqrt{mE_{gap}}}{eF} \qquad (2-19)$$

式中,$1/\omega_t$ 表示共价带电子隧穿效应跨过势垒的时间,它与电场力强度 F 成反比。如果在电场力强度较大、光频较低的条件下,凯尔迪什参数 $\gamma \ll 1$[35],此时隧穿电

离占主导地位。相反,如果 $\gamma \gg 1$,则多光子电离更有可能占主导地位[36]。

凯尔迪什[29]在他的经典论文中利用量子力学方法将多光子电离概率与隧穿电离概率统一在一个公式中,即式(2-20),称为凯尔迪什强场电离公式。时至今日,凯尔迪什理论[37]对大部分原子、分子在强激光作用下的电离概率都是有效的,依然被广泛使用和深入发展[38]。

$$\eta_{\text{SFI}}(\Delta) = \frac{2\omega}{9\pi} \left(\frac{\sqrt{1+\gamma^2}}{\gamma} \frac{m\omega}{\hbar} \right)^{3/2} \times Q\left(\gamma, \frac{\widetilde{\Delta}}{\hbar\omega}\right) \times \left(1 - \frac{\rho_c}{\rho_{\text{bound}}}\right) \times$$

$$\exp\left\{ -\pi \left\lfloor \frac{\widetilde{\Delta}}{\hbar\omega} + 1 \right\rfloor \times \left[K\left(\frac{\gamma}{\sqrt{1+\gamma^2}}\right) - E\left(\frac{\gamma}{\sqrt{1+\gamma^2}}\right) \right] \middle/ E\left(\frac{1}{\sqrt{1+\gamma^2}}\right) \right\}$$

$$(2\text{-}20)$$

式中,

$$Q(\gamma, x) = \sqrt{\pi/2K\left(\frac{1}{\sqrt{1+\gamma^2}}\right)} \times$$

$$\sum_{l=0}^{\infty} \exp\left\{ -\pi l \left[K\left(\frac{\gamma}{\sqrt{1+\gamma^2}}\right) - E\left(\frac{\gamma}{\sqrt{1+\gamma^2}}\right) \right] \middle/ E\left(\frac{1}{\sqrt{1+\gamma^2}}\right) \right\} \times$$

$$\Phi\left\{ \left[\left(\pi^2 \left(2\lfloor x+1 \rfloor - 2x + l\right) \middle/ 2K\left(\frac{1}{\sqrt{1+\gamma^2}}\right) E\left(\frac{1}{\sqrt{1+\gamma^2}}\right) \right) \right]^{1/2} \right\}$$

$\lfloor\ \rfloor$ 代表取整函数; K 和 E 分别代表第一类和第二类椭圆积分函数; Φ 代表 Dawson 概率积分函数,如下式所示:

$$\Phi(z) = \int_0^z \exp(y^2 - z^2) \mathrm{d}y \qquad (2\text{-}21)$$

$\left(1 - \frac{\rho_c}{\rho_{\text{bound}}}\right)$ 为共价带电子折耗因子; ρ_c 为导带电子密度; ρ_{bound} 为平衡态共价带电子密度。

在 Kane 位势垒下凯尔迪什参数 γ 及有效禁带宽度 $\widetilde{\Delta}$ 表示为

$$\gamma = \frac{\omega}{e} \sqrt{\frac{c\varepsilon_0 m\Delta\, n_{\text{ref}}}{I}}, \quad \widetilde{\Delta} = \frac{2}{\pi} \Delta \frac{\sqrt{1+\gamma^2}}{\gamma} E\left(\frac{1}{\sqrt{1+\gamma^2}}\right) \qquad (2\text{-}22)$$

其中, ω 为光频; e 为基本电荷电量; c 为真空光速; m 为有效电子质量; n_{ref} 为水的折射率; I 为激光辐照度强度; ε_0 为真空电容率。

在 $\gamma \geqslant 10$ 时,凯尔迪什公式可以简化为凯尔迪什多光子电离公式:

$$\eta_{\text{MPI}}(\Delta) = \frac{2\omega}{9\pi} \left(\frac{m\omega}{\hbar} \right)^{3/2} \left(\frac{e^2}{16m\Delta\, \omega^2 c\varepsilon_0 n_{\text{ref}}} I \right)^k \times$$

$$\exp(2k) \cdot \Phi\left(\sqrt{2k - \frac{2\widetilde{\Delta}}{\hbar\omega}} \right) \times \left(1 - \frac{\rho_c}{\rho_{\text{bound}}}\right)$$

$$(2\text{-}23)$$

经数学变形后,式(2-23)可以变为多光子电离的普遍形式:

$$\eta_{MPI} = \alpha_{mpi} \left(\frac{I}{I_{mpi}} \right)^k \tag{2-24}$$

式中,

$$\alpha_{mpi} = \frac{2\omega}{9\pi} \left(\frac{m\omega}{\hbar} \right)^{3/2} \times \exp(2k) \cdot \Phi\left(\sqrt{2k - \frac{2\widetilde{\Delta}}{\hbar\omega}} \right) \times \left(1 - \frac{\rho_c}{\rho_{bound}} \right)$$

$$I_{mpi} = \frac{16m\Delta\,\omega^2 c\varepsilon_0 n_{ref}}{e^2}$$

当 $\gamma \leqslant 0.1$ 时,凯尔迪什公式可以简化为凯尔迪什隧穿电离公式:

$$\eta_{tunnel}(\Delta) = \frac{2}{9\pi^2} \frac{\Delta}{\hbar} \left(\frac{m\Delta}{\hbar^2} \right)^{3/2} \left(\frac{\hbar\omega}{\Delta \cdot \gamma} \right)^{5/2} \times$$
$$\exp\left[-\frac{\pi}{2} \frac{\Delta}{\hbar\omega} \cdot \gamma \cdot \left(1 - \frac{1}{8}\gamma^2 \right) \right] \times \left(1 - \frac{\rho_c}{\rho_{bound}} \right) \tag{2-25}$$

图 2-13 展示了凯尔迪什公式(红色),凯尔迪什多光子电离近似公式(蓝色),凯尔迪什隧穿电离近似公式(绿色),以及凯尔迪什多光子电离近似公式(黑色)的比较[39]。

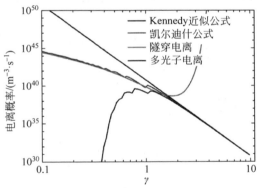

图 2-13　Keldysh 电离概率比较[6]

(请扫 IX 页二维码看彩图)

由图可见在 $\gamma \geqslant 3$ 时,凯尔迪什多光子电离近似、凯尔迪什多光子电离近似计算结果趋近于完整凯尔迪什公式计算的结果,但是与凯尔迪什隧穿电离近似计算结果差异巨大。当 $\gamma < 1$ 时凯尔迪什隧穿电离近似计算结果逐渐趋于完整凯尔迪什公式计算的结果,但与多光子电离近似结果差异巨大。在以前的光致击穿理论模型中,Feng[40] 等、Kennedy[39] 以及 Noack 和 Vogel[11] 只采用了凯尔迪什多光子电离来近似描述强场电离效应,这种近似在脉宽小于 100 fs 下是不太准确的,应该采用完整凯尔迪什公式计算。

图 2-14(a)、(b)为利用(2-23)式、(2-25)式计算的多光子电离概率和隧穿电离概率(γ 参数在对应公式适用范围)。由图可知,多光子电离概率随波长增大整体降低;隧穿电离概率几乎不随波长变化。

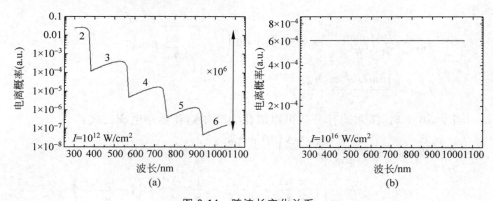

图 2-14   随波长变化关系
(a) 多光子电离概率;(b) 隧穿电离概率

对液态水而言,共价带电子在强场电离作用下既可以直接跨过禁带宽度 E_{gap},又可以通过中间能级 E_{ini} 激发至导带。因此总的强场电离速率为跨过 E_{ini} 和 E_{gap} 两者的速率之和:

$$\left(\frac{\mathrm{d}\rho_c}{\mathrm{d}t}\right)_{\text{SFI}} = \left(\frac{\mathrm{d}\rho_{E_{\text{gap}}}}{\mathrm{d}t}\right) + \left(\frac{\mathrm{d}\rho_{E_{\text{ini}}}}{\mathrm{d}t}\right) \tag{2-26}$$

式中,

$$\left(\frac{\mathrm{d}\rho_{E_{\text{gap}}}}{\mathrm{d}t}\right) = \eta_{\text{SFI}}(E_{\text{gap}})$$

$$\left(\frac{\mathrm{d}\rho_{E_{\text{ini}}}}{\mathrm{d}t}\right) = \eta_{\text{SFI}}(E_{\text{ini}}) \times \left(1 - \frac{\rho_{E_{\text{ini}}}}{\rho_{E_{\text{ini,max}}}}\right)$$

2) 雪崩电离

共价电子通过强场电离进入导带后成为自由电子。自由电子通过反向轫致辐射吸收光子能量获得更高动能。经过一系列反向轫致辐射吸收后,自由电子动能增大到一个临界值 E_{crit}。此时,高动能导带电子与共价带电子发生碰撞电离,产生两个低动能导带电子。这两个导带电子再重复上述过程获得一种链式倍增效应,得到越来越多的自由电子,最终形成雪崩电离(avalanche ionization,AI)。这一过程如图 2-11 中黑线所示。

反向轫致辐射吸收(IBA)是一种光子-电子-原子三粒子相互作用过程。从量子力学的角度而言,反向轫致辐射吸收的能量只能是光子能量 $\hbar\omega$ 的整数倍。然而,当激光功率密度足够高时,Raizer 理论计算表明:通过量子力学计算的反向轫

致辐射吸收率 $W_{1\text{pt}}$ 与经典德鲁德（Drude）模型计算的吸收率一致[41,42]。反向轫致辐射吸收率 $W_{1\text{pt}}$ 可以表述为

$$W_{1\text{pt}} = \sigma_{1\text{pt}} \frac{I}{\hbar \omega} \tag{2-27}$$

式中，$\sigma_{1\text{pt}}$ 为反向轫致辐射吸收横截面积：

$$\sigma_{1\text{pt}} = \frac{\tau_{\text{coll}}}{\omega^2 \tau_{\text{coll}}^2 + 1} \cdot \frac{e^2}{c n_{\text{ref}} \varepsilon_0 m_{\text{c}}} \tag{2-28}$$

式中，τ_{coll} 为自由电子平均碰撞时间，它是光致击穿模型中的一个重要参数。

沈元壤教授在他的经典论著《非线性光学理论》[43]中谈道：反向轫致吸收率可以基于金属中自由电子的德鲁德碰撞理论得到；假设所有导带电子都参与雪崩电离可以得到平均雪崩电离率。这种半经典的统计物理学模型称为德鲁德-沈（Drude-Shen）雪崩电离模型。其雪崩电离率为

$$\eta_{\text{AI}} = W_{1\text{pt}} \frac{\hbar \omega}{E_{\text{crit}}} \tag{2-29}$$

在水中激光诱导等离子体形成早期理论模型中，Kennedy[39]、Noack 和 Vogel[11]使用了德鲁德-沈雪崩电离模型。他们同时假设碰撞电离临界值 $E_{\text{crit}} = E_{\text{gap}}$，以及导带电子平均动能 $\bar{\varepsilon}_{\text{kin}} = E_{\text{gap}}/2$。

然而，根据半导体量子力学理论，Ridley[44]指出，具有抛物线能带的临界碰撞电离能 E_{crit} 表述为

$$E_{\text{crit}} = \left(\frac{1 + 2\mu}{1 + \mu}\right) \widetilde{\Delta} \tag{2-30}$$

式中，$\mu = m_{\text{c}}/m_{\text{v}}$，其值取决于能带结构，这里 m_{c} 为导带电子质量，m_{v} 为空穴质量。对于费米能级在禁带中间的对称导带结构，$\mu = 1$；对于半导体，$\mu < 1$[44]。Kaiser[45]假设 α-SiO$_2$ 为对称导带结构，因此 $\mu = 1$。由于费米能级在水的能带结构中的位置尚不清楚，本书假设 $\mu = 1$ 同样适用于水。于是，得到 $E_{\text{crit}} = 1.5\widetilde{\Delta}$。

依据德鲁德-沈模型，此时雪崩电离速率可以表述为

$$\eta_{\text{AI}} = \frac{\tau_{\text{coll}}}{\omega^2 \tau_{\text{coll}}^2 + 1} \left[\frac{e^2}{c n_{\text{ref}} \varepsilon_0 m_{\text{c}} (3/2) \widetilde{\Delta}} I \right] \tag{2-31}$$

由于有效禁带宽度为 $\widetilde{\Delta}$，所以碰撞电离后电子的剩余能为 $0.5\widetilde{\Delta}$。这部分能量将均分给碰撞电离中的两个电子。为了满足能量守恒，Vogel[6]等假设导带电子的初始能级为 $0.5\widetilde{\Delta}$，碰撞电离发生在 $2\widetilde{\Delta}$ 能级上，反向轫致辐射吸收的能量为 $1.5\widetilde{\Delta}$。他们同时假设导带电子平均分布在这两个能级上[46]，于是得到导带电子的平均动能为 $\bar{\varepsilon}_{\text{kin}} = (5/4)\widetilde{\Delta}$[6]。

式(2-31)中,雪崩电离率的推导是基于碰撞电离的发生是即时的这一假设。然而,碰撞电离的发生是需要一定时间的。为了优化德鲁德-沈模型,Vogel 等[6] 提出了一种一阶近似雪崩电离率。他们考虑了雪崩电离中电子从初始能级加速到碰撞电离能级所需要的时间 t_{crit}:

$$t_{crit} = \tau_{coll} \times k_{crit} \tag{2-32}$$

式中,$k_{crit} = \lfloor 1 + 1.5\widetilde{\Delta}/(\hbar\omega) \rfloor$。对波长 $\lambda = 1064nm$ 光子而言,将电子从初始能级加速到碰撞能级需要至少经过 12 次反向轫致辐射吸收。假设自由电子平均碰撞时间 $\tau_{coll} = 1.0$ fs,那么至少需要经过 12 fs 才能发生一次雪崩电离事件。因此,对于飞秒脉冲而言,将 t 时刻的雪崩电离速率 $\eta_{AI}(t)$ 乘以 t 时刻的导带电子密度 $\rho_c(t)$ 是不准确的。一种优化的方式是使用 t 时刻的雪崩电离速率 $\eta_{AI}(t)$ 乘以 $t - t_{crit}$ 时刻的导带电子密度,即 $\rho_c(t - t_{crit})$。这样得到的一阶近似雪崩电离速率为

$$\left(\frac{d\rho_c}{dt}\right)_{AI} = \begin{cases} \dfrac{\eta_{AI}}{(1 + \eta_{AI} \cdot t_{crit})}\rho_c, & 当 \rho_c \geqslant \rho_{seed} \\ 0, & 当 \rho_c < \rho_{seed} \end{cases} \tag{2-33}$$

式中,ρ_{seed} 为种子电子密度。在导带中,只有当自由电子密度达到种子电子密度时,雪崩电离才有可能发生,即雪崩电离孵育条件为 $\rho_c \geqslant \rho_{seed}$。

Vogel 等提出的这种一阶近似模型假设所有导带电子都同时发生了碰撞电离。然而,仔细研究雪崩电离过程发现,实则仅有 E_{crit} 能级的导带电子发生了碰撞电离。为了解决这个问题,2004 年,Rethfeld[25] 提出了一种多速率方程(multi-rate equation,MRE)雪崩电离模型。在该模型中,导带电子初始能级位于导带底部,碰撞电离能级位于 $E_{crit} = (3/2)\widetilde{\Delta}$,如图 2-6 中虚线所示。该模型将导带分成了 $k_{crit} + 1$ 个精细能级,每个能级对应电子动能为 $\varepsilon_j = j \times \hbar\omega (j = 0, \cdots, k_{crit})$,然后对每个能级导带电子生成速率进行了模拟。

作者团队[27]对 MRE 雪崩电离模型进行了深入分析和优化。发现:对脉宽 $\tau_L \geqslant$ 250 fs 激光脉冲而言,复杂的多速率方程可以简化为单速率方程。经过严谨推导,发现渐近条件下雪崩电离速率和导带电子的平均动能分别为

$$\eta_{AI, asymp} = (\sqrt[k'_{crit}]{2} - 1)W_{1pt} \tag{2-34}$$

$$\bar{\varepsilon}_{asymp} = \left(\frac{1}{\sqrt[k'_{crit}]{2} - 1} - k'_{crit}\right)\hbar\omega + \frac{1}{6}\widetilde{\Delta} \tag{2-35}$$

式中,$k'_{crit} = \left\lfloor \dfrac{(4/3)\widetilde{\Delta}}{\hbar\omega} + 1 \right\rfloor$。

本书最终使用的雪崩电离速率方程为

$$\left(\frac{\mathrm{d}\rho_{c}}{\mathrm{d}t}\right)_{\mathrm{AI}}=\begin{cases}\eta_{\mathrm{AI,asymp}}\times\rho_{c}, & \text{当 } \rho_{c}\geqslant\rho_{\mathrm{seed}} \\ 0, & \text{当 } \rho_{c}<\rho_{\mathrm{seed}}\end{cases} \qquad (2\text{-}36)$$

导带电子平均动能 $\bar{\varepsilon}_{\mathrm{asymp}}$ 由式(2-35)给出。

3）电子扩散及复合

等离子体区的自由电子会通过扩散及电子-空穴复合作用而耗散[6]。电子扩散速率与等离子体几何形态有关,而等离子体几何形态又与聚焦区域光场分布密切相关。通过扫描近场光学显微镜(SNOM)的探针,人们测得共聚焦显微镜下聚焦区域光场分布近似为椭球体[6],如图 2-15(a)所示。光场空间分布可以表述为

$$I(r,z)=I(0,0)\exp\left[-2\left(\frac{r^{2}}{a^{2}}+\frac{z^{2}}{b^{2}}\right)\right] \qquad (2\text{-}37)$$

式中,r、z 分别表示径向、轴向坐标;$I(0,0)$ 为焦点中心位置峰值辐照度,在本书中同时表述为 I_{0}。

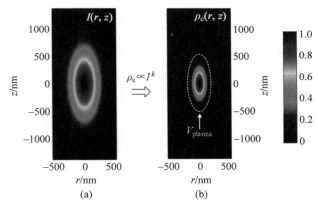

图 2-15　归一化激光辐照度空间分布 $I(r,z)$ (a)以及等离子体密度空间分布 $\rho_{c}(r,z)$ (b)[6]

(请扫Ⅸ页二维码看彩图)

a 为椭球体短轴半径,$a=d/2$。d 可以通过艾里斑大小描述:

$$d=1.22\frac{\lambda}{\mathrm{NA}} \qquad (2\text{-}38)$$

式中,NA 为物镜数值孔径;λ 为波长。

b 为椭球体长轴半径,$b=l/2$。椭球体的长轴直径与短轴直径比 l/d 可以依据 Grill 和 Stelzer 的实验[47]得到:

$$\frac{l}{d}=\frac{(3-2\cos\alpha-\cos 2\alpha)^{1/2}}{1-\cos\alpha} \qquad (2\text{-}39)$$

激光聚焦区域椭球体体积 $V_{\mathrm{irrad}}=(1/6)\pi d^{2}l$。

Vogel 等[6]指出,在激光辐照度较低时,等离子体密度空间分布与激光聚焦区

域光场空间分布近似服从以下规律：

$$\rho_c(r,z) \propto I^k(r,z) \tag{2-40}$$

式中，k 为多光子电离阶数。因此，如图 2-15(b)所示，等离子体密度空间分布可以表示为

$$\rho_c(r,z) = \rho_c(0,0)\exp\left[-2k\left(\frac{r^2}{a^2}+\frac{z^2}{b^2}\right)\right] \tag{2-41}$$

式中，$\rho_c(0,0)$ 为焦点中心位置处峰值辐照度所对应的等离子体密度。

等离子椭球体短轴半径为 $a/\sqrt{k}$，长轴半径为 $b/\sqrt{k}$，定义等离子体体积为等离子体密度下降为 $\rho_c(0,0)/e^2$ 的区域（图 2-15(b)虚线所示）。等离子体体积为

$$V_{\text{plasma}} = \frac{\pi d^2 l}{6\sqrt{k}^3} \tag{2-42}$$

由于自由电子扩散速率与电子平均扩散长度 Λ 和电子平均动能 $\bar{\varepsilon}_{\text{kin}}$ 有关，而电子平均扩散长度与等离子体区域几何形态关系如下：

$$\frac{1}{\Lambda^2} = \left(\frac{24}{d^2}+\frac{8}{l^2}\right)\frac{1}{k} \tag{2-43}$$

所以，自由电子扩散速率可以表述为

$$\left(\frac{\mathrm{d}\rho_c}{\mathrm{d}t}\right)_{\text{diff}} = -\eta_{\text{diff}} \times \rho_c = -\frac{\tau_{\text{coll}}\bar{\varepsilon}_{\text{kin}}}{3m_c\Lambda^2} \times \rho_c \tag{2-44}$$

电子-空穴复合速率为

$$\left(\frac{\mathrm{d}\rho_c}{\mathrm{d}t}\right)_{\text{rec}} = -\eta_{\text{rec}} \times \rho_c^2 \tag{2-45}$$

式中，$\eta_{\text{rec}} = 1.8 \times 10^{-15} \ \text{m}^3/\text{s}$。早在 1988 年，Docchio 等[48]从等离子体发光实验中测得 $\eta_{\text{rec}} = 2.0 \times 10^{-15} \ \text{m}^3/\text{s}$。后来在 2006 年，Sarpe-Tudoran 等[49]在另一独立实验中测得 $\eta_{\text{rec}} = 1.6 \times 10^{-15} \ \text{m}^3/\text{s}$。本书取两者平均值。

4）热电离

在激光与透明电介质相互作用过程中，激光能量通过强场电离及反向轫致吸收将光子能量沉积到原子或分子中。能量沉积引起温度的升高，温度升高后引起热电离。

依据经典半导体物理理论[50]，热电离的导带电子密度随温度变化可以这样推衍出来。首先自由电子气体的状态密度 $D(E)$ 及布居概率 $f(E,T)$ 可以表述为

$$D(E) = \frac{(2m_c)^{1.5}}{2\hbar^3\pi^2}E^{0.5} \tag{2-46}$$

$$f(E,T) = \frac{1}{\exp\left(\dfrac{E-E_F}{k_B T}\right)+1} \tag{2-47}$$

式中，m_c 为电子质量；$\hbar$ 为约化普朗克常量（狄拉克常量）；k_B 为玻尔兹曼常量；E_F 为费米能级。状态密度是固体物理中的重要概念，即能量介于 $E \sim E + \Delta E$ 之间的量子态数目与能量差 ΔE 之比。布居概率描述了在温度为 T 时，导带电子占据 E 能级的概率。对于理想气体而言，可以通过麦克斯韦-玻尔兹曼分布来描述理想气体分子的速度、能量随温度的变化关系。但是对于电子等自旋量子数为半奇数的费米子而言，需要采用费米-狄拉克统计。当温度为 0K 时所有费米能级 E_F 下的状态都被占据而所有费米能级上的状态都为空。当温度很低时，费米-狄拉克统计布居概率与麦克斯韦-玻尔兹曼统计布居概率差异很大。但当温度很大时，两者接近。图 2-16(a)～(c) 分别展示了导带电子的状态密度、布居概率以及导带电子分布。

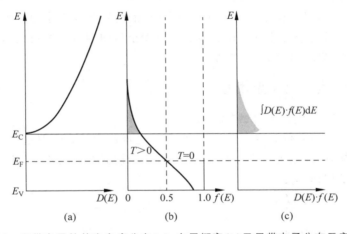

图 2-16　导带电子的状态密度分布(a)、布居概率(b)及导带电子分布示意图(c)

在温度为 T 时，导带电子密度可以描述为状态密度 $D(E)$ 及布居概率 $f(E,T)$ 的积分：

$$\rho_c(T) = \int_{E_C}^{\infty} D(E - E_C) \times f(E,T) \mathrm{d}E \tag{2-48}$$

将式(2-46)、式(2-47)代入式(2-48)并利用费米能量与共价带电子密度的关系[50]：

$$E_F = \frac{\hbar^2}{2m_C} \left(3\pi^2 \frac{N}{V}\right)^{\frac{2}{3}} = \frac{\hbar^2}{2m_C} (3\pi^2 \rho_V)^{\frac{2}{3}} \tag{2-49}$$

最后得到导带电子密度随温度变化关系为

$$\rho_c(T) = \frac{3}{4} \pi^{\frac{1}{2}} \rho_V \left(\frac{k_B T}{E_F}\right)^{\frac{3}{2}} \exp\left(-\frac{E_C - E_F}{k_B T}\right) \tag{2-50}$$

假设水的费米能级在禁带中间，则 $E_C - E_F = E_{gap}/2$。根据式(2-49)有 $E_F = 6.01\,\mathrm{eV}$，此外 $\rho_V = \rho_{bound}$，热电离的导带电子标记为 $\rho_{therm} \equiv \rho_c$。得到

$$\rho_{therm}(T) = \frac{3}{4}\pi^{\frac{1}{2}}\rho_{bound}\left(\frac{k_B T}{E_F}\right)^{\frac{3}{2}} \cdot \exp\left(-\frac{\Delta}{2k_B T}\right) \tag{2-51}$$

将上式对温度做微分并考虑共价带电子损耗因子后最终得

$$\frac{d\rho_{therm}}{dt} = \frac{d\rho_{therm}}{dT}\frac{dT}{dt}$$

$$= \frac{dT}{dt}\left(\frac{3k_B}{E_F} + \frac{\Delta}{TE_F}\right)\frac{3}{8}\sqrt{\pi}\left(\frac{k_B T}{E_F}\right)^{\frac{1}{2}}\exp\left(-\frac{\Delta}{2k_B T}\right)(\rho_{bound} - \rho_c) \tag{2-52}$$

可见热电离率与温度随时间的演变率(dT/dt)是息息相关的。

等离子体是瞬态、不稳定的,它会通过电子-空穴复合、电子-中性分子碰撞、电子-离子碰撞等作用将其能量逐渐沉积到水中,最终引起液态水温度的升高。在本书中将温度的升高作为能量沉积的表征。下面小节内容将详细讨论激光与水相互作用中引起水温度升高的若干机制。

2.4.2 温度演变模型

1) 电子-空穴复合引起的温度增加

导带电子会与共价带空穴发生复合,复合过程认为是非辐射过程,复合的能量将转化为内能,引起温度升高。复合过程是温度升高的主要过程。电子-空穴复合引起的温度增加速率为

$$\left(\frac{dT}{dt}\right)_{rec} = \frac{1}{c_p\rho_0}(\tilde{\Delta} + \bar{\varepsilon}_{kin})\eta_{rec}(\rho_c - \rho_{therm})^2 \tag{2-53}$$

2) 反向轫致辐射吸收及碰撞能量转移

反向轫致辐射吸收及碰撞能量转移与激光照射金属中的焦耳加热很像。这部分能量引起的温度增高速率为

$$\left(\frac{dT}{dt}\right)_{IBA} = \frac{\sigma_{1pt} \cdot \rho_{IBA}}{c_p\rho_0} \cdot I \tag{2-54}$$

$$\sigma_{1pt} = \frac{1}{\omega^2\tau^2 + 1} \cdot \frac{e^2\tau}{cn_0\varepsilon_0 m_c} \tag{2-55}$$

式中,σ_{1pt}为反向轫致辐射吸收中单光子吸收系数,ρ_{IBA}为导带电子中不参与雪崩电离的那部分自由电子密度。由于参与雪崩电离的自由电子密度为$\rho_c \times (1-\rho_c/\rho_{bound})$,那么剩余部分密度为$\rho_{IBA} = \rho_c - \rho_c \cdot (1-\rho_c/\rho_{bound}) = \rho_c^2/\rho_{bound}$。因此式(2-54)化为

$$\left(\frac{dT}{dt}\right)_{IBA} = \frac{\sigma_{1pt} \cdot \rho_{IBA}}{c_p\rho_0} \cdot I = \frac{\sigma_{1pt}}{c_p\rho_0} \cdot \frac{\rho_c^2}{\rho_{bound}} \cdot I \tag{2-56}$$

3）热扩散

热扩散速率可以计算为

$$\left(\frac{\mathrm{d}T}{\mathrm{d}t}\right)_{\mathrm{diff}} = -\frac{\lambda_{\mathrm{c}}}{\Lambda^2}\frac{1}{c_{\mathrm{p}}\rho_0}(T-T_0) = -\frac{\lambda_{\mathrm{c}}}{c_{\mathrm{p}}\rho_0}(T-T_0)\times\left(\frac{24}{d^2}+\frac{8}{l^2}\right)\frac{1}{k} \tag{2-57}$$

式中，T_0 为室温，λ_{c} 为热导率。

4）温度演变速率方程

结合上述内容并使用 Jiang 和 Tsai 提出的电介质双温度模型[51]，模拟能量从电子系统转移至离子、中性分子等类晶格系统中。由此，光致击穿温度演变速率方程为

$$\left(\frac{\mathrm{d}T^{\mathrm{rec}}_{\mathrm{buffer}}}{\mathrm{d}t}\right) = \left(\frac{\mathrm{d}T}{\mathrm{d}t}\right)_{\mathrm{rec}} - \frac{1}{\tau_{\mathrm{rec}}}T^{\mathrm{rec}}_{\mathrm{buffer}} \tag{2-58}$$

$$\left(\frac{\mathrm{d}T^{\mathrm{IBA}}_{\mathrm{buffer}}}{\mathrm{d}t}\right) = \left(\frac{\mathrm{d}T}{\mathrm{d}t}\right)_{\mathrm{IBA}} - \frac{1}{\tau_{\mathrm{IBA}}}T^{\mathrm{IBA}}_{\mathrm{buffer}} \tag{2-59}$$

$$\left(\frac{\mathrm{d}T}{\mathrm{d}t}\right) = \frac{1}{\tau_{\mathrm{rec}}}T^{\mathrm{rec}}_{\mathrm{buffer}} + \frac{1}{\tau_{\mathrm{IBA}}}T^{\mathrm{IBA}}_{\mathrm{buffer}} + \left(\frac{\mathrm{d}T}{\mathrm{d}t}\right)_{\mathrm{diff}} \tag{2-60}$$

式中：$\tau_{\mathrm{rec}} = 20\ \mathrm{ps}$，为电子-离子能量转移时间，通过 Schaffer 等实验[52]给出；τ_{IBA} 为电子-中性分子能量转移时间，由电子-水分子弹性碰撞公式给出：

$$\tau_{\mathrm{IBA}} = \frac{\ln(0.5)}{\ln\left[1-\dfrac{2m_{\mathrm{c}}M_{\mathrm{w}}}{(m_{\mathrm{c}}/2+M_{\mathrm{w}})^2}\right]}\tau_{\mathrm{coll}} \tag{2-61}$$

式中，M_{w} 为水分子质量，m_{c} 为电子质量。

光致击穿模型中引入温度演变后，可以将物理宏观量-空化气泡形成的相变理论与自由电子密度等微观量联系起来[53]。

等离子体演变模型与液态水温度演变模型通过热电离耦合起来，如下式所示：

$$\begin{cases} \dfrac{\mathrm{d}\rho_{\mathrm{c}}}{\mathrm{d}t} = \left(\dfrac{\mathrm{d}\rho_{\mathrm{c}}}{\mathrm{d}t}\right)_{\mathrm{SFI}} + \left(\dfrac{\mathrm{d}\rho_{\mathrm{c}}}{\mathrm{d}t}\right)_{\mathrm{AI}} - \eta_{\mathrm{diff}}(\rho_{\mathrm{c}}-\rho_{\mathrm{therm}}) - \alpha_{\mathrm{rec}}(\rho_{\mathrm{c}}-\rho_{\mathrm{therm}})^2 + \left(\dfrac{\mathrm{d}\rho_{\mathrm{c}}}{\mathrm{d}t}\right)_{\mathrm{therm}} \\[3mm] \left(\dfrac{\mathrm{d}\rho_{\mathrm{c}}}{\mathrm{d}t}\right)_{\mathrm{therm}} = \dfrac{\mathrm{d}T}{\mathrm{d}t}\left(\dfrac{3k_{\mathrm{B}}}{E_{\mathrm{F}}}+\dfrac{E_{\mathrm{gap}}}{TE_{\mathrm{F}}}\right)\dfrac{3}{8}\sqrt{\pi}\left(\dfrac{k_{\mathrm{B}}T}{E_{\mathrm{F}}}\right)^{\frac{1}{2}}\exp\left(-\dfrac{E_{\mathrm{gap}}}{2k_{\mathrm{B}}T}\right)\left(1-\dfrac{\rho_{\mathrm{c}}}{\rho_{\mathrm{bound}}}\right) \\[3mm] \left(\dfrac{\mathrm{d}T}{\mathrm{d}t}\right) = \dfrac{1}{\tau_{\mathrm{rec}}}T^{\mathrm{rec}}_{\mathrm{buffer}} + \dfrac{1}{\tau_{\mathrm{IBA}}}T^{\mathrm{IBA}}_{\mathrm{buffer}} + \left(\dfrac{\mathrm{d}T}{\mathrm{d}t}\right)_{\mathrm{diff}} \end{cases}$$

$$\tag{2-62}$$

其中，最上面的式子为等离子体模型；中间的式子为热电离公式；最下面的式子为水的温度演变模型。整个理论模型采用龙格-库塔（Runge-Kutta）法数值求解，其中驱动方程为激光脉冲高斯时域波形：

$$I(t) = I_0 \exp\left[-4\ln2\left(\frac{t}{\tau_L}\right)^2\right] \tag{2-63}$$

2.5　蒸气核体积、平均温度及压力演变

激光在水中产生等离子体,引起能量沉积和温度升高。由于能量沉积时间(皮秒至纳秒)远短于空化气泡形成时间($>$ns),所以可以假设能量沉积时没有引起等离子体区域的膨胀,形成等容过程。能量沉积可以引起高达 $10^3 \sim 10^4$ K 的高温。瞬间让等离子区域的水成为超临界态水蒸气,形成高压水蒸气核。该蒸气核对周围的液态水做功,引起空化气泡振荡和冲击波发射。由于本理论模型是关于聚焦中心点位置的一维模型,为了获得蒸气核半径 R_{vap} 以及蒸气核平均温度 T_{avg},需要基于一定假设将一维模型扩展到三维时空域。

在 2.3 节计算电子扩散时,讨论了等离子体密度的空间分布并得到了等离子体体积 V_{plasma}。由于电子扩散时间一般 $\geqslant 1~\mu s$,远大于空泡形成时间,所以可以假设等离子体体积为蒸气核体积。蒸气核半径为

$$R_{vap} = R_{plasma} = \left(\frac{d^2 l}{8k^{\frac{3}{2}}}\right)^{\frac{1}{3}} \tag{2-64}$$

由于等离子体直径约为 $1~\mu m$,对应热扩散时间约为 $1~\mu s$,远大于本书中最大脉宽 10 ns,所以满足热约束条件[54]。在此条件下可以忽略热扩散效应,能量沉积(温度上升 ΔT)空间分布近似正比于等离子体能量密度的空间分布,即

$$\Delta T(r,z) \propto \rho_c(r,z) \times (\bar{\varepsilon}_{kin} + E_{gap}) \tag{2-65}$$

如果自由电子平均动能随激光参数变化不大,可以得到蒸气核内 ΔT 的空间分布:

$$\Delta T(r,z) = \Delta T(0,0)\exp\left[-2k\left(\frac{r^2}{a^2} + \frac{z^2}{b^2}\right)\right] \tag{2-66}$$

以及蒸气核的平均温度:

$$\begin{cases} \Delta T_{avg} = \dfrac{\iiint \Delta T(r,z)\,\mathrm{d}V}{V_{plasma}} \\ T_{avg} = \Delta T_{avg} + T_0 \end{cases} \tag{2-67}$$

为了得到水蒸气核压力 P_{vap},本书使用了高能量密度水的物态方程[55]。图 2-17 所示为等容条件下水中压力随温度变化曲线。由图可观察到,在水温为 400 K 时产生的压力为 100 MPa,在 10^4 K 时产生的压力高达 1.1×10^4 MPa。在如此高的温度下水分子的动能增加是产生巨大压力的主要原因;另一个原因是在高温下水

分子会解离成 H_2、O_2 等气体小分子,增加气体分压。通过该状态方程可以将蒸气核平均温度 T_{avg} 与推动空化气泡运动的蒸气核压力 P_{vap} 建立起联系。而蒸气核半径 R_{vap} 与蒸气核压力 P_{vap} 是空化气泡流体力学模块中的重要输入参数。空化气泡流体力学模块将在第 4 章中重点阐述。

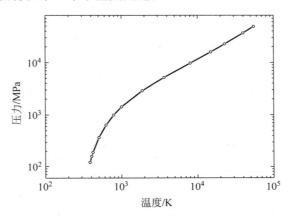

图 2-17　等容条件下液态水压力随温度变化关系

2.6　本章小结

本章构建了飞秒-纳秒激光光致击穿统一理论模型。构建了具有中间能级特点的液态水电子能带结构。详述了统一理论模型的两个模块:激光诱导等离子体形成及温度演变模块,以及通过液态水物态方程将两个模块耦合的过程。

参考文献

[1]　LIANG X X,FREIDANK S,LINZ N,et al. Unified model of plasma formation,bubble generation and shock wave emission in water for fs to ns laser pulses(invited talk)[C]. Santa Fe:International High Power Laser Ablation Symposium,2018.

[2]　LIANG X X,FREIDANK S,LINZ N,et al. Unified model of plasma formation,bubble generation and shock wave emission in water for fs to ns laser pulses[C]. San Francisco:SPIE,2017:1009408.

[3]　CHAPLIN M. Water structure and scoence[OL]. 2014-2015(2015).

[4]　BREDAS J L. Mind the gap[J]. Materials Horizons,2014,1(1):17-19.

[5]　WILLIAMS F,VARMA S P,HILLENIUS S. Liquid water as a lone-pair amorphous semiconductor[J]. Journal of Chemical Physics,1976,64(4):1549-1554.

[6]　VOGEL A,NOACK J,HUTTMAN G,et al. Mechanisms of femtosecond laser

nanosurgery of cells and tissues[J]. Applied Physics B,2005,81(8): 1015-1047.

[7]　CHAPLIN M F. A proposal for the structuring of water[J]. Biophysical Chemistry,2000, 83(3): 211-221.

[8]　MULLER A A,BOGGE H,DIEMANN E. Structure of a cavity-encapsulated nanodrop of water[J]. Inorganic Chemistry Communications,2003,6(1): 52-53.

[9]　BOYLE J W,GHORMLEY J A,HOCHANAD C J,et al. Production of hydrated electrons by flash photolysis of liquid water with light in first continuum[J]. Journal of Physical Chemistry,1969,73(9): 2886-2890.

[10]　KENNEDY P K. A first-order model for computation of laser-induced breakdown thresholds in ocular and aqueous media. I. Theory [J]. IEEE Journal of Quantum Electronics,1995,31(12): 2241-2249.

[11]　NOACK J, VOGEL A. Laser-induced plasma formation in water at nanosecond to femtosecond time scales: Calculation of thresholds, absorption coefficients, and energy density[J]. IEEE Journal of Quantum Electronics,1999,35(8): 1156-1167.

[12]　PRENDERGAST D,GROSSMAN J C,GALLI G. The electronic structure of liquid water within density-functional theory[J]. Journal of Chemical Physics,2005,123(1): 014501.

[13]　WINKLER T, SARPE C, JELZOW N, et al. Probing spatial properties of electronic excitation in water after interaction with temporally shaped femtosecond laser pulses: Experiments and simulations[J]. Applied Surface Science,2016,374: 235-242.

[14]　CHEN W,AMBROSIO F,MICELI G,et al. Ab initio electronic structure of liquid water [J]. Physical Review Letters,2016,117(18): 186401.

[15]　WINTER B,WEBER R,WIDDRA W,et al. Full valence band photoemission from liquid water using EUV synchrotron radiation [J]. Journal of Physical Chemistry A, 2004, 108 (14): 2625-2632.

[16]　ELLES C G,RIVERA C A,ZHANG Y,et al. Electronic structure of liquid water from polarization-dependent two-photon absorption spectroscopy [J]. Journal of Chemical Physics,2009,130(8): 084501.

[17]　CROWELL R A,BARTELS D M. Multiphoton ionization of liquid water with 3. 0-5. 0 eV photons[J]. Journal of Physical Chemistry,1996,100(45): 17940-17949.

[18]　BARTELS D M,CROWELL R A. Photoionization yield vs energy in H_2O and D_2O[J]. Journal of Physical Chemistry A,2000,104(15): 3349-3355.

[19]　LINZ N,FREIDANK S,LIANG X X,et al. Wavelength dependence of femtosecond laser-induced breakdown in water and implications for laser surgery[J]. Physical Review B, 2016,94(2): 024113.

[20]　SANDER M U,LUTHER K,TROE J. On the photoionization mechanism of liquid water [J]. Berichte Der Bunsen-Gesellschaft-Physical Chemistry Chemical Physics, 1993, 97 (8): 953-961.

[21]　SANDER M U,LUTHER K,TROE J. Excitation energy dependence of the photoionization of liquid water[J]. Journal of Physical Chemistry,1993,97(44): 11489-11492.

[22]　LINZ N, FREIDANK S,LIANG X X,et al. Wavelength dependence of nanosecond infrared

laser-induced breakdown in water: Evidence for multiphoton initiation via an intermediate state[J]. Physical Review B,2015,91(13):134114.

[23]　THALLER A,LAENEN R,LAUBEREAU A. Femtosecond spectroscopy of the hydrated electron: novel features in the infrared[J]. Chemical Physics Letters,2004,398(4-6):459-465.

[24]　SARPE C,KOHLER J,WINKLER T,et al. Real-time observation of transient electron density in water irradiated with tailored femtosecond laser pulses[J]. New Journal of Physics,2012,14:075021.

[25]　RETHFELD B. Unified model for the free-electron avalanche in laser-irradiated dielectrics [J]. Physical Review Letters,2004,92(18):209901.

[26]　CHRISTENSEN B H,BALLING P. Modeling ultrashort-pulse laser ablation of dielectric materials[J]. Physical Review B,2009,79(15):155424.

[27]　LIANG X X,ZHANG Z,VOGEL A. Multi-rate-equation modeling of the energy spectrum of laser-induced conduction band electrons in water[J]. Optics Express,2019,27(4):4672-4693.

[28]　STUART B C,FEIT M D,HERMAN S,et al. Nanosecond-to-femtosecond laser-induced breakdown in dielectrics[J]. Physical Review B,1996,53(4):1749-1761.

[29]　KELDYSH L. Ionization in the field of a strong electromagnetic wave[J]. Sov. Phys. JETP,1965,20(5):1307-1314.

[30]　叶地发. 飞秒强激光场中的原子、分子——非微扰现象研究[J]. 物理,2009,38(12):908-913.

[31]　IVANOV M Y,SPANNER M,SMIRNOVA O. Anatomy of strong field ionization[J]. Journal of Modern Optics,2005,52(2-3):165-184.

[32]　STUART B,FEIT M,RUBENCHIK A,et al. Laser-induced damage in dielectrics with nanosecond to subpicosecond pulses[J]. Physical Review Letters,1995,74(12):2248-2251.

[33]　GIBBON P. Short pulse laser interactions with matter: An introduction[M]. London: Imperial College Press,2005.

[34]　SERGAEVA O,GRUZDEV V,AUSTIN D,et al. Ultrafast excitation of conduction-band electrons by high-intensity ultrashort laser pulses in band-gap solids: Vinogradov equation versus Drude model[J]. Journal of the Optical Society of America B-Optical Physics, 2018,35(11):2895-2905.

[35]　SIMANOVSKII D,SCHWETTMAN H,LEE H,et al. Midinfrared optical breakdown in transparent dielectrics[J]. Physical Review Letters,2003,91(10):107601.

[36]　AUGUSTE T,MONOT P,LOMPRE L A,et al. Multiply charged ions produced in noble gases by a 1 ps laser pulse at lambda = 1053 nm[J]. Journal of Physics B: Atomic, Molecular and Optical Physics,1992,25(20):4181-4194.

[37]　POPOV V S. Tunnel and multiphoton ionization of atoms and ions in a strong laser field (Keldysh theory)[J]. Physics-Uspekhi,2004,47(9):855-885.

[38]　GRUZDEV V,SERGAEVA O. Ultrafast modification of band structure of wide-band-gap solids by ultrashort pulses of laser-driven electron oscillations[J]. Physical Review B, 2018,98(11):115202.

[39] KENNEDY P K. A first-order model for computation of laser-induced breakdown thresholds in ocular and aqueous media: Part I-theory[J]. IEEE J Quantum Electron, 1995,31(12): 2241-2249.

[40] FENG Q, MOLONEY J V, NEWELLA C, et al. Theory and simulation on the threshold of water breakdown induced by focused ultrashort laser pulses[J]. IEEE Journal of Quantum Electronics,1997,33(2): 127-137.

[41] YABLONOVITCH E, BLOEMBERGEN N. Avalanche ionization and the limiting diameter of filaments induced by light pulses in transparent media[J]. Physical Review Letters,1972,29(14): 907-910.

[42] RAĬZER Y P. Breakdown and heating of gases under the influence of a laser Beam[J]. Soviet Physics Uspekhi,1966,8(5): 650-673.

[43] SHEN Y R. The principles of nonlinear optics[M]. New York: Wiley,1984.

[44] RIDLEY B K. Quantum processes in semiconductors[M]. Oxford: Oxford University Press,1999.

[45] KAISER A, RETHFELD B, VICANEK M, et al. Microscopic processes in dielectrics under irradiation by subpicosecond laser pulses[J]. Physical Review B,2000,61(17): 11437-11450.

[46] FEIT M D, KOMASHKO A M, RUBENCHIK A M. Ultra-short pulse laser interaction with transparent dielectrics[J]. Applied Physics a-Materials Science & Processing,2004, 79(7): 1657-1661.

[47] GRILL S, STELZER E H K. Method to calculate lateral and axial gain factors of optical setups with a large solid angle[J]. Journal of the Optical Society of America A,1999,16(11): 2658.

[48] DOCCHIO F. Lifetimes of plasmas induced in liquids and ocular media by single Nd: YAG laser pulses of different duration[J]. Europhysics Letters(EPL),1988,6(5): 407-412.

[49] SARPE-TUDORAN C, ASSION A, WOLLENHAUPT M, et al. Plasma dynamics of water breakdown at a water surface induced by femtosecond laser pulses[J]. Applied Physics Letters,2006,88(26): 261109.

[50] SALEH B E, TEICH M C. Fundamentals of photonics[M]. New York: Wiley-Interscience,1991.

[51] JIANG L, TSAI H L. A plasma model combined with an improved two-temperature equation for ultrafast laser ablation of dielectrics[J]. Journal of Applied Physics,2008,104(9): 093101.

[52] SCHAFFER C B, NISHIMURA N, GLEZER E N, et al. Dynamics of femtosecond laser-induced breakdown in water from femtoseconds to microseconds[J]. Optics Express, 2002,10(3): 196-203.

[53] LIANG X X, LINZ N, NOACK J, et al. Modeling of optical breakdown in dielectrics including thermal effects[C]. Munich,Germany: IEEE,2009: 1.

[54] VOGEL A, VENUGOPALAN V. Mechanisms of pulsed laser ablation of biological tissues[J]. Chemical Reviews,2003,103(2): 577-644.

[55] SAUL A, WAGNER W. A fundamental equation for water covering the range from the melting line to 1273 K at pressures up to 25000 MPa[J]. Journal of Physical and Chemical Reference Data,1989,18(4): 1537.

第 ③ 章

纳米颗粒介导光热空泡理论基础

3.1　概述

本章主要针对热致空泡形成及发育过程中涉及的微纳尺寸固-液传热、空泡尺寸动态演变等物理过程开展理论探究。考虑到水是人体中最重要的液体,是构成组织间质液、血浆和细胞液的主要成分,其物理属性,如声阻抗及光学参数等,与生物组织液具有很大的相似性,因此,研究者多选择水为背景溶剂。

3.2　激光等离子激元的光谱性质

米氏(Mie)散射理论是从麦克斯韦电磁波方程组在一定的边界条件下,经过严格的数学推导得到的对均质球形粒子在电磁场中对平面波散射的精确解,它是描述物质散射的严格理论。米氏散射的散射光强主要取决于入射光的波长、散射粒子的大小、折射率等物性参数。其散射光强与这些参数之间的关系需要用复杂的级数表达,这个关系首先由德国科学家 G. Mie 得出[1],所以将这类散射称为米氏散射。但是该理论有其应用的限定条件,例如:需要将求解对象颗粒假定为一个规则的球形,散射粒子的尺寸参数与入射波长可比拟。根据入射电磁波的类型,米氏理论分为经典米氏理论和广义米氏理论。

经典的米氏理论(亦称洛伦兹-米氏理论,Lorenz-Mie theory,LMT)要求入射波为平面均匀电磁波。根据米氏理论的描述,其散射模型示意图如图 4-9 所示。

散射体半径为 R，相对背景的折射率 m。散射体的中心位于直角坐标原点处，平面均匀电磁波沿 z 方向入射。散射场中有一点 P，场点 P 到原点的距离为 r，散射角 θ 为 z 轴与 R 方向的夹角，详见第 4 章。

纳米颗粒的吸收截面 C_{abs} 决定了激光能量沉积 S_1，是影响纳米颗粒与周围环境组成的局域微系统热动力发展的重要参数。以金纳米颗粒为例，中能量沉积可以表述为激光功率、纳米颗粒体积 V_{NP} 与 C_{abs} 的函数：

$$S_1 = \frac{C_{\mathrm{abs}}[m(T_f, D_{\mathrm{NP}})] \cdot P(t)}{V_{\mathrm{NP}}} \tag{3-1}$$

在很大程度上，C_{abs} 依赖于金纳米颗粒及其周围环境的光学参数，它是 m 的函数 $C_{\mathrm{abs}}(m)$，其中 m 为颗粒相对于与周围介质的折射率。m 又同时为环境液体温度和纳米颗粒尺寸的函数，即 $m = f(T_f, D_{\mathrm{NP}})$，其中 T_f 为环境液体温度，D_{NP} 为纳米颗粒的直径。

关于 C_{abs} 我们考虑两种情况。第一种情况，在飞秒-皮秒脉冲激光激发域，泵浦激光脉宽小于电子-电子热化时间及电子-声子弛豫时间，在这种情况下，脉冲作用期间激光能量可认为被纳米粒子完全吸收且不引起周围介质温度的显著性增加。在第一种情况下 m 可以认为是恒定值 1.33。

第二种情况，当脉宽拓宽至纳秒脉冲域，电子-声子组成的微系统的加热速率与其冷却速率相当，此时电子、声子及周围液体介质可认为被同步加热。该加热-冷却热动力过程的演变，依赖于两相间的热传导，使得两相界面附近的液体介质中形成温度梯度，如图 3-1(a) 所示。该热致温度梯度场的形成使得周围液体介质非均匀化，而非均匀化水层对应着液体水层折射率的非线性改变，温度越高折射率越低，如图 3-1(b) 所示。此热致非线性效应使得对吸收截面 $C_{\mathrm{abs}}(m(T_f(r,t), D_{\mathrm{NP}}))$ 的定量评估趋于复杂化，其中 $T_f(r,t)$ 为径向半径 r 及时间 t 的多变量向量，用于描述特定时间位点 t，沿径向 r，周围介质的温度场分布。本书将如图 3-1(c) 所示的由多层非均匀水层包裹的金纳米颗粒组成的微系统模化为多层核壳结构复合体，用于评估其非线性热光属性。微纳尺寸颗粒的光场分布特性遵循麦克斯韦电磁场理论，而洛伦兹-米氏理论给出了平面电磁波入射于任何尺寸参数及相对折射率的均匀介质球体时，麦克斯韦方程组在边界上的解析解，该理论以级数解的形式描述光场分布。其解析解求解过程如下：采用分离变量法求解粒子外部和内部时间相关电场的球矢量波方程。其入射场、内部传输场、散射场可扩展为一系列波函数。最后利用粒子边界处电场和磁场切向分量的连续性法则，可从已知的入射场扩展系数确定内部和散射场的未知系数。

由于上述复合体的尺寸接近于入射激光波长 λ，且远小于入射激光的束腰半

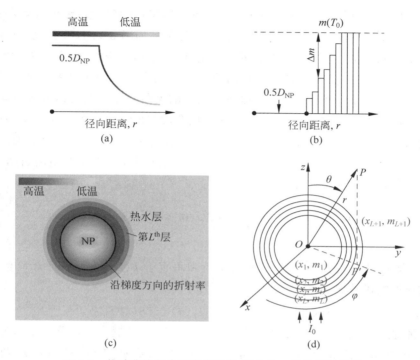

图 3-1 热致非均匀介质光学吸收截面 C_{abs} 的计算示意图

（a）温度场的径向演变示意图；（b）热致非均匀水层的折射率径向分布示意图；（c）多层核壳结构模型示意图；（d）基于 LMT 计算多层核壳结构热光属性几何图形示意图，其中非均匀介质层间隔参数取值参考界面热阻厚度，Δm 为折射率变化量，其中水的折射率随压强、温度的三维分布如图 3-2 所示

（请扫Ⅸ页二维码看彩图）

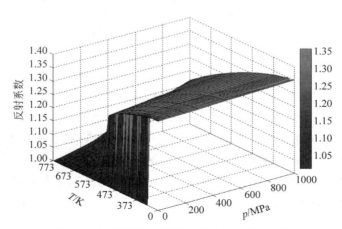

图 3-2 水的折射率随压强、温度的三维分布图
（请扫Ⅸ页二维码看彩图）

径（微米量级），入射激光源可假设为平面波而非有形（如高斯型）波束入射，因此其吸收特性可由上述经典洛伦兹-米氏理论进行评估。如图 3-1（d）所示，复合结构的散射体坐标原点位于核壳多层颗粒同心圆的圆心，平面电磁波（强度为 I_0）沿 Z 轴方向入射，散射场中任一点 P 到原点的距离为 r，方位角 φ 为 OP 投影到 XOY 平面后与 X 轴的夹角，散射角 θ 为 Z 轴与径向 r 的夹角。复合散射体可将不同热光属性的非均匀水层看作不同介质层，但每一层介质层可认为其光学属性均匀单一。其对应的半径为 $r_j (j = 1,2,3,\cdots,L)$。入射波长为 λ 时，各区域对应的无因次尺寸参数为 $x_j = 2\pi r_j / \lambda$，m_j 代表第 j 层内层介质相对于 $L+1$ 层介质的折射率，由此，则可写出 P 点的散射强度为

$$\begin{cases} I_s(r,\theta,\varphi) = \dfrac{I_0 \lambda^2}{4\pi^2 r^2} \left[i_1(\theta) \sin^2\varphi + i_2(\theta)\cos^2\varphi \right] \\ x_j = 2\pi r_j / \lambda \end{cases} \tag{3-2}$$

式中，i_1 及 i_2 为散射强度函数，分别为平行和垂直于 POP' 散射平面的强度分量，其与散射振幅函数 $S_1(\theta)$、$S_2(\theta)$ 的关系如下：

$$i_1(\theta) = |S_1(\theta)|^2, \quad i_2(\theta) = |S_2(\theta)|^2 \tag{3-3}$$

上述振幅函数 S_1、S_2，与表征粒径大小的无因次参量 x_j，介质层相对外围介质的折射率 m_j 及散射角 θ 等参量有关，是由贝塞尔（Bessel）函数及勒让德（Legendre）函数的无穷级数组成，其数学表达式为

$$S_1(\theta) = \sum_{n=1}^{\infty} \frac{2n+1}{n(n+1)} (a_n \pi_n \cos\theta + b_n \tau_n \cos\theta) \tag{3-4}$$

$$S_2(\theta) = \sum_{n=1}^{\infty} \frac{2n+1}{n(n+1)} (a_n \tau_n \cos\theta + b_n \pi_n \cos\theta) \tag{3-5}$$

式中，散射角分布函数 π_n 与 τ_n 是与散射角有关的函数，表达式如下：

$$\pi_n(\theta) = \frac{P_n^{(1)}(\cos\theta)}{\sin\theta} \tag{3-6}$$

$$\tau_n(\theta) = \frac{\mathrm{d}P_n^{(1)}(\cos\theta)}{\mathrm{d}\theta} \tag{3-7}$$

式中，$P_n^{(1)}(\cos\theta)$ 为第一类连带勒让德函数。此函数与贝塞尔函数相似，直接计算此函数相当困难，因此可采用迭代方法进行逐阶计算。

式（3-4）中，a_n 和 b_n 是同球形颗粒的大小、颗粒与外围介质的相对折射率有关的系数。此系数称为米氏散射系数，其表达式为[2]

$$\begin{cases} a_n = a_n^{L+1} = \dfrac{\left[\dfrac{\mathrm{H}_n^a(m_L x_L)}{m_L} + \dfrac{n}{x_L}\right]\psi_n(x_L) - \psi_{n-1}(x_L)}{\left[\dfrac{\mathrm{H}_n^a(m_L x_L)}{m_L} + \dfrac{n}{x_L}\right]\zeta_n(x_L) - \zeta_{n-1}(x_L)} \\[4mm] b_n = b_n^{L+1} = \dfrac{\left[m_L \mathrm{H}_n^b(m_L x_L) + \dfrac{n}{x_L}\right]\psi_n(x_L) - \psi_{n-1}(x_L)}{\left[m_L \mathrm{H}_n^b(m_L x_L) + \dfrac{n}{x_L}\right]\zeta_n(x_L) - \zeta_{n-1}(x_L)} \end{cases} \tag{3-8}$$

式中，ψ_n 和 ζ_n 为里卡蒂-贝塞尔函数（Riccati-Bessel）函数，其表达式为

$$\begin{cases} \psi_n(z) = \sqrt{\dfrac{\pi z}{2}}\, \mathrm{J}_{n+0.5}(z) \\[3mm] \xi_n(z) = \sqrt{\dfrac{\pi z}{2}}\, \mathrm{H}_{n+0.5}^{(2)}(z) \end{cases} \tag{3-9}$$

式中，z 为可变的函数变量；$\mathrm{J}_{n+0.5}$ 和 $\mathrm{H}_{n+0.5}^{(2)}$ 分别为 $n+0.5$ 阶第一类贝塞尔函数及第二类汉克尔函数。式(3-8)中，算子 H_n^a 与 H_n^b 的计算可采用如下的递推表达式[3]：

$$\begin{cases} \mathrm{H}_n^a(m_l x_l) = \dfrac{G_2 D_n^{(1)}(m_l x_l) - Q_n^{(l)} G_1 D_n^{(3)}(m_l x_l)}{G_2 - Q_n^{(l)} G_1}, \quad l = 2, \cdots, L \\[3mm] \mathrm{H}_n^b(m_1 x_1) = D_n^{(1)}(m_1 x_1), \quad \mathrm{H}_n^a(m_1 x_1) = D_n^{(1)}(m_1 x_1) \\[3mm] \mathrm{H}_n^b(m_l x_l) = \dfrac{\widetilde{G}_2 D_n^{(1)}(m_l x_l) - Q_n^{(l)} \widetilde{G}_1 D_n^{(3)}(m_l x_l)}{\widetilde{G}_2 - Q_n^{(l)} \widetilde{G}_1}, \quad l = 2, \cdots, L \end{cases} \tag{3-10}$$

式中，

$$\begin{cases} D_n^{(1)}(z) = \dfrac{\psi_n'(z)}{\psi_n(z)}, \quad D_n^{(3)}(z) = \dfrac{\zeta_n'(z)}{\zeta_n(z)} \\[3mm] Q_n^{(l)} = \dfrac{\psi_n(m_l x_{l-1})/\zeta_n(m_l x_{l-1})}{\psi_n(m_l x_l)/\zeta_n(m_l x_l)} \\[3mm] G_1 = m_l \mathrm{H}_n^a(m_{l-1} x_{l-1}) - m_{l-1} D_n^{(1)}(m_l x_{l-1}) \\[3mm] G_2 = m_l \mathrm{H}_n^a(m_{l-1} x_{l-1}) - m_{l-1} D_n^{(3)}(m_l x_{l-1}) \\[3mm] \widetilde{G}_1 = m_{l-1} \mathrm{H}_n^b(m_{l-1} x_{l-1}) - m_l D_n^{(1)}(m_l x_{l-1}) \\[3mm] \widetilde{G}_2 = m_{l-1} \mathrm{H}_n^b(m_{l-1} x_{l-1}) - m_l D_n^{(3)}(m_l x_{l-1}) \end{cases} \tag{3-11}$$

综合式(3-9)～式(3-11)，可得出米氏散射系数 a_n 与 b_n，根据洛伦兹-米氏经典光散射理论，可得如下的散射截面 C_{sca}、消光截面 C_{ext} 及吸收截面 C_{abs} 的表达式：

$$
\begin{cases}
C_{\text{sca}} = \dfrac{\lambda^2}{2\pi} \sum_{n=1}^{\infty} (2n+1)(\mid a_n \mid^2 + \mid b_n \mid^2) \\[2mm]
C_{\text{ext}} = \dfrac{\lambda^2}{2\pi} \sum_{n=1}^{\infty} (2n+1)\,\text{Re}(a_n + b_n) \\[2mm]
C_{\text{abs}} = C_{\text{ext}} - C_{\text{sca}}
\end{cases}
\tag{3-12}
$$

式中,n 为正整数,为目标散射体的分波阶数。散射振幅函数 S_1 与 S_2、米氏散射系数 a_n 与 b_n,以及散射体光学截面 C_{sca}、C_{abs} 及 C_{sca} 皆为 π_n 与 τ_n 的无穷阶数之和,相应的数值计算往往收敛较慢。因此,在实际计算中需要选择有限阶数。因为散射波、入射波及内部传输波函数由不同阶的球谐波函数分波组成,随着分波阶数的增加,高级阶数项的作用逐渐减弱,因此只需要选择有限阶数,就可保持足够的计算精度,规避由无穷迭代引起的计算冗余,从而提高了计算效率。本书中设置最大运行阶数为 n_{stop},即截止阶数。n_{stop} 的取值存在经验最佳值,取值太大,迭代次数多,计算耗费时长,效率低;取值太小,将引起较大的计算误差。参照 Wiscombe 根据研究收敛行为与运行阶数之间关系得出的经验截止阶数 n_{stop},其选取表达式为[4]

$$
n_{\text{stop}} = \begin{cases}
x + 4x^{1/3} + 1 \\
x + 4.05x^{1/3} + 2 \\
x + 4x^{1/3} + 2
\end{cases}
\tag{3-13}
$$

图 3-3 讨论了不同环境状态对金纳米球吸收截面的影响。图 3-3(a)模拟了同一介质材料的液体处于不同的状态时,内置的吸收子(金纳米球)吸收特性的变化规律。由图可知,金纳米球对外界介质状态极为敏感,当外界介质温升至 373 K 时,吸收光谱(峰值)出现蓝移,且吸光效率略有增加;当外界介质由液态变为蒸气态时,折射率进一步减小,此时吸收光谱蓝移约 30 nm,且吸收效率大幅降低。以上结果表明,外界介质的状态可调控金纳米球的共振峰位及其共振效率,从而影响激光的能量沉积及随后的热扩散过程。相较于图 3-3(a)中涉及的均匀介质,热致非均匀介质更为复杂。图 3-3(b)描述了在纳秒激光作用期间,热扩散作用使得周围介质沿径向建立温度梯度,进一步使得周围介质折射率出现非均匀层级结构。图 3-3(c)展示了由于水层温度梯度场的出现,在时空域中的液体水层折射率分布。图 3-3(d)展现了在具有多层结构属性的外围介质影响下,不同尺寸纳米颗粒吸收截面相对于初始状态(单一均匀介质)吸收截面的变化。由图可知,大尺寸纳米颗粒吸光特性的改变具有迟滞特性,例如,小尺寸的纳米颗粒在 $t=5$ ns 及 $t=10$ ns 时,吸收特性已降至初始吸收截面 80% 以下,而大尺寸的纳米颗粒在上述时间点变化依旧缓慢。上述现象可归结于金纳米颗粒的尺寸效应:小尺寸的纳米颗粒具备较高比表面积,更易与外界进行热传导,从而其对应的热光学属性更易改变。

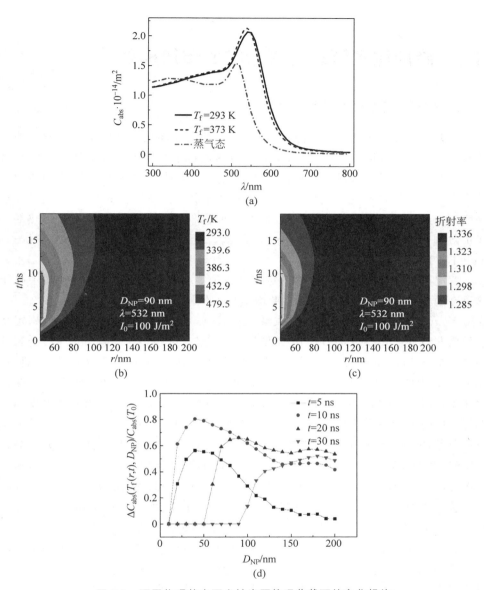

图 3-3　不同物理状态下金纳米颗粒吸收截面的变化规律

（a）周围液体水分别处于 $T_f = 293\,\text{K}$、$373\,\text{K}$ 及蒸气态时，纳米颗粒吸收截面随波长的变化曲线；周围液体在脉冲激光（$I_0 = 100\,\text{J/m}^2$，$\lambda = 532\,\text{nm}$，$\tau_p = 5\,\text{ns}$）的作用下；（b）90 nm 纳米颗粒周围水层温度场时空域分布；（c）90 nm 纳米颗粒周围水层时空域折射率分布（$I_0 = 100\,\text{J/m}^2$，$\lambda = 532\,\text{nm}$，$\tau_p = 5\,\text{ns}$）；（d）在 $t = 5\,\text{ns}$，10 ns，20 ns 及 30 ns 时，金纳米颗粒的吸收截面随颗粒尺寸的变化规律（$I_0 = 100\,\text{J/m}^2$，$\lambda = 532\,\text{nm}$，$\tau_p = 5\,\text{ns}$）

（请扫Ⅸ页二维码看彩图）

3.3　脉冲激光辐射纳米颗粒的传热模型

3.3.1　传统双温度模型

经典傅里叶导热定律认为，热传导是一种基于局部热平衡的扩散过程。傅里叶导热定律一般仅适用于在时间、空间及传热过程中均处于非极端条件下的常规工况。在一些纳米材料或超短超快脉冲的加热过程中，傅里叶导热定律的适用性存疑[5]。对于脉冲激光加热纳米金的过程，由于脉冲能量密度的局限性，纳米颗粒一般不会产生非线性光学效应，吸收的激光能量将通过一系列弛豫过程，以热的形式扩散到外界环境，这一过程通常采用耦合的双温度模型（two temperature model，TTM）进行唯象的描述。

双温度模型起源于人们对欧姆定律的探究。当外加电场较小时，金属中电子热运动的速率远大于定向运动的平均速度，欧姆定律呈现线性关系。1921 年，Bridgman 等[6]在测量金属样品时发现，当电流密度超过 10^6 A/cm^2 时，欧姆定律表现为非线性。1953 年，Borovik 观测到，当电流密度超过 10^5 A/cm^2 时，金属铋中电子的平均能量与通过晶格温度换算出的电子能量具有较大差异。随后，Ginzburg 等提出，在电流密度较大时，金属中存在的电子和晶格为两个非平衡的亚体系，并从近代固体物理中费米统计和声子的概念出发，计算了当晶体温度高于德拜温度时电子体系和晶格体系能量的传递情况。1957 年，Kaganov 等[7]推演了在任意条件下电子气和晶格之间能量交换的规律，并提出当电子温度远高于晶格温度时，两个体系之间的能量交换与体系之间的温度有关。1970 年，Thomson[8]首次提出在强电场工况下欧姆定律失效的问题。1974 年，苏联学者 Anisimov 等[9]应用并发展了 Kaganov 等的研究成果，考察皮秒激光烧蚀金属的过程，并由此提出了著名的双温度模型理论。该理论基于玻尔兹曼输运方程（Boltzmann transport equation，BTE），将光子与电子、电子与晶格的相互作用分立为两个不同的体系，其能量传递的过程可体现在体系的温度演变中，可利用如式（3-14）所示一组相互耦合的热传导方程描述激光作用下电子与晶格的温度演化规律。

$$C_e \frac{\partial T_e}{\partial t} = k_e \cdot \Delta T_e - G(T_e - T_1) + S_1 \tag{3-14}$$

$$C_1 \frac{\partial T_1}{\partial t} = k_1 \cdot \Delta T_1 + G(T_e - T_1) \tag{3-15}$$

考虑到系统中电子的热传导长度与其平均自由程在同一量级，可假设金属颗粒的温度呈均匀分布，纳米颗粒吸收入射光子，经电子-电子碰撞作用使得亚系统中大量电子达到热平衡状态,致使电子气由费米分布转向非费米分布。经电子-晶格及晶格-晶格之间的相互作用,电子温度与晶格温度达到弛豫平衡。晶格温度是表征晶体内能的参数,宏观上可用于表示纳米颗粒的温度。式(3-14)及式(3-15)中,T_e、T_1 分别为金属系统中电子与晶格的温度;C_e、C_1 分别为电子和晶格的比热,k_e、k_1 分别为电子和晶格的热传导系数;G 表示电子和晶格的耦合系数(电子-声子的耦合参数);S_1 为自由电子吸收的脉冲激光能量;Δ 为拉普拉斯(Laplace)算子,其在球形坐标系的展开式如下:

$$\Delta T = \frac{1}{r^2}\frac{\partial}{\partial r}\left(r^2\frac{\partial T}{\partial r}\right) + \frac{1}{r^2\sin\theta}\frac{\partial}{\partial \theta}\left(\sin\theta\frac{\partial T}{\partial \theta}\right) + \frac{1}{r^2\sin\theta^2}\frac{\partial^2 T}{\partial \phi^2} \tag{3-16}$$

考虑到实验中常采用的高斯型激光脉冲,而此处的作用对象为纳米尺寸量级的颗粒,因此光束传播的空间特性可被忽略。高斯型脉冲激光的强度可用下式表达:

$$S_1 = \frac{C_{abs} \cdot P(t)}{V_{NP}}, \quad P(t) = \frac{2\sqrt{\ln 2}}{\sqrt{\pi} \cdot \tau_p} \cdot \frac{E}{w_0^2} \cdot \exp\left[-\frac{4\ln 2}{\tau_p^2} \cdot (t - 1.5\tau_p)^2\right]$$

$$\tag{3-17}$$

式中,V_{NP} 代表纳米颗粒的体积;P 为时间 t 的函数,表征激光功率密度;C_{abs} 为纳米颗粒的吸收截面;E 为泵浦激光的能量;w_0 为激光束腰半径;τ_p 为入射激光脉宽,即半峰宽(full width at half maximum,FWHM)。需要说明的是,由于纳米颗粒辐射传热系数及颗粒表面积较小,因此,基于斯特藩-玻尔兹曼(Stefan-Boltzmann)定律定义的热辐射项在式(3-16)中并没有体现。

双温度模型是基于电子晶格的温度演变而提出的,建立在电子和晶格的能量服从热分布,并可采用宏观温度来描述的基础上。这意味着系统中的电子需要达到热化条件,其中电子热化是指电子相互碰撞而使电子能量达到费米分布,这个演化过程与激发电子的强度相关[10],一般的特征热化时间为 100 fs。如果在新的费米平衡建立之前,电子还没来得及热化,此时电子温度的概念就失去了意义。因此,当激发时间小于电子的特征热化时间时,使用双温模型是不可靠的。例如当泵浦激光的脉冲宽度小于此特征时间尺度时,金属中的自由电子经多光子电离与雪崩电离后获取高能量而处于非平衡状态,高密度等离子体可能会被诱导产生于金属表面,并导致晶格无序化,考虑到在这个时间范围内,晶格无法完成加热,此无序化的产生过程被称为"非热熔化"。而传统的傅里叶传导是基于各向同性,即导热系统在各个方向相同,但在这个条件下,飞秒激光的脉宽小于电子和晶格的平衡时间,所以电子与晶格能量的传递法则不能用双温度模型来描述[11]。

除此之外,但当作用域延展至纳秒域,亚系统的声子与周围液体介质的声子相互作用,致使纳米粒子中沉积的激光能量向周围扩散[12],在该热动力过程中,传统的双温度模型将温度敏感的物性参数(例如,温度依赖性的电子-声子耦合系数、纳米粒子的吸收截面、费米分布等)假设为物理常数,且吸收子的热致非稳态性(例如热相变)对其热动力过程的影响亦被忽略。考虑到上述传统双温度模型的缺陷,本书提出了改进型双温度模型(extended two temperature model,ETTM)[13],此模型将热致物性参数的改变、热扩散引起的环境温度变化对纳米粒子吸收特性的影响及纳米粒子热相变的影响耦合到传热过程中,使该模型更加符合在纳秒域脉冲激光与金纳米颗粒的相互作用实际物理过程,并延展了双温度模型的适用范围。

3.3.2 改进型双温度模型

金纳米颗粒的热传导系数远大于周围液体介质的热传导系数,除此之外,纳米颗粒由于微纳尺度效应可作为"点"吸收子,因此可假设温度在纳米颗粒中各空间点均匀统一,即假定在纳米颗粒各个空间位点温度相同,因此,方程(3-15)中涉及吸收子空间微分的热传导项 $k_e \cdot \Delta T_e$ 在改进型双温度模型中被忽略不计,见式(3-18):

$$C_e(T_e) \frac{\mathrm{d}T_e}{\mathrm{d}t} = -G(T_e) \cdot (T_e - T_1) + S_1 \qquad (3-18)$$

$$C_1(T_1) \frac{\mathrm{d}T_1}{\mathrm{d}t} = G(T_e) \cdot (T_e - T_1) - S_2 - S_3 \qquad (3-19)$$

式(3-19)中的 C_1 为声子比热,其表达式如下:

$$C_1 = \begin{cases} (109.579 + 0.128 \times T_1 - 3.41 \times 10^{-4} T_1^2 + 5.241 \times 10^{-7} T_1^3 \\ -3.931 \times 10^{-10} T_1^4 + 1.171 \times 10^{-13} T_1^5) \times 19.32, \quad T_1 < T_{melt} \\ 2500, \quad T_1 \geqslant T_{melt} \end{cases}$$

$$(3-20)$$

传统的双温度模型采用仅考虑抛物型电子密度分布(electron density of state,EDOS)的常规自由电子气(free electron gas,FEG)模型评估纳米粒子的物性参数(例如利用定常数费米能级代替实际费米分布中对电子温度 T_e 存在依赖性的化学势)。除此之外,电子-声子耦合系数 G 在传统的双温度模型中通常也被设定为常数。这些简化条件,仅适用于电子温度低于临界温度(2500 K)的工况。当电子温度高于临界温度时,采用 FEG 模型描述纳米颗粒热动力过程中的物性参数,将显著偏离实际情况。因此本书方程(3-18)、方程(3-19)中的耦合系数 G 及电子比热容 C_e,采用 Lin 及合作者[14]对该参数的评估方法(具体方法可参见该文献),此方法考虑了真实电子密度分布及温度依赖型的费米分布对物性参数的影响。

式(3-20)中,T_{melt} 为固-液相变临界点,即熔点。当泵浦激光脉冲宽度远小于水分子的特征碰撞时间时,沉积的激光能量可有效加热纳米颗粒,使其温度迅速升高,可能致使纳米颗粒的稳定性被破坏。因此,本书中的改进型双温度模型考虑了纳米颗粒的热致非稳态特性及其对传热的影响,见式(3-19)、式(3-21)及式(3-22)中 S_2,该参数为金纳米颗粒与周围水介质的热流密度,与纳米颗粒冷却动力过程密切相关,用于评估通过热传导机制向外部环境扩散的热量。

$$C_f(T_f)\frac{\partial T_f}{\partial t} = \frac{1}{r^2}\frac{\partial\left[k_f r^2(\partial T_f/\partial r)\right]}{\partial r} + S_2 \tag{3-21}$$

$$S_2 = \frac{3g(T_1 - T_f\mid_{r=0.5D_{NP}})}{D_{NP}/2} \tag{3-22}$$

金纳米颗粒的非稳态(相变)机制有两种,即光热机制(photothermal mechanism)及库仑爆炸机制(coulomb explosion mechanism)。何种机制起主导作用,与入射激光脉宽、波长及强度有关。当入射激光强度可与原子或分子的库仑势能相比拟时,原子或分子将会出现电离现象,电离后的分子、离子会在其内部库仑势的作用下解离,形成离子碎片,此作用过程称为库仑爆炸。例如,高强度飞秒激光可诱发电子与晶格温度分布处于高度非平衡态状态,高能电子(电子温度高达 5000 K)可克服逃逸功,逃逸出金属表面,此过程为热电子发射;当液相金中电子温度继续升高至 7300 K,固相金中电子温度升高至 8200 K,均可引发库仑爆炸,瞬间将金纳米颗粒分裂为碎片状。显然,由于表面能的降低,液相的金纳米颗粒没有其在固相状态下稳定。考虑到热扩散作用对纳米颗粒系统的及时冷却,以及在实际应用中一般须规避高功率密度的脉冲激光,故电子温度无法达到上述极限工况,因此,本书采用光热熔化-蒸发模型(photothermal melting-evaporation model)描述金纳米颗粒结构及温度的非稳态演变过程。此模型中金纳米颗粒的非稳态演变过程如图 3-4 所示,当纳米金温度达到金的固-液相变临界点 T_{melt} 时,纳米颗粒表面开始熔化,此熔化过程将化学合成的类多面体金纳米颗粒热塑为无棱面的金纳米球。此后,颗粒将保持此温度不变,直至完全熔化。当纳米颗粒的温度升高至其液-气相变临界点 T_{vap}(3100 K)时,纳米颗粒的尺寸开始减小。纳米尺寸下的晶体结构不仅可引起界面电子数及表面能的增加,还会使得熔化行为具有尺寸及形貌特性。无论纳米颗粒是处于团聚体[15]还是自由状态[16],随着尺寸的增加,熔点也随之增加,因此本模型中也考虑了尺寸对颗粒熔点 $T_{melt}(D_{NP})$ 的影响。

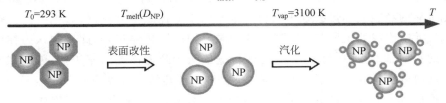

图 3-4　激光诱导金纳米颗粒形态演变及相变过程的示意图

当泵浦激光的脉宽为纳秒时,亚系统中的纳米颗粒的声子与周围液体介质的声子相互作用,致使纳米粒子中沉积的激光能量向周围扩散,式(3-19)中 S_3 体现这部分的热传导作用,具体表达式为

$$S_3 = \Pi\left(\frac{T_1}{T_{melt}}\right)\varphi, \quad \varphi = \frac{\Delta V_{melt} \cdot h_{melt}}{V_{NP} \cdot dt} \tag{3-23}$$

式中,ΔV_{melt} 表示固-液相变发生时,纳米颗粒在预设时间变量 dt 内体积的改变量;h_{melt} 为金的熔化焓,其数值为 1.24×10^9 J/m³。Π 为门控算子,当纳米颗粒的温度高于 T_{melt} 时,$\Pi(T_1 - T_{melt})$ 为 1;否则,$\Pi(T_1 - T_{melt})$ 为 0。g 表示金纳米颗粒与周围液体两相界面热导(与界面热阻成倒数关系),界面热导与微纳结构和流体界面间的浸润性有关,一般可以认定为恒定值。表 3-1 总结了 ETTM 模型中所用参数及其取值。

表 3-1　ETTM 参数取值

参　　　　数	符　号	数　　值	单　　位
声子比热	C_1	式(2-9)[17]	kJ/(m³·K)
界面热导	g	105[18]	MW/(m²·K)
金纳米颗粒熔点	T_{melt}	1300[16]	K
金纳米颗粒沸点	T_{vap}	3100	K
金的熔化焓	h_{melt}	1.24×10^9	J/m³
纳米颗粒相对折射率	m_1	$f(D_{NP}, \lambda)$[19]	—
电子-声子耦合系数	G	$f(T_e)$[14]	W/(m³·K)
电子比热	C_e	$f(T_e)$[14]	kJ/(m³·K)
液相水的导热系数	k_f	$f(T_f, \rho_w)$[20]	W/(m·K)
液相水的比热	C_f	$f(T_f, \rho_w)$[20]	kJ/(m³·K)

值得注意的是,此能量传递的途径只适用于空泡形成前。当空泡形成之后,由于空泡的热隔绝作用,固-液界面的热导迅速降低,固体纳米颗粒与瞬态高温高压气体组成的固-气新界面的形成亦使其界面热交换变得复杂。目前,在微纳空泡存在的情况下,主流的两种界面热量传递机制分别为热传导及弹道传热(ballistic heat transfer)机制。热传导机制中涉及新形成的高温高压固-气界面热导 g,目前仍无可靠的经验值。弹道传热机制完全不同于上述热传导机制,其主要用于描述纳米尺寸空泡或处于早期发育状态的微纳空泡的热传输过程,此机制认为在蒸气分子的平均自由程中(约 80 nm)的热传输依赖于弹道传热而非扩散,因为在此空间尺度内可认为分子间不发生碰撞。此处弹道传热机制指界面高动能蒸气分子在空泡形成诱导的负压状态下对纳米颗粒进行轰击,并以纳米颗粒温度向反方向进行二次发射,从而形成对外能流[15]。此机制中涉及的界面层密度为温度及压强等

多因素依赖型的非定参数。上述两种机制目前尚有争议。Meunier[16] 及 Merabia[17] 课题组分别用这两种机制探讨了空泡形成后的能量传输,在诸多拟合参量及理想假设的前提下,这两种机制皆可用于对超短激光诱导下的空泡热动力学过程进行唯象描述。当脉宽延展至纳秒脉冲域,空泡热动力演变过程的同时,晶格熔化并失去有序性或再结晶等皆有可能,这些情况都使得数值建模的复杂性增强,但这不是本书的研究焦点。本书的关注点为产生空泡前,此时固-气界面热导 g 为常数,详见表 3-1。

为了避免建模过程中的时间变量 t 进入不可控且缺乏先验经验的空泡热动力学演变时间范围内,本书将涉及热能传输的 ETTM 计算局限在有效可控的时间范畴 t_u,其表达式为

$$t_u = \begin{cases} \min(t_c, \tau_{\text{bubble}}(D_{\text{NP}}, \tau_p, F)), & t < t_c \\ \min(\tau_p, \tau_{\text{bubble}}(D_{\text{NP}}, \tau_p, F)), & t \geqslant t_c \end{cases} \tag{3-24}$$

式中,t_u 为运行截止时间;τ_{bubble} 为空泡成核的临界时间,它是能量密度 F、纳米颗粒尺寸 D_{NP} 及脉宽 τ_p 的函数[21];$t_c = 1$ ns 为参考时间。

ETTM 的控制方程为守恒型方程,即对有限大小的控制体积内所研究的物理量满足守恒定律:该体积内单位时间内能量的增加等于同一时间间隔内各项能量之和,因此边界约束条件可设定为[18]

$$\begin{cases} \dfrac{g}{k_f}(T_1 - T_f\,|_{r=0.5D_{\text{NP}}}) + \dfrac{\partial T_f\,|_{r=0.5D_{\text{NP}}}}{\partial r} = 0 \\ T_f\,|_{r=\infty} = T_0 \end{cases} \tag{3-25}$$

图 3-5 展示了金纳米颗粒热致非稳定性对传热过程的影响,其中采用了脉宽为 15 ps、波长为 532 nm、能量密度为 40 J/m² 的短脉冲泵浦激光辐射直径为 20 nm 的金纳米球。不考虑吸收子(纳米金)热致结构的不稳定时,如图 3-5(a)所示,金纳米颗粒与周围介质的界面温度最高上升至 647 K,而纳米金温度迅速升至 1678 K 后即进入温度弛豫阶段。若考虑吸收子热致结构的不稳定,如图 3-5(b)所示,金纳米颗粒温度达到其固-液相变临界值 T_{melt},纳米颗粒开始熔化并保持此温度不变,熔化动力势消耗了吸收的激光能量,抑制了向周围介质的热传导,致使在同一激发条件下,界面水层温升最高值下降至 579 K。相比而言,传统的双温度模型因忽略了金纳米颗粒的热致相不稳定性的影响,高估了系统的温度演变。

目前解决流动及传热计算的数值方法大致包括有限差分法(finite difference method,FDM)、有限容积法(finite volume method,FVM)、有限元法(finite element method,FEM)、有限分析法(finite analytic method,FAM)及边界元法等。有限差分法是历史上最早采用的数值方法,因其能够求解本书所涉及的传热问题,且该方法较易实施,故本书采用有限差分法数值化求解 ETTM 耦合传热方程。此方法的基本要点如下:采用网格离散化求解区域,在每个节点上,将控制方程中各阶导数用相应

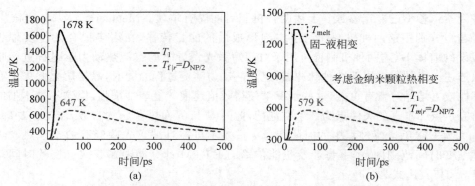

图 3-5 金纳米颗粒热致非稳定性对传热动力过程的影响。脉宽为 15 ps，波长为 532 nm，
能量密度 $F = 40$ J/m^2 的短脉冲激光辐射粒径为 20 nm 的金纳米球

(a) 采用传统双温度模型预测的纳米颗粒及界面水层温度时间演变图；(b) 基于改进型双温度模型，预
测的系统温度随时间的演变图；其中虚线代表直接热源金纳米球发生固-液相变

的差分表达式来代替，从而在每个节点上形成代数方程，每个方程中包括了本节点
及附近一些节点上的未知值，求解这些代数方程就可以获得所需的数值解。

可采用一种显式格式的有限差分法进行 ETTM 的数值求解。由于方程本身
复杂，采用数值求解时既要考虑格式的准确性，也要考虑实施的便捷性。本书选取
的显式时层推进，有助于简化数学表达式，降低运算复杂性。在空间离散上采用中
心差分格式，在时间离散上采用前向差分格式，对应的差分算子分别用 δ 与 δ^+ 表
示，假设时间步长设置为 Δt，空间步长设置为 Δr，空间节点编号为 i，总空间节点为
M，时间节点编号为 j。待求物理量 U 对时间及空间的导数项可利用上述的差分
算子进行数值离散：

$$\begin{cases} \dfrac{\partial U}{\partial t} = \delta^+ U_i^j = \dfrac{1}{\Delta t}(U_i^{j+1} - U_i^j) \\[3mm] \dfrac{\partial U}{\partial r} = \delta U_i^j = \dfrac{1}{2\Delta r}(U_{i+1}^j - U_{i-1}^j) \end{cases} \tag{3-26}$$

利用差分算子 δ 与 δ^+，建立 ETTM 方程的有限差分格式如下：

$$\begin{cases} C_e(T_e^j)\delta_t^+ T_e^j = -G(T_e) \cdot (T_e^j - T_1^j) + \dfrac{C_{abs}[m(T_f^j), D_{NP}]}{V_{NP}(T_1^j)} \\[4mm] C_1(T_1^j)\delta_t^+ T_1^j = -G(T_e) \cdot (T_e^j - T_1^j) - \dfrac{3 \cdot g \cdot (T_1^j - T_f^j \mid_{r=D_{NP}/2})}{0.5 \cdot D_{NP}(T_1^j)} \\[4mm] C_f \delta_t^+ T_f^j \mid_{r=r_i} = \dfrac{k_f}{(0.5 \cdot D_{NP} + i\Delta r)^2}\delta_r\big[(0.5 \cdot D_{NP} + i\Delta r)^2 \delta_r T_f^j \mid_{r=r_i}\big], \\[4mm] \qquad\qquad r_i = 0.5 \cdot D_{NP} + i\Delta r \end{cases}$$

$$\tag{3-27}$$

泵浦激光光强 S_1 在特定时间步长 Δt 和时间节点 j 处对应的差分格式可表示如下：

$$\begin{cases} S_1^j = \dfrac{C_{abs}\{m[T_f^j, D_{NP}(T_1^j)]\} \cdot P(j\Delta t)}{V_{NP}(T_1^j)} \\[3mm] P(j\Delta t) = \dfrac{2\sqrt{\ln(2)}}{\sqrt{\pi} \cdot \tau_p} \cdot \dfrac{E}{w_0^2} \cdot \exp\left[-\dfrac{4\ln(2)}{\tau_p^2} \cdot (j\Delta t - 1.5\tau_p)^2\right] \end{cases} \tag{3-28}$$

边界条件的差分格式可表示如下：

$$\begin{cases} T_f^j \mid_{r=0.5D_{NP}+\Delta r} = T_f^j \mid_{r=0.5D_{NP}} - \Delta r \dfrac{g}{k_f}(T_1^j - T_f^j \mid_{r=0.5D_{NP}}) \\[3mm] T_f^j \mid_{r=0.5D_{NP}+M\Delta r} = T_0 \end{cases} \tag{3-29}$$

3.4　本章小结

本章主要介绍了热致空化空泡产生过程中所涉及的理论方法，传统双温度模型对实际物理过程和影响因素的研究中存在较多的理想假设。具体地，它将温度敏感的物性参数，如电子-声子耦合系数、纳米粒子吸收截面、费米分布等均假设为物理常数，另外忽略了纳米颗粒的热致非稳态性（如热相变）对热传输过程的影响，也忽略了热扩散作用引起的周围环境介质温升对能量沉积的影响。因此，采用传统双温度模型描述纳米颗粒与周围液体介质组成的微系统中的微纳尺度传热问题存在较大偏差。本课题组[13]针对性地提出了改进型双温度模型（ETTM），该模型考虑物性参数温度依赖性、热扩散引起的环境温度变化对纳米粒子吸收特性的改变，同时考虑纳米粒子热相变的影响。ETTM 能够更好地描述脉冲激光（飞秒至纳秒）与金纳米颗粒相互作用的实际物理过程和实际影响因素，扩充了数值模拟手段研究复杂物理现象的能力。本章的理论分析及数值建模研究工作作为后续章节开展热致空泡特性及微纳尺度固-液传热过程的研究奠定了重要基础。

参考文献

[1] MISHCHENKO, TRAVIS L D, LACIS A A. Scattering, absorption, and emission of light by small particles[M]. Cambridge: Cambridge University Press, 2002.

[2] PEÑA-RODRÍGUEZ O, GONZÁLEZ PÉREZ P P, Pal U. MieLab: a software tool to perform calculations on the scattering of electromagnetic waves by multilayered spheres[J]. International Journal of Spectroscopy, 2011: 583743.

[3] YANG W. Improved recursive algorithm for light scattering by a multilayered sphere[J].

Appl. Opt. ,2003,42(9)：1710-1720.

[4]　WISCOMBE W J. Improved Mie scattering algorithms[J]. Applied Optics,1980,19(9)：1505-1509.

[5]　ZHANG Y,CHEN B,LI D. Non-Fourier effect of laser-mediated thermal behaviors in bio-tissues：A numerical study by the dual-phase-lag model[J]. International Journal of Heat & Mass Transfer,2017,108：1428-1438.

[6]　BRIDGMAN P W. Electrical resistance under pressure,including certain liquid metals[J]. Proceedings of the American Academy of Arts & Sciences,1921,56(3)：61-154.

[7]　KAGANOV M I,LIFSHITS I M,TANATAROV L V. Relaxation between electrons and crystalline lattice[J]. Sov. Phys. JETP,1957,4(31)：173-178.

[8]　THOMSON J J. The corpuscular theory of matter[M]. Lavergne USA：Readex Microprint,1907.

[9]　ANISIMOV S I,KAPELIOVICH B L,PERELMAN T L. Electron emission from metal surfaces exposed to ultrashort laser pulses[J]. Zhurnal Eksperimentalnoi I Teoreticheskoi Fiziki,1974,66(776)：776-781.

[10]　RETHFELD B,KAISER A,VICANEK M,et al. Ultrafast dynamics of nonequilibrium electrons in metals under femtosecond laser irradiation[J]. Physical Review B,2002,65(21)：392-397.

[11]　王新林.飞秒激光烧蚀金属材料特性与微零件制备研究[D].武汉：华中科技大学,2007.

[12]　LINK S,BURDA C B,NIKOOBAKHT A,et al. Laser-induced shape changes of colloidal gold nanorods using femtosecond and nanosecond laser pulses[J]. Journal of Physical Chemistry B,2000,104(26)：6104-6152.

[13]　WANG S Q,FU L,ZHANG Y,et al. Quantitative evaluation and optimization of photothermal bubble generation around overheated nanoparticles excited by pulsed lasers [J]. Journal of Physical Chemistry C,2018,122(42)：24421-24435.

[14]　LIN Z. Electron-phonon coupling and electron heat capacity of metals under conditions of strong electron-phonon nonequilibrium[J]. Physical Review B,2008,77(7)：439-446.

[15]　GRIMM S D,HOAG D. Melting and freezing behavior of aluminum nanoclusters with small size[J]. Acta Physica Sinica,2013,62(8)：786-790.

[16]　BUFFAT P,BOREL J. Size effect on the melting temperature of gold particles[J]. Physical Review A,1976,13(6)：2287-2298.

[17]　DAGALLIER A,BOULAIS E,BOUTOPOULOS C,et al. Multiscale modeling of plasmonic enhanced energy transfer and cavitation around laser-excited nanoparticles[J]. Nanoscale,2017, 9(9)：3023.

[18]　STRASSER M,SETOURA K,LANGBEIN U,et al. Computational modeling of pulsed laser-induced heating and evaporation of gold nanoparticles[J]. Journal of Physical Chemistry C,2014,118：25748－25755.

[19]　JOHNSON P B,CHRISTY R W. Optical constants of the noble metals[J]. Physical Review B,1972,6(12)：4370.

[20]　WAGNER W,PRUSS A. The IAPWS formulation 1995 for the thermodynamic properties of ordinary water substance for general and scientific use[J]. Journal of Physical and Chemical Reference Data,2002,31(2)：387-535.

[21]　LOMBARD J,BIBEN T,MERABIA S. Kinetics of Nanobubble Generation Around Overheated Nanoparticles[J]. Physical Review Letters,2014,112(10)：105701.

第 4 章

空化气泡理论基础

4.1 概述

本章主要针对光致空泡形成及发育过程中涉及的微纳尺寸空泡尺寸动态演变等物理过程开展理论探究。在 4.2 节探讨水中空化气泡产生的阈值问题,在 4.3 节中讨论空化气泡流体力学模型,在 4.4 节中讨论如何描述空化气泡在其运动过程中与有形波束激光相互作用的问题。

4.2 空化气泡形成及其阈值

激光脉冲能量沉积到水中后,引起聚焦区域水温度升高,温度升高引起热膨胀,热膨胀引发双极性热弹性压力波,包括正向的压力波(compressive wave)及负向的应力波(tensile wave)。双极性波产生后在水中以声速快速传播,并最终耗散尽净,完成一次能量沉积-耗散过程。本节内容属于热弹性力学范畴中的热冲击问题[1]。

在热弹性力学中有两个非常重要的概念,热约束条件及压力约束条件。热约束条件是 1983 年由 Anderson 和 Parrish[2] 提出的,它指激光脉宽 τ_L 小于激光加热区域的热扩散时间。假设激光加热区域为 d,则热扩散特性时间 t_d 为

$$t_d = \frac{d^2}{\kappa} \tag{4-1}$$

式中,$\kappa(\mathrm{m^2/s})$ 为热扩散率。定义归一化热约束系数为

$$t_d^* = \frac{\tau_L}{t_d} = \frac{\tau_L \kappa}{d^2} \tag{4-2}$$

热约束条件为

$$t_d^* \leqslant 1 \tag{4-3}$$

热约束的核心意思是,在激光脉冲辐射期间能量无法从加热区域扩散出去,因而可以看作没有热耗散,吸收的能量都沉积下来。

热弹性压力波在半径为 R 的加热区域的传播时间可以表示为

$$t_m = \frac{R}{c_a} \tag{4-4}$$

式中,c_a 为介质中声速。定义归一化压力约束系数为

$$t_m^* = \frac{\tau_L}{t_m} = \frac{\tau_L c_a}{R} \tag{4-5}$$

压力约束条件为

$$t_m^* \leqslant 1 \tag{4-6}$$

压力约束的核心意思是,在激光脉冲辐射期间热弹性压力波无法从加热区域传播开去,此时引起的热弹性压力最大。相反,当 $t_m^* \to \infty$ 时,几乎没有压力约束,此时引起的热弹性压力较小。例如,激光参数为波长 $\lambda = 800$ nm,脉宽 $\tau_L = 100$ fs,通过数值孔径 NA=1.3 的物镜紧聚焦照射水。常温常压下水中声速 $c_a = 1500$ m/s,加热区域半径为 168 nm,计算得归一化压力约束因子 $t_m^* \approx 0.01$,属于强压力约束条件。如果激光的脉宽 $\tau_L = 1$ ns,则对应的 $t_m^* \approx 100$,属于弱压力约束条件。

水温升高后,空化气泡是如何在液体中形成的呢?在热动力学中,描述热力学平衡下单元系统状态的三个最基本参量是:压强 p、体积 V 及温度 T。这些参量由系统的物态方程(EOS)相联系[3]。在压强-温度(p-T)相图上,如图 4-1(a)所示,单元系的汽化曲线从三相点 A(triple point)出发,到临界点 C(critical point)终止。C 点对应的温度为临界温度 T_c、压力为临界压力 p_c。沿汽化曲线 AC,气液两相能以任意相对量共存,因而 AC 曲线也称为共存曲线(binodal)。在临界点 C以上,体系可以从液相连续地变为气相,或是从气相连续地变为液相,在转变过程中没有两相共存的情形。在图 4-1(b)中,从压强-体积(p-V)相图能够清晰地反映气液两相共存的图像。对于给定单元物质的气液相变,可以在 p-V 相图上画出一系列等温线。低于临界温度的等温线由三段组成,一段代表气相,一段代表液相,而当中一段代表气液两相相互转变而共存的情形为二相区。稳定平衡的物质不可能存在于这一段[3]。

在二相区中的等温线上靠近气相的一段代表过冷蒸气,而靠近液相的一段代表过热液体。单元物质可以处于过热液体或过冷气体状态,这些状态对应于自由

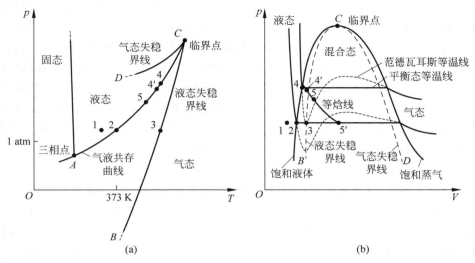

图 4-1　水的压力-温度热力学相图（a）以及压力-体积热力学相图（b）[4]

常压下水的沸点（点 2）：$p=101.3$ kPa，$T=373.15$ K（100℃）；常压下水的失稳点（点 3）：压强 $p=$ 101.3 kPa，$T=305$℃；水的临界点（点 C）$p_c=22.09$ MPa，$T_c=374.14$℃；水的三相点（点 A）：$T=273.16$ K，$p=611.73$ Pa

能的局部极小，是亚稳平衡态，通过扰动，过冷蒸气或过热液态就会消失而变为气液两相的混合态[3]。亚稳态包括亚稳态过热状态及亚稳态过冷状态，亚稳态指系统对于无穷小的扰动是稳定的，而对于有限大的扰动是不稳定的。

　　具体就水而言，根据经典成核理论可知[5]，空化气泡的形成首先需要气泡核。从微观的角度来讲，空化气泡形成的过程是对外做功的过程，它需要为自己的存在而制造足够坚硬的"房子"来抵抗外界的压力。它需要克服表面张力以及大气压。表面张力 p_s 与空化气泡半径 r 成反比，并有 $p_s=2\sigma/r$，其中表面张力是温度的函数，但通常可以取值 $\sigma=0.075$ N/m。例如，空化核半径为 10 nm，对应表面张力 $p_s=15$ MPa，相当于 150 个大气压；如果空化核半径为 100 nm，则对应表面张力下降为 1.5 MPa。这说明空化核越小，克服表面张力做功越多。在普通水中有很多半径从数十纳米至数微米的微小杂质，这些杂质可以作为外源性的气泡核协助空化气泡的生长。这个过程称为非均质成核过程（heterogeneous nucleation）。因而，在常温常压下，当水的温度由常温（参看图 4-1(a) 中点 1）加热到 100℃时（参看图 4-1(a) 中点 2），液态水与水蒸气处于共存态，水可以由液态变为水蒸气，这是沸腾过程。100℃的水变为 100℃的水蒸气所带走的热量称为潜能。水摄入的能量最终通过水蒸气释放出去，这是通常加热情况下水维持系统平衡的过程。

　　然而，如果水经过反复过滤而剔除可能的杂质，那么水在 100℃还会沸腾吗？

答案是不会。参看图 4-2(a)，在纯水中将水由点 1 加热到点 2 未曾观察到沸腾现象。这是因为没有外源性的空化核，空化气泡无法形成。继续加热，此时水处于过热状态，这是一种亚稳态平衡态。此时如果稍加扰动，会产生局部空化核，水会立刻剧烈沸腾变为水蒸气，携带走大量热量。如果在亚稳态区域未加扰动，水的温度会持续升高，亚稳态会越来越不稳定。当水加热到点 3 时，水达到了稳定的极限，这时水会发生剧烈沸腾变为水蒸气。水达到稳定极限的界限称为失稳（spinodal）界线，在失稳界线发生的现象称为失稳分解（spinodal decomposition）。数学上将相图中具有无限可压缩性的界限定义为失稳界线，即

$$(\partial p/\partial V)_T = 0 \tag{4-7}$$

微观上来讲，在失稳界线处水的内能很大，水分子振动非常频繁，此时水分子本身由于热扰动形成空化核，而且空化核中蒸气压力大于表面张力。这种由水分子内在因素引起的成核现象称为均值成核过程（homogeneous nucleation）。水的共存曲线和失稳界线可以用德国波鸿大学 Wagner 教授提供的软件 FLUIDCAL 计算而来，也可由其 1989 年发表的经典文献中计算而来[6]。需要特别注意的是，式(4-7)表示的是理想条件下相分离的数学表达式。然而，具有物理学意义的表达式为动力学失稳（kinetic spinodal）界线，采用 Kiselev 理论[7]。动力学失稳界线表达了亚稳态液体在达到失稳分解前存在的物理学意义的界线。它利用了统计热力学中的概念，在 0 K 以上分子一直处于随机碰撞过程中，温度越大，则过程越激烈。在均质成核过程中，由于这种随机碰撞有一定概率产生空化核，假设空化核的平均寿命（亚稳态平均寿命）为 t_M；这些核由于表面张力会消失，假设平均消失时间为 t_R。从统计学上来说，当 $t_M \gg t_R$ 时，成核速率远大于核消失速率，那么就可以发生相变。动力学失稳界线可以由文献[7]，文献[8]计算而来。

Paltauf 和 Schmidt-Kloiber 早在 1995 年做过一个有趣的实验[9]，他们观察到普通水中引起空化气泡的应力波压强阈值为 −7 bar（1 bar = 10^5 Pa）。当将水过滤后，他们发现空化气泡密度大大下降。这表明，在 −7 bar 压强下是由水中的杂质或微小空气气泡的异质成核作用诱发了空化气泡；而将水过滤后则趋于均质成核过程。在本书紧聚焦实验条件下，激光聚焦尺寸在亚微米量级，激光加热区域体积在 0.1 μm^3 数量级。因此，等离子体区域水中不太可能出现杂质或微小空气气泡。这时要借助同质成核理论来解释了。一般情况下，在同质成核作用下负向的应力波压强要在 −1 kbar 附近。此外，由图 4-2(a)还可以观察到在水的失稳界线上，随着压强的下降，失稳温度降低。也就是说，负向的应力波更容易撕裂液体引起相变。因此，短脉冲激光在水引起相变的情况与常压下的相变情况不一样。

图 4-2(a)描述水的 p-T 相图，其中画出了共存曲线、失稳曲线、动力学失稳曲线、Fisher 成核曲线，以及 Skripov、Zheng 等的实验数据。从图中可以看出：动力

学失稳曲线重现了失稳曲线的形状；接近成核理论曲线（Fisher 成核曲线无法计算压强为正的情况）；与实验数据吻合良好。图 4-2(b) 在 $p\text{-}T$ 相图中计算了波长 800 nm、脉宽 100 fs 的激光脉冲在紧聚焦条件下（NA＝1.3）引起的热弹性压力波峰值随温度变化曲线。其中，$p_{\max}$ 代表正向压力波极大值，$p_{\min}$ 代表负向应力波极小值。负向应力波曲线与动力学失稳曲线相交。此交点对应的温度定义为激光诱导空化气泡形成的阈值温度 T_{th}[4]。

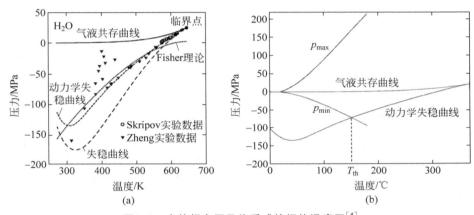

图 4-2　水的相变图及均质成核阈值温度图[4]

（a）水的相变图，压力-温度变化图；（b）热弹性压力与水相变图

（请扫Ⅸ页二维码看彩图）

　　必须注意的是，空化气泡的阈值温度 T_{th} 需要考虑压力约束条件。在图 4-2(b) 中，激光参数为波长 $\lambda=800$ nm，脉宽 $\tau_{\text{L}}=100$ fs，数值孔径 NA＝1.3。计算得归一化压力约束因子 $t_{\text{m}}^{*}\approx0.01$。此时压力约束条件很强，很小的温度变化就能引起高达 -76 MPa 的负向应力波，对应的成核温度 $T_{\text{th}}=168$ ℃。相反，对于纳秒激光而言，压力约束归一化因子 $t_{\text{m}}^{*}\gg1$，没有压力约束，引起的热弹性压力波较弱。此时，阈值温度约等于常压下水的失稳点，$T_{\text{th}}=300$ ℃，如图 4-2(a) 所示。由此看出，激光诱导空化气泡形成的阈值温度 T_{th} 受到压力约束条件影响。图 4-3 所示为采用 k-wave Matlab 工具箱[10] 计算的空泡形成的阈值温度 T_{th} 随脉宽 τ_{L} 的变化曲线。计算所采用的数值孔径为 NA＝0.8。

　　图 4-3 描述的是激光在纯水中诱导的空泡阈值温度，对于纳米颗粒介导的空化气泡，依据其能量沉积过程，空泡阈值温度又分两种情况。第一种情况，对于共振吸收波长而言（$\lambda\approx530$ nm），激光能量通过等离子体激源共振吸收沉积到纳米金颗粒中，而后通过热扩散传导到周围水中，当水中温度超过空泡阈值温度时形成空化气泡。由于水中能量沉积是以热扩散为主导，这种空泡也称为热致空泡。由于热扩散时间远长于声音传导时间，因此无论脉宽多大都不满足压力约束条件。

故而,热致空泡的阈值温度等于常压下水的失稳点,$T_{\text{th}} = 300\ ℃$。第二种情况,对于非共振吸收波长而言($\lambda \geqslant 800\ \text{nm}$),近场光增强效应引起纳米颗粒附近光场增强,在水中形成等离子体,引起光致击穿效应[11]。此情况在机理上与激光在纯水中诱导的空泡类似,因此这种情况下空泡阈值温度也符合图 4-3 的描述。值得注意的是,由于非共振吸收主要应用于飞秒激光中,所以空泡阈值温度在紧聚焦条件下往往可以取 $T_{\text{th}} = 168\ ℃$。

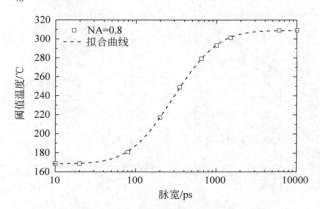

图 4-3　空化气泡阈值温度 T_{th} 随脉宽变化关系

4.3　空化气泡流体力学模型

光致空泡的尺寸可用于表征入射激光能量转换效率,液体中空泡的径向运动涉及的速度场分布等信息,与其机械效应息息相关,空泡的体积变化(包括膨胀、坍缩及振荡)是声波的辐射源,因此掌握气泡的动力学物理信息是实现其在生物医学领域应用不可或缺的要素。传统的光学成像方式可获悉空泡的直观尺寸信息,但受限于成像设备的分辨率、帧率、触发响应时间及光学衍射极限,解析亚微米量级的热致空泡运动学信息异常困难,而仿真建模的方式是获取空泡运动演变信息的有效方式。

对于空泡振荡动力学的研究,早在 20 世纪初,瑞利(Rayleigh)[12]为模型化空泡动力学特性的第一位研究学者,此建模过程基于能量平衡原理,将空泡运动环境假定为极端特殊工况(如无穷域、均质、无黏性、不可压缩的流体环境),以此求解其动力学过程,由此建立了不可压缩流中理想球形气泡的运动方程。但由于该方程忽略了含气量、表面张力及液体的可压缩性对空泡运动的影响,所以无法正确描述空泡坍缩到最小半径时空泡的物性参数,如泡壁加速度及速度等。随后,Poritsky[13]及 Ivany[14]、黄继汤等分别采用实验与数理建模的方法,讨论了液体黏滞力对空泡膨胀及坍缩过程的影响,结果表明液体的黏性可明显减缓空泡坍缩运动过程。Plesset[15]在考虑了环境流体的表面张力及液体黏滞力等因素的情况下,对 Rayleigh 方程进行修正,此修正方程即为著名且广泛应用于描述实际流体中空泡动力学过程的 Rayleigh-Plesset 方程。此方程可描述空泡振荡的大部分过程,但无法正确解析空泡膨胀初期及坍缩末期的空泡状态,在此阶段,空泡壁运动速度与液体声速相比,不容忽略,此时液体的可压缩性不可忽略。随后,诸多学者从不同层面对 Rayleigh-Plesset 方程进行完善,得到考虑液体可压缩性及黏滞力的Keller-Miksis 模型,用于描述空泡的流体动力学演变过程。1952 年,加州理工大学的 Gilmore[16]采用 Kirwood-Bethe 假设,即压力扰动的传播速度为声速与液体局部流速之和,推演出综合考虑气-液界面表面张力、液体黏滞力及可压缩性的影响因素的空泡振荡动力学模型,可用于全面描述空泡动力学、阻尼耗散及声场辐射等过程。此动力学模型亦为本书描述热致空泡运动学过程的基础模型,在空泡演变过程中,其将在液体惯性、周围液体与泡内压差的作用下产生成核、发育、膨胀、坍缩、溃灭及反弹等行为。空泡一旦形成,则无论何种激励源下产生的空泡都具有相似的运动学行为,而对单空泡运动行为的探究为其他复杂空泡情况的研究基础。本书中的研究焦点主要集中在单空泡及空泡间相互影响作用可忽略的空泡群的动力学行为,因此本书只侧重于关注单空泡振荡运动规律。综上所述,国际上较为成熟且可适用于描述单空泡在自由水域振荡动力学理论模型主要为以上所描述的Rayleigh-Plesset 模型、Keller-Miksis 模型及 Gilmore 模型。

1) Rayleigh-Plesset 气泡动力学方程

Rayleigh 方程由瑞利于 1917 年首次提出。最初用于描述球形空泡置于不可压缩理想流体中的振荡动力学过程,由一组微分方程组成:

$$R\ddot{R} + \frac{3}{2}\dot{R}^2 = \frac{P_i - P_e}{\rho} \tag{4-8}$$

式中:P_i 及 P_e 分别为泡内外压强,正向压差的存在为空泡开始发育的原始驱动力;ρ 为液体密度;R 为空泡随时间演变的半径;$\dot{R}$ 为 R 的一阶微商,表征空泡壁的运动速度;$\ddot{R}$ 为 R 的二阶微商,表征泡壁的加速度。Plesset 等[15]将液体参数如液体黏性及表面张力等影响因素融入改进的 Rayleigh 方程中,形成著名的Rayleigh-Plesset 方程:

$$\rho R\ddot{R} + \frac{3}{2}\rho\dot{R}^2 = \left(A \cdot P_\infty - P_v + \frac{2\sigma}{R_0}\right) \cdot \left(\frac{R_0}{R}\right)^{3\gamma} + P_v - P_\infty - 4\mu\frac{\dot{R}}{R} - \frac{2\sigma}{R}$$

$$\tag{4-9}$$

式中:R_0 为空泡的初始半径;γ 为绝热指数;$P_\infty = 0.1$ MPa,为静水压强或者无穷远处的液体压力;A 为泡内含气量,为拟合参量;$\sigma = 0.073$ N/m,为气-液界面处的表面张力；$\mu = 10^{-3}$ Pa·s 为水的黏滞系数；P_v 表示空泡内饱和蒸气压，当处于室温状态下，饱和蒸气压为 2330 Pa。然而，此控制方程忽略了液体的可压缩性，低估了空泡急剧过膨胀及强化溃灭所导致的声场能量耗散，因此无法精准地描述激光热致空泡的振荡规律。

图 4-4 展示了硅油中激光诱导空化气泡的动力学过程。硅油的黏滞力系数为 0.485 Pa·s，水的黏滞力系数为 0.001 Pa·s。硅油的黏滞系数约为水的 500 倍，是一种高阻尼液体介质。因此黏滞阻尼与声场辐射竞争性地耗散空化气泡能量。由图可见 Rayleigh-Plesset 模型能较好地表现实验结果。

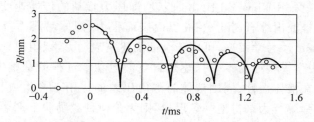

图 4-4 Rayleigh-Plesset 模型模拟及实验测得的硅油中空化气泡半径随时间变化曲线[17]

2）Keller-Miksis 气泡动力学方程

Keller 及 Miksis 等在考虑液体可压缩性的基础上，发展了 Rayleigh-Plesset 模型。其控制方程如下：

$$\begin{cases} \left(1 - \dfrac{\dot{R}}{C}\right)R\ddot{R} + \dfrac{3}{2}\left(1 - \dfrac{\dot{R}}{3C}\right)\dot{R}^2 = \left(1 + \dfrac{\dot{R}}{C}\right)\dfrac{P_K}{\rho} + \dfrac{R\dot{P_K}}{\rho C} \\ P_K = \left(\dfrac{2\sigma}{R_n} + P_\infty - P_v\right)\left(\dfrac{R_n}{R}\right)^{3\gamma} + P_v - P_\infty - \dfrac{2\sigma}{R} - \dfrac{4\mu\dot{R}}{R} - P_s \\ P_s = P_a \sin(2\pi f_a t) \end{cases} \quad (4\text{-}10)$$

式中：C 为泡壁处声速；P_s 为外部声压函数或声场激励源；f_a 为声场频率；P_a 为声场振幅；P_K 为泡壁压强；R_n 为平衡状态下的空泡半径。该模型可用于描述多空间尺度（微米量级到宏观尺度）的空泡在外加声场混合激励下的振荡规律。当不考虑液体的可压缩性时，Keller-Miksis 模型转化为 Rayleigh-Plesset 模型。该模型虽有改进，但依然无法适用于复杂极端工况，如空化气泡发展初始阶段出现的剧烈膨胀行为。

图 4-5 展示了利用 Keller-Miksis 模型模拟的空化气泡半径随时间变化曲线，模拟结果与实验数据吻合得较好。

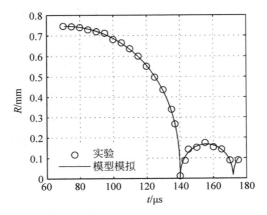

图 4-5 Keller-Miksis 模型模拟及实验测得的水中空化气泡半径随时间变化曲线[17]

3）Gilmore 气泡动力学方程

短脉冲激光在液态水中能量沉积引起温度上升,液态水相变产生高压蒸气核,蒸气核半径记为 R_{vap},蒸气核压力记为 P_{vap},如图 4-6 中心位置所示。蒸气核对周围的液态水做功,形成空化气泡振荡,空化气泡最大半径记为 R_{max},最后达到平衡态半径为 R_n。

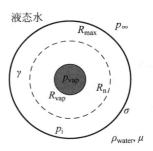

图 4-6 空化气泡参数示意图

Gilmore 模型全面考虑了水-蒸气界面表面张力、液态水的黏滞力及可压缩性。它可以用来全面描述空化气泡动力学、阻尼耗散及声场发射过程[18,19]。该方程最早由 Gilmore[20] 在 1952 年推导出来。后来,Paltauf[21],Vogel[4,22],Lauterborn[17] 等将其广泛应用在光致空化气泡领域。Gilmore 模型由偏微分方程组构成,其控制方程为

$$\left(1-\frac{\dot{R}}{C}\right)R\ddot{R}+\frac{3}{2}\left(1-\frac{\dot{R}}{3C}\right)\dot{R}^2=\left(1+\frac{\dot{R}}{C}\right)H+\frac{\dot{R}}{C}\left(1-\frac{\dot{R}}{C}\right)R\frac{\mathrm{d}H}{\mathrm{d}R} \quad (4\text{-}11)$$

式中,R 为空化气泡半径,$\dot{R}$ 为空化气泡壁的速度,$\ddot{R}$ 为泡壁加速度;C 是空化气泡壁处的声速。式(4-11)中的关键参数 H 表示空化气泡壁处的焓差,它可以表示为

$$H=\int_{p_\infty}^{P(R)}\frac{1}{\rho}\mathrm{d}p \quad (4\text{-}12)$$

式中,$p_\infty=0.1$ MPa,表示大气压,$P(R)$ 表示空化气泡壁处的压强,p 和 ρ 分别表示空化气泡中水的压强及质量密度。式(4-12)描述了空化气泡膨胀至半径为 R、空化气泡壁压强为 $P(R)$ 状态时,空化气泡对周围液体做的功。

空化气泡壁压强 $P(R)$ 可以通过绝热条件下理想气体状态方程描述为

$$P(R) = \left(\frac{2\sigma}{R_n} + p_\infty - p_v\right)\left(\frac{R_n}{R}\right)^{3\gamma} + p_v - \frac{2\sigma}{R} - \frac{4\mu}{R}\dot{R} \qquad (4\text{-}13)$$

式中：$\sigma = 0.073$ N/m，表示水-空气界面的表面张力；$\mu = 10^{-3}$ Pa·s，表示水的黏滞系数；$p_v = 2330$ Pa，表示蒸气压力；γ 为绝热指数，对水蒸气，$\gamma = 4/3$；R_n 表示平衡态时空化核的大小，是一个输入参数，它与状态方程计算得到的蒸气核压力 P_{vap} 之间的关系可以通过绝热条件下理想气体状态方程联系起来：

$$\frac{R_n}{R_{vap}} = \sqrt[3\gamma]{\frac{P_{vap}}{p_\infty}} \qquad (4\text{-}14)$$

式中，R_{vap} 为蒸气核半径。

式(4-13)中第一项表示空化气泡核的压强的绝热衰减；第二项表示饱和水蒸气压力，压力方向由内沿径向指向外；第三项表面张力总是试图抑制空化气泡的生长，由径向指向内；第四项黏滞力，与空化气泡壁的速度成正比，方向取决于速度方向——如果空化气泡处于膨胀阶段，黏滞力指向内；如果处于坍缩阶段，黏滞力指向外。

水的质量密度 ρ 是压强的函数，它可以通过水的状态方程——Tait 方程[23]获得

$$\left(\frac{\rho}{\rho_0}\right)^n = \frac{p+B}{p_\infty+B} \qquad (4\text{-}15)$$

将式(4-13)、式(4-15)代入式(4-12)中并积分，最后得到 H、C 的表达式为

$$H = \frac{n(p_\infty+B)}{(n-1)\rho_0}\left[\left(\frac{P(R)+B}{p_\infty+B}\right)^{\frac{n-1}{n}}\right] \qquad (4\text{-}16)$$

$$C = \left[c_0^2 + (n-1)H\right]^{1/2} \qquad (4\text{-}17)$$

式中，$B = 314$ MPa，$n = 7$，$\rho_0 = 998$ kg/m³，$c_0 = 1483$ m/s。

最后，通过式(4-11)、式(4-15)及式(4-17)联合求解可得空化气泡振荡动力学信息。计算输入参数为空化蒸气核半径 R_{vap} 以及空化蒸气核 P_{vap}（或者平衡态时空化核的大小 R_n），输出参数主要为空化气泡动力学曲线 $R(t)$，以及空化气泡振荡最大半径 R_{max}。

图 4-7 为采用纳秒闪光灯摄影术拍摄的空化气泡动态变化图。图 4-8 为采用 Gilmore 模型计算的空化气泡半径随时间变化图，并与图 4-7 的实验结果进行了比较。其中，图 4-8(a)为空泡半径-时间曲线，图 4-8(b)为空泡内气体压力-时间曲线。可以看到，两者吻合良好。说明 Gilmore 模型适用于空化气泡动力学变化的计算。

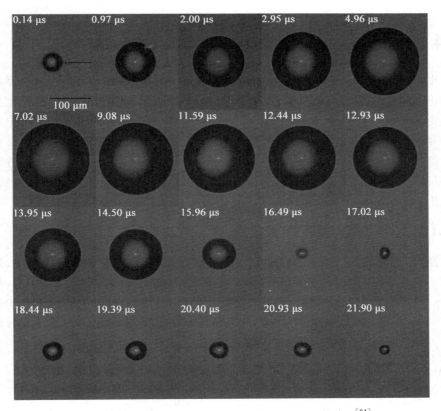

图 4-7 纳秒闪光灯摄影术拍摄的空化气泡动力学过程[24]

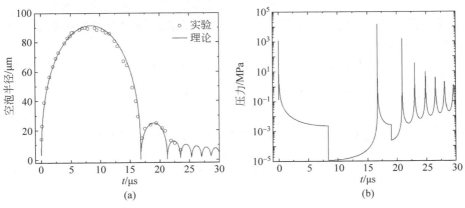

(a)　　　　　　　　　　(b)

图 4-8　Gilmore 模型理论结果与图 4-7 实验结果的比较，计算参数：$R_{vap} = 3.4\ \mu m$，$R_n = 35.4\ \mu m$

（a）空泡半径随时间变化曲线；（b）空泡内压力随时间变化曲线

4.4 空化气泡与有形波束相互作用模型

根据光的散射理论,当散射粒子的尺寸接近或大于波长时,其散射规律遵从米氏理论。米氏理论(Lorenz-Mie theory,LMT)由 G. Mie 在 1908 年提出,他根据电磁理论获得了单色平面波球体衍射的严格数学解。米氏理论的解虽然是由单球衍射推导而来的,但它也适用于均匀多球衍射的情况。因此,米氏理论具有很高的实际价值,可以应用到多种研究领域,诸如大气尘埃、星际粒子或海水微粒的散射问题,以及日冕和云雾等大气现象对光线传输的影响等。根据入射电磁波的类型,米氏理论分为经典米氏理论和广义米氏理论。

4.4.1 经典米氏理论

经典的米氏理论要求入射波为平面均匀电磁波。根据米氏理论的描述,其散射模型示意图如图 4-9 所示。散射体半径为 R,相对周围介质的折射率 m。散射体的中心位于直角坐标原点处,平面均匀电磁波沿 z 方向入射。散射场中有一点 P,场点 P 到原点的距离为 r,散射角 θ 为 z 轴与 R 方向的夹角。

场点 P 的散射光强为

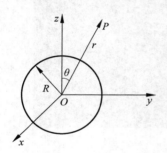

图 4-9 米氏理论散射模型图

$$I_{\mathrm{s}} = \frac{\lambda^2}{4\pi^2 r^2} I_0 \left[i_1(\theta) + i_2(\theta) \right] \tag{4-18}$$

散射强度可以分解为平行于入射光方向的强度分量 i_1 以及垂直入射光方向的强度分量 i_2。而散射光强度分量与振幅函数 S_1 和 S_2 又存在如下的关系:

$$I(\theta, \varphi) = |S_1(\theta)|^2 \sin^2 \varphi + |S_2(\theta)|^2 \cos^2 \varphi \tag{4-19}$$

$$i_1(\theta) = |S_1(\theta)|^2 \tag{4-20}$$

$$i_2(\theta) = |S_2(\theta)|^2 \tag{4-21}$$

式中,φ 为偏振光的偏振角;S_1 和 S_2 为振幅函数,它们可以表示为

$$S_1(\theta) = \sum_{n=1}^{\infty} \frac{2n+1}{n(n+1)} (a_n \pi_n + b_n \tau_n) \tag{4-22}$$

$$S_2(\theta) = \sum_{n=1}^{\infty} \frac{2n+1}{n(n+1)} (a_n \tau_n + b_n \pi_n) \tag{4-23}$$

式中,a_n 和 b_n 是米氏系数,它们的表达式中包含贝塞尔函数和汉克尔函数,具体的表达式为

$$a_n = \frac{\varphi_n(\alpha)\varphi_n'(m\alpha) - m\varphi_n'(\alpha)\varphi_n(m\alpha)}{\xi_n(\alpha)\varphi_n'(m\alpha) - m\xi_n'(\alpha)\varphi_n(m\alpha)} \tag{4-24}$$

$$b_n = \frac{m\varphi_n(\alpha)\varphi_n'(m\alpha) - \varphi_n'(\alpha)\varphi_n(m\alpha)}{m\xi_n(\alpha)\varphi_n'(m\alpha) - \varphi_n'(\alpha)\varphi_n(m\alpha)} \tag{4-25}$$

式中，φ_n 和 ε_n 分别是贝塞尔函数和第一类汉克尔函数；π_n 和 τ_n 为仅与散射角有关的连带勒让德函数；m 表示粒子相对于周围环境的相对折射率；α 为尺寸参数，定义为等于 2π 除以波长，$\alpha = 2\pi R/\lambda$，其中波长 λ 指的是波束在周围介质中的波长。

在米氏散射理论中，有两个很重要的概念，即散射系数和消光系数。散射颗粒在单位时间内散射的全部光能量 E_{sca} 与入射光强 I_0 之比称为散射截面，记作 C_{sca}，散射系数 Q_{sca} 等于散射截面与散射体迎着光传播方向的投影面积 S_p 之比。消光系数等于散射系数和吸收系数的和，当介质为耗散介质时，散射和吸收同时存在，而当介质为非耗散介质时，吸收不存在，散射系数在数值上与消光系数相等。根据经典米氏散射理论，散射截面和消光截面的计算满足：

$$C_{sca} = \frac{\lambda^2}{2\pi} \sum_{n=1}^{\infty} (2n+1)(|a_n|^2 + |b_n|^2) \tag{4-26}$$

$$C_{ext} = \frac{\lambda^2}{2\pi} \sum_{n=1}^{\infty} (2n+1)\mathrm{Re}(a_n + b_n) \tag{4-27}$$

4.4.2　广义洛伦兹-米氏理论

经典的洛伦兹-米氏理论是描述线性极化平面波和均匀类球状粒子电磁散射关系的一种严密方法。自激光出现以来，不同类型粒子和激光光束（基模高斯光束、厄米高斯波束、平顶波束及贝塞尔波束等）相互作用的问题就一直是一个吸引人的课题，其应用遍及各个学科领域的前沿技术，包括粒子测量（particle sizing），拉曼散射诊断学（Raman scattering diagnostics），光学操控（optical manipulation）以及新型光学器件的设计。这些新的应用及要求促使经典 LMT 在任意激光波束和任意粒子形状上得以扩展。其中，Gouesbet 等[25]利用 Bromwich 公式分析了高斯波束与球形粒子的相互作用关系，提出了广义洛伦兹-米氏理论（generalized Lorenz-Mie theory，GLMT），此理论方法将有形入波束的电磁场分量分解成各阶球矢量波函数的叠加，其中相应的展开系数称为波束因子，然后利用分离变量法在所研究微粒相应的坐标系中对电磁场方程进行精确求解，此方法被公认为研究有形波束与规则粒子之间相互作用的重要理论方法[26]。GLMT 建模的关键是对波束因子进行评估计算，在球形坐标下，计算波束因子的方法主要有积分法、有限级数法、区域近似法和积分区域近似法。

光致空泡的尺寸特性及物态特性须通过对时间分辨的偏转信号进行解析而获

得。因空泡吸收特性可忽略,采集到的偏转信号实质上表征了空泡的散射行为,因空泡散射导致了信号偏转,故本书中"偏转"与散射在某种意义上是等同的。在光致空泡的运动过程中,空泡尺寸可与波束宽度相比拟,此时仅适用于描述平面波入射情况的经典 LMT 理论,不适宜描述该工况下粒子的散射特性。因空泡在振荡过程中,空泡壁多处于自由界面的状态,空泡呈球形,这种情况下散射问题可归结为:基模高斯光束与离轴或在轴非磁性球形散射体相互作用的问题。因高斯光束的横向振幅呈高斯分布(空间轴对称),光强最强点位于光束束腰中心,此空间位点为光致空泡形成的初始参考位点。光致空泡是一个内含水蒸气及其他不溶气体的复杂散射体,因空泡吸收特性可忽略,故本书将尺寸具有时间动态特性的空泡与高斯光束相互作用的问题简化为多空间尺度的非吸收球形散射体与在轴正入射高斯光束相互作用的问题。可采用 GLMT 对上述轴对称有形光束与球形散射体相互作用的问题进行理论描述。在这种情况下,GLMT 与仅适用于描述平面波入射的LMT 两者具有相似的表达式,唯一的区别在于 GLMT 引入了可描述有形波束的参数——波束因子 g_n [25]。波束因子独立于目标散射体而存在,其表达式为

$$
\begin{cases}
g_n = \dfrac{2n+1}{\pi n(n+1)} \cdot \dfrac{1}{(-1)^n i^n} \cdot \int_0^\pi \int_0^\infty ik \cdot r \cdot \sin^2\theta \cdot f \cdot \exp(-i \cdot kr\cos\theta) \cdot \\
\quad \psi_n^{(1)}(kr) \cdot P_n^{(1)}(\cos\theta) d\theta \cdot d(kr) \\
f = i \cdot Q \cdot \exp\left(-iQ\,\dfrac{r^2\sin^2\theta}{w_0^2}\right) \cdot \left(1 - \dfrac{2Q}{l} r\cos\theta\right), \quad Q = \dfrac{l}{i+2w}, l = kw_0^2
\end{cases}
$$

(4-28)

式中,k 为入射光在颗粒周围介质中的波数,$k = m_f \cdot \omega/c$(ω 为角频率,c 为光速,m_f 为周围流体介质折射率);f 为径向基函数(radical basic function);$\psi_n^{(1)}$ 为黎卡提-贝塞尔函数。当高斯光束的波束宽度趋于无穷大时,此有形波束退化为平面波,此时波束因子 $g_n = 1$。

在 GLMT 中,因波束因子涉及多重积分,导致其计算速率较慢。一些研究学者就如何高效地计算波束因子的问题进行了探究,其中针对入射波束为高斯光束且波束坐标系与散射体坐标系重合的情况,Gouesbet 等[27]采用区域近似法求解波束因子:

$$
g_n = e^{-\left[\frac{(n+0.5)\cdot\lambda}{2\pi w_0}\right]^2}
$$

(4-29)

该算法可在很大程度上简化计算。当运行截止阶数 n_{stop} 及无因次尺寸参数 x 较大时,式(4-29)可提供与其他理论方法一致的运行精度,且运算效率较高。此时米氏散射系数 a_n 与 b_n 可修正表示为 A_n 与 B_n:

$$
\begin{cases}
A_n = a_n \cdot g_n \\
B_n = b_n \cdot g_n
\end{cases}
$$

(4-30)

Tsai 和 Pogerzelski[28] 将傍轴近似下高斯波束采用圆柱标量波函数进行展开，所得到的级数展开式为麦克斯韦方程组严格解的近似。本书将此方法与上述的区域近似法所得的建模结果进行了对比分析，如图 4-10 所示。其中在轴入射的高斯光束波长 $\lambda = 632$ nm，束腰半径 $w_0 = 1.2\ \mu\mathrm{m}$。固定束腰半径 w_0，变化空泡半径 R，可得标准化的散射强度极坐标分布图。结果表明，对于小尺寸空泡，两种计算结果完全一致；对于大尺寸空泡，两种方法计算结果基本吻合，证明区域近似法的可靠性。考虑到区域近似法可高效地处理高截止阶数的运算工况，因此本书采用区域近似法描述光致空泡的散射问题。

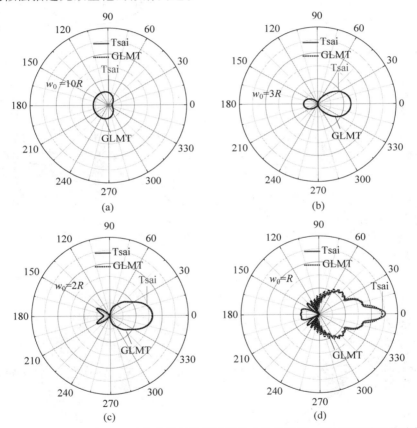

图 4-10　有限宽高斯光束对空泡散射的两种描述方法的比较：GLMT 区域近似法与
　　　　　Tsai 提出的精准计算法[29]
(a) $w_0 = 10R$；(b) $w_0 = 3R$；(c) $w_0 = 2R$；(d) $w_0 = R$
（请扫 Ⅸ 页二维码看彩图）

为了验证波束的空间分布对空泡散射的影响，分别假定入射光束为空间轴对称分布的有形高斯光束（束腰半径为 1.2 μm）及空间分布均一的平面波，两波束波

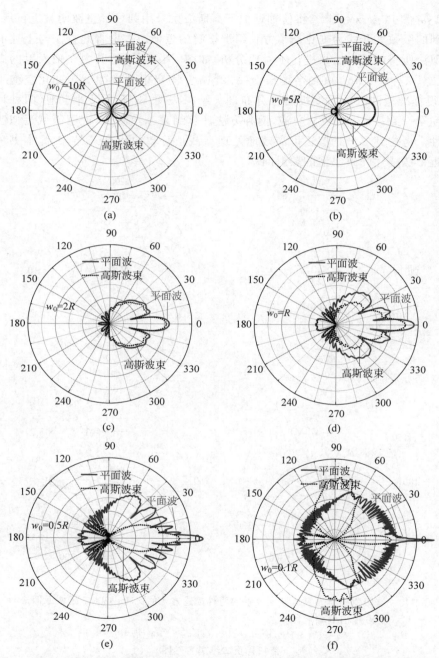

图 4-11 平面波与高斯波束两种波束入射下不同尺寸空泡的标准化散射光强极坐标分布的比较

(a) $w_0 = 10R$；(b) $w_0 = 5R$；(c) $w_0 = 2R$；(d) $w_0 = R$；(e) $w_0 = 0.5R$；(f) $w_0 = 0.1R$[29]

（请扫Ⅸ页二维码看彩图）

长皆为 632 nm,初始强度相同。图 4-11 给出了 R/w_0 比率分别为 0.1、0.2、0.5、1、2 及 10 时,两种波束入射下不同尺寸空泡的标准化散射光强极坐标分布。从图中可以看出,当束腰宽度 w_0 远小于空泡尺寸 R 时,平面波随散射角变化矢极线与高斯光束入射下的结果基本一致,随着空泡尺寸的增大,散射光强呈现向前向集中的趋势,矢极线随散射角的振荡频率增加,侧向旁瓣(或称分叶结构)出现,当 $w_0 \leqslant 0.5R$ 时,两者矢极线的分布差异逐渐显现。因此,在实际建模时,当 $w_0 > 0.5R$ 时,经典 LTM 仍可适用于描述空泡的散射光强分布;当 $w_0 \leqslant 0.5R$ 时,考虑建模的精确性,须使用 GLTM 模型进行分析建模。

考虑到前向散射具备较高的散射效率,故前向小角度检测是最优的信号检测方式。为了得到具备最佳信噪比的信号,实验设计中采用前向小角度接收的方式,采集光致空泡演变过程的散射信号。根据 Bromwich 公式对有形波束与均匀介质球相互作用的远场散射描述,在任意前向散射角度范围,散射光在特定散射截面的计算表达式如下[25]:

$$\begin{cases} C_{sca} = \int_{\theta=0}^{\theta=\theta_{max}} \int_{\varphi=0}^{\varphi=2\pi} (I_\theta^+ + I_\varphi^+) \cdot r^2 \sin\theta \, d\theta \, d\varphi \\ \begin{bmatrix} I_\theta^+ \\ I_\varphi^+ \end{bmatrix} = \frac{\lambda^2}{4\pi^2 r^2} \begin{bmatrix} |S_2|^2 \\ |S_1|^2 \end{bmatrix} \end{cases} \tag{4-31}$$

式中,θ_{max} 为前向接收角,利用该式可得出任意散射角范围内的散射截面,在既定的实验系统中,θ_{max} 为由收集前向散射信号的物镜所决定的常数,本章所示的图例中,如图 4-14 所示,θ_{max} 取为 0.15 rad。通过散射光信号可解析空泡方位、尺寸参数及演化相等物理信息,而对于散射光信号模型构建中一个重要参数为光致空泡的光学折射率。具体利用米氏理论求解微小球形粒子散射信号的算法流程图如图 4-12 所示。

对于纳米颗粒介导的热致空泡而言,水中能量沉积由热扩散引起。由于空泡内含水蒸气及空气等气体,其折射率依赖于泡内温度、压强及探测激光的波长。当脉宽大于热扩散时间时($\tau_L > 1$ ns),温度引起水的折射率 n_{ref} 变化会动态影响纳米颗粒对光的共振吸收,因此在热致空泡模型中需要考虑折射率的动态变化,图 4-13 为水介质的光学折射率随压强及温度场变化的分布图。

通过 Gilmore 空泡动力学模型预测任意尺寸空泡的运动学演变过程,结合式(4-31),可重塑空泡演变过程中的散射信号。值得注意的是,由于空泡的存在,探测激光在传播过程中发生散射偏转,使得光电探测器采集到的前向光散射信号减弱而低于初始的基线值(不存在空泡时采集到的光电信号),探测器采集到的信号为其相对变化强度,因此探测器探测的信号与建模中散射截面呈反相关。图 4-14 展示了不同尺寸的空泡随时间演变过程中,其散射信号随空泡变化曲线,其中自由球形空泡的膨胀与坍缩过程具备高度对称性。由图示可知,当 w_0 远大于空泡最大

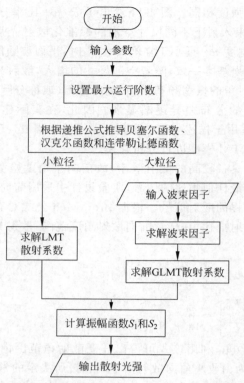

图 4-12　计算球粒子散射强度的算法流程图

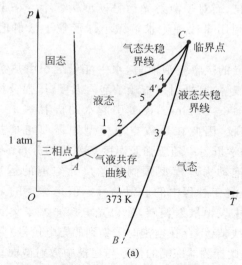

(a)

图 4-13　光热致空泡光学折射率的界定
(a) 水的压力-温度热力学相图；(b) 水的折射率随压强、温度的三维分布图
（请扫 IX 页二维码看彩图）

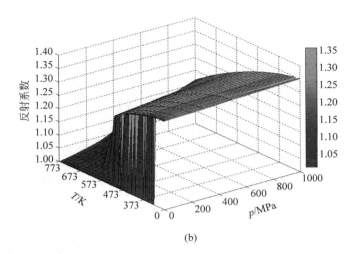

(b)

图 4-13 （续）

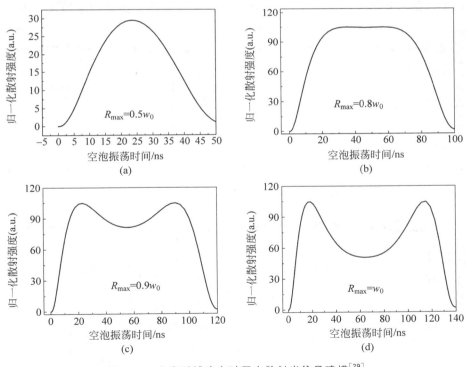

图 4-14 空泡时域演变过程中散射光信号建模[29]

（a）$R_{max}=0.5w_0$；（b）$R_{max}=0.8w_0$；（c）$R_{max}=0.9w_0$；

（d）$R_{max}=w_0$；（e）$R_{max}=1.1w_0$；（f）$R_{max}=1.2w_0$

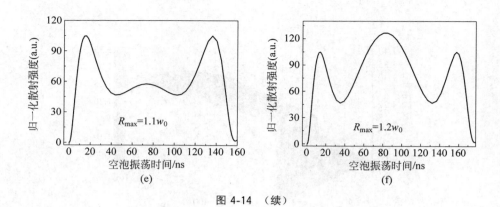

图 4-14 （续）

半径 $R_{\max}$ 时，时域散射信号存在单个极值点；当空泡半径 $R_{\max}=0.8w_0$ 时，时域散射信号出现平台期；当 $R_{\max}\geqslant 0.9w_0$ 时，时域散射信号随着空泡半径的增大，振荡次数增多，出现多个极值点。本书对不同尺寸空泡运动演变过程中所引起的前向偏转信号进行了实验采集，以验证上述空泡散射建模仿真的准确性。图 4-15

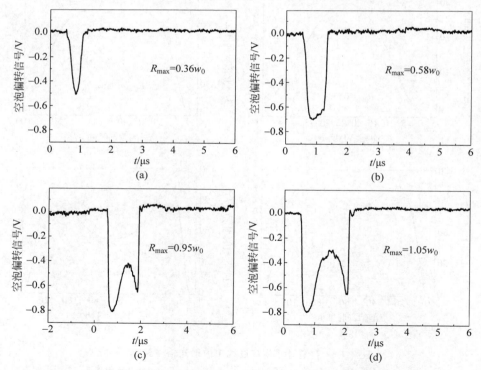

图 4-15 实验采集到的不同尺寸空泡演变过程中的偏转信号[29]

(a) $R_{\max}=0.36w_0$；(b) $R_{\max}=0.58w_0$；(c) $R_{\max}=0.95w_0$；(d) $R_{\max}=1.05w_0$

展示了实验采集到的不同尺寸空泡在时域演变过程中的前向偏转信号,其中 w_0 表示采用光学成像方式获取的波束宽度,由图可知,在同等工况下,实验采集的信号波形图与散射模型预测的波形图轮廓基本一致。考虑到利用光学成像的技术方法表征波束宽度时存在诸多困境,如成像分辨率受限于光学衍射极限及成像设备的空间分辨率,而时域散射光分析方法可以克服上述弊端,对微纳量级的波束宽度进行评估与表征。

4.5　本章小结

本章主要介绍了空泡产生过程中所涉及的理论方法,主要内容总结如下。

（1）讨论了水的相变理论及空泡成核理论,并界定了空化气泡形成的阈值条件。

（2）讨论了空泡运动过程的数学描述方法。基于考虑固-液界面表面张力、液体黏滞力及可压缩性的经典 Gilmore 模型,对微纳空间尺度及时间尺度下的空化空泡振荡过程进行理论分析。从理论角度研究了热致空泡的运动规律及特征参数,得到了各项参数对空泡振荡行为的影响。

（3）基于广义洛伦兹-米氏散射理论,研究了随时间动态变化的热致空泡与有形探测光束相互作用的问题,系统分析了激光光束宽度与空泡半径之比这个无量纲空间参量对空化气泡散射波形轮廓的影响。本章还将理论及实验的研究结果进行了对比,包括反映空泡动态变化的散射光信号数值建模结果与在同等工况下获取的前向偏转信号实验测量结果,验证数值模型的可靠性,以及采用此数值模型研究热致空泡动态散射行为的可行性,从而建立了理论分析及实验测量之间的桥梁。

本章的理论分析及数值建模研究工作为后续章节开展空化气泡特性的实验研究奠定了重要理论基础。

参考文献

［1］　王洪刚.热弹性力学概论［M］.北京：清华大学出版社,1989.

［2］　ANDERSON R R,PARRISH J A. Selective photothermolysis—precise microsurgery by selective absorption of pulsed radiation［J］. Science,1983,220(4596)：524-527.

［3］　张海燕.相变过程中的亚稳态和失稳分解现象［J］.物理与工程,2010(6)：19-22＋28.

［4］　VOGEL A,NOACK J,HUTTMAN G, et al. Mechanisms of femtosecond laser nanosurgery of cells and tissues［J］. Applied Physics B,2005,81(8)：1015-1047.

［5］　VOGEL A,VENUGOPALAN V. Mechanisms of pulsed laser ablation of biological tissues ［J］. Chemical Reviews,2003,103(2)：577-644.

[6] SAUL A，WAGNER W. A fundamental equation for water covering the range from the melting line to 1273 K at pressures up to 25000 MPa[J]. Journal of Physical and Chemical Reference Data，1989，18(4)：1537.

[7] KISELEV S B. Kinetic boundary of metastable states in superheated and stretched liquids [J]. Physica A，1999，269(2-4)：252-268.

[8] YABLONOVITCH E，BLOEMBERGEN N. Avalanche ionization and the limiting diameter of filaments induced by light pulses in transparent media[J]. Physical Review Letters，1972，29(14)：907-910.

[9] PALTAUF G，SCHMIDT-KLOIBER H. Model study to investigate the contribution of spallation to pulsed laser ablation of tissue[J]. Lasers in Surgery and Medicine，1995，16(3)：277-287.

[10] TREEBY B，COX B. MATLAB toolbox for the time-domain simulation of acoustic wave fields[OL]. http://www. k-wave. org. [2022-10-01].

[11] DAGALLIER A，BOULAIS E，BOUTOPOULOS C，et al. Multiscale modeling of plasmonic enhanced energy transfer and cavitation around laserexcited nanoparticle[J]. Nanoscale，2017，9(9)：3023-3032.

[12] RAYLEIGH L. On the pressure developed in a liquid during the collapse of a spherical cavity[J]. Philosophical Magazine，1917，34(200)：94-98.

[13] PORITSKY H. The collapse or growth of a spherical bubble or cavity in a viscous fluid [J]. Journal of Applied Mechanics Transactions of the Asme，1951，18(3)：332-333.

[14] IVANY R D，HAMMITT F G. Cavitation bubble collapse in viscous，compressible liquids—numerical analysis[J]. Journal of Basic Engineering，1965，87(4)：977-985.

[15] PLESSET M S. The dynamics of cavitation bubbles[J]. Journal of Applied Mechanics，1949，16：277-282.

[16] GILMORE F R. The growth or collapse of a spherical bubble in a viscous compressible liquid[J]. California Institute of Technology，Pasadena，CA. (unpublished)，1952.

[17] LAUTERBORN W，KURZ T. Physics of bubble oscillations[J]. Reports on Progress in Physics，2010，73(10)：106501.

[18] VOGEL A，LAUTERBORN W，TIMM R. Optical and acoustic investigations of the dynamics of laser-produced cavitation bubbles near a solid boundary[J]. Journal of Fluid Mechanics，1989，206：299-338.

[19] 吕涛，陈昉，张伟. 聚焦调 Q 脉冲激光水下诱导空化泡和冲击波实验研究[J]. 激光与光电子学进展，2015，52(5)：135-142.

[20] GILMORE F R. The growth or collapse of a spherical bubble in a viscous compressible liquid[M]. Pasadena，Calif. ：California Institute of Technology，1952.

[21] PALTAUF G，SCHMIDT-KLOIBER H. Microcavity dynamics during laser-induced spallation of liquids and gels[J]. Applied Physics A，1996，62(4)：303-311.

[22] VOGEL A，BUSCH S，PARLITZ U. Shock wave emission and cavitation bubble generation by picosecond and nanosecond optical breakdown in water[J]. Journal of the Acoustical Society of America，1996，100(1)：148-165.

［23］ RIDAH S. Shock-waves in water[J]. Journal of Applied Physics,1988,64(1)：152-158.

［24］ FUCHS K. Material injection into cells by nano pump with antiphase oscillating laser-induced cavitation[D]. Lübeck：Universität zu Lübeck,2012.

［25］ MAHEU B,GOUESBET G,GRÉHAN G. Light scattering from a sphere arbitrarily located in a Gaussian beam,using a Bromwich formulation[J]. Journal of the Optical Society of America A,1988,5(9)：1427-1443.

［26］ 韩璐. 椭球粒子与激光有形波束的相互作用研究[D]. 西安：西安电子科技大学,2014.

［27］ GREHAN G,MAHEU B,GOUESBET G. Scattering of laser beams by Mie scatter centers：numerical results using a localized approximation[J]. Applied Optics,1986,25(19)：3539-3548.

［28］ POGORZELSKI R J,TSAI W C. Erratum：Eigenfunction solution of the scattering of beam radiation fields by spherical objects[J]. JOSA,1975,65(12)：1457-1463.

［29］ 王思琪. 金纳米颗粒介导的激光热致空泡及其衍生的光声效应的机理研究[D]. 西安：西安交通大学,2019.

第 5 章

空化气泡检测原理及实验系统平台

5.1 概述

　　水中光致空化气泡实验平台按功能可以划分为若干模块，这些模块围绕着测量池布置开，实验系统框图如图 5-1 所示。包括：激光泵浦源模块；偏转（散射）光检测模块；纳秒散光灯高速摄影模块；高速摄影机成像模块；等离子体成像模块；光声检测模块。使用模块的概念是因为这些技术既可以单独使用也可以结合其他技术一起使用，每一种技术形成一种独立的测量模块。

　　为了在广阔的波长-脉宽参数空间研究光致空化气泡现象，需要使用多种泵浦激光系统。本书主要介绍泵浦源波长跨度为 330～1100 nm，脉宽跨度为 250 fs 至 10 ns 的激光系统。它们可以分为"固定"波长激光系统和波长可调激光系统。固定波长激光系统指激光只能发出红外（IR）波段的基波，可见（VIS）波段的双倍频波，以及紫外（UV）波段的三倍频波。它们包括：Yb：glass 泵浦飞秒激光系统；单纵模（slm）、多纵模（mlm）纳秒 Nd：YAG 泵浦激光系统；以及单纵模微芯片 Nd：YAG 泵浦激光系统（2 套）。波长可调激光系统是指泵浦光源与光学参量振荡器结合后实现激光波长的连续可调。它包括单纵模纳秒光学参量振荡器（OPO）系统以及飞秒光学参量放大（OPA）系统。图 5-2 所示为这 5 种泵浦激光系统在波长-脉宽参数空间的分布，每套系统的特点和具体参数将在下文中详细阐述。固定波长激光测量空化气泡半径随入射能量的变化关系；2 套波长可调激光测量光致击穿阈值随波长的变化关系。

　　偏转光检测模块由高速光电二极管、高速示波器、连续探测激光构成。探测激光被空化气泡散射，引起散射信号的变化，这种微弱的散射光信号可通过高速光电

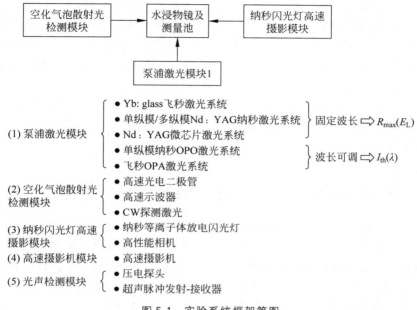

图 5-1　实验系统框架简图

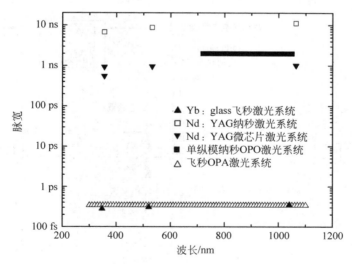

图 5-2　泵浦激光系统在波长、脉宽参数的空间分布

二极管-示波器组合捕捉到。偏转光信号中包含有空化气泡振荡时间 T_{osc} 的信息，利用修正瑞利模型可以高效、准确地从空化气泡振荡时间 T_{osc} 推导出空化气泡最大半径 R_{max}。

纳秒闪光灯高速摄影模块包括纳秒等离子体放电闪光灯和一个高性能相机。

该模块能直接拍到 1 μm 以上的空化气泡。纳秒闪光灯摄影术用来验证散射光检测技术及修正瑞利模型的可靠性。该模块与等离子摄影术以及高速摄影模块通用,区别在于:等离子体摄影时无需外加纳秒闪光灯,相机处于长时间曝光模式;高速摄影技术采用高速摄影机对单个事件一次直接成像,而纳秒闪光灯摄影模块是对可重复事件的多次拍摄。

光声检测模块由水浸非聚焦式压电探头和超声脉冲发射-接收器组成,主要用于检测热致空泡产生后,其发育与溃灭过程发出的声辐射。

这些模块构成了一个多模态泵浦-探测实验系统。

5.2 多模态泵浦-探测实验系统

图 5-3 所示为水中光致击穿实验平台。该实验装置用于测量光致击穿阈值,以及研究空化气泡半径随激光能量的变化关系。激光泵浦源模块将在 5.3 节中详述。纳秒闪光灯高速摄影模块由纳秒等离子体放电闪光灯和一个高性能相机构成(图 5-3 中横向所示)。它是一种光学高速阴影摄影术[1,2],精度在 1 μm 左右。偏转光检测模块由连续探测激光、高速光电二极管、高速示波器构成(图 5-3 中纵向所示)。它是一种高灵敏度、高精度的间接检测手段。

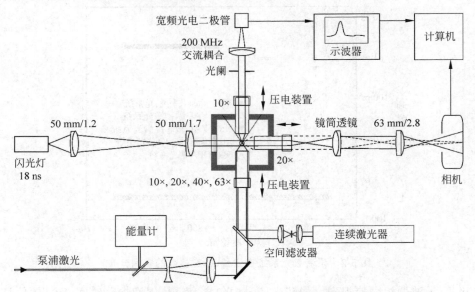

图 5-3　激光在水中诱导光致击穿实验平台系统框图

图 5-3 中最中间的方形区域为水浸物镜及测量池模块。泵浦激光在这里聚焦,从而产生空化气泡。如图 5-4 所示,为了避免高倍物镜下出现的球差,在原有

物镜基础上自行设计加工了水浸物镜。这些物镜包括 10 倍、20 倍、40 倍及 63 倍，对应于数值孔径范围（0.3 ≤ NA ≤ 0.9），自由工作距离为 2.2～3.6 mm。这些水浸物镜通过加工而嵌在测量池池壁中。如果不使用水浸物镜，则会由于球差而在水中产生多点击穿[3]。多点击穿在主焦点附近分布较广，因此不利于细胞纳米手术精度的控制。

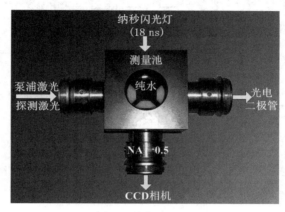

图 5-4　水浸物镜及测量池

　　泵浦激光先经过扩束，扩束后光束横截面辐射度分布均匀，完全充满水浸物镜入射光瞳。泵浦光经物镜后在焦平面形成艾里衍射图样[4]。焦点位于艾里衍射图样中心，由于中心处辐射度最强，所以光致击穿现象发生在焦斑处。利用高速机械快门从脉冲序列中选出单个脉冲。将小部分光分束到能量计上，可获得脉冲能量。通过半波片与薄膜偏振片组合或者菲涅耳菱体型相位延迟器与格兰（Glan）偏振器组合，可以精确控制脉冲能量。本书选用超纯水作为光致击穿电介质，超纯水需经过 0.22 μm 的微过滤器（Millipore 公司）过滤掉水中可能存在的微小杂质。

　　图 5-5 为热致空泡的多模态检测实验系统图，该系统用于激励光热致空泡的产生并实现空泡的多模态检测。整个实验系统按功能可划分为激光泵浦模块、光偏转检测模块、成像模块、光声信号检测模块和时序控制模块。相比于图 5-3 所示的激光在水中诱导光致击穿实验平台系统框图，增加了光声检测功能。

　　泵浦模块主要用于激励样本溶液，诱导激光热致效应的产生。其核心部件为调 Q 倍频 Nd：YAG 固体激光器。泵浦激光器的重复频率可通过调控谐振腔内闪光灯的重复频率进行调控。单脉冲的激光能量可由两种方式进行内部调控：一是通过改变施加到闪光灯的控制电压值；二是调控闪光灯触发与 Q-switch 触发之间的延迟时间。然而，这两种调控能量的方式并不是等价的，因为改变闪光灯的控制电压会影响功率传递效率，从而改变输出激光光束的空间轮廓。这种能量调控方式会导致光束聚焦行为的改变并影响热致空泡阈值的评估，因此本书采用第二种

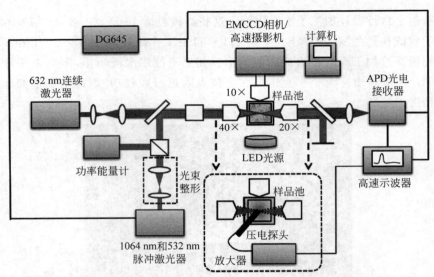

图 5-5　激光在水中诱导产生光热空泡实验平台系统框图

（请扫Ⅸ页二维码看彩图）

内部调控方式进行能量的初级调控。需要注意的是，无论使用上述任一种调控方式，Q-switch 触发的延迟皆会改变，须在进行多级时序控制时加以注意。半波片（$\lambda/2$ 波片）及偏振片的组合装置可用于实现激光能量的二级调控（精密衰减控制）。50%分光镜将经过透镜组扩束后的泵浦光束均分为两束，一束到达功率能量计探头靶面（Ophir PE50-DIF-C），可实现对入射泵浦激光能量的实时监测与记录；另一束经二向色镜后与探测激光合束，经由 40 倍物镜聚焦到样品溶液中。40 倍物镜可增大聚焦会聚角，有效地防止热致效应率先发生在其他区域，从而保证初始的激光热致空泡发生在焦点附近。

热致空泡检测过程中采用的光偏转检测模块主要由中心波长为 632 nm 的氦氖（He-Ne）气体连续激光器（HNL 020RB，Thorlabs）、25 kHz～200 MHz 的宽频光电二极管（HAS-X-S，FEMTOWATT），以及 4 通道最高采样率可达 5 GSa/s，最高带宽为 2.5 GHz 的高速示波器（PTE1204，Rohde & Schwarz）组成。连续探测光经扩束后与泵浦激光合束，并被调整至共轴共焦状态。当样本溶液中产生热致扰动时，经过扰动区域的透射光会偏离原始路径，从而发生信号偏转，使得采集到的透射光信号偏离原始基线。此透射信号经 20 倍物镜（NA=0.4）聚焦到后端的交流（alternating current，AC）耦合光电二极管。考虑到光电二极管损坏阈值的限定，需阻断高功率密度的泵浦激光的进入，本系统将一个截止波长为 605 nm 二向色镜（Dmlp 605，Thorlabs）放置于二极管前端，可有效分离泵浦与探测这两束不同光谱的激光，进而避免泵浦激光进入光电二极管引起的设备损伤。采用 AC 耦合的方式可移除未经扰动区域的强入射光干扰而引起的偏置分量,增强采集信号的信噪比。考虑到光电二极管感光靶面较小,本模块设计中引入聚焦透镜组,可增强信号强度,提高检测信号的灵敏度。

成像模块主要由电子倍增电荷耦合器件(CCD)(EMCCD,X897,Andor)显微成像装置、超高速显微成像装置(Fastcam SA-Z,Photron)、广谱发光二极管(LED)补光光源,以及三维精密微调位移平台构成。本模块中的 EMCCD 与高速摄影机直接成像装置并非同时工作,而是根据采集图像的特征分事件异步工作。其中 EMCCD 相机配置深度制冷装置,可在相机运作期间达到 $-90℃$ 的低温,从而减小暗电流,提高成像质量。芯片上设计的电子增益寄存器可在低噪声条件下实现单光子的灵敏度,适用于微弱信号成像。超高速显微成像装置(详细参数信息见表 5-1)可针对同一事件进行连续拍摄,针对高帧频速率与高空间分辨率的矛盾性,可根据测量信号特点进行初始化参数设定。例如,对于单次振荡周期较长,脉动次数较多的空泡可优先考虑成像的空间分辨率;对振荡周期较短,生存时间较小的空泡,可优先考虑帧频速率。此成像模块涉及的光路方向与耦合后的泵浦-探测光束方向正交垂直,成像信号来源于因热致扰动区域形成而诱发的侧向偏转信号。偏转信号经 10 倍物镜放大后进入后端的成像系统内。根据成像的主体设备不同,后端系统亦会有所调整,主体设备的承载及空间位置的调控由三维精密位移平台完成,通过此平台可调控焦点与成像靶向的相对位置,优化成像质量。设置 EMCCD 显微装置与泵浦激光模块同步触发,泵浦激光源诱发热致扰动而实现自体散射成像,其中泵浦光既为泵浦源,激励热致扰动的产生;又作为探测源,实现扰动区域瞬态成像。因此,成像系统不需要配置额外的补光光源。此成像系统的主要组成元件由陷波片及中性滤光片组构成:为了规避连续探测激光对成像感光单元的影响,成像镜头前放置 632 nm 陷波片阻隔探测光干扰信号;考虑到感光元件的易饱和特性,成像镜头前同时配置中性滤光片组,用于衰减进入镜头中的泵浦激光。考虑在临界阈值附近,热致扰动源(此处为热致空泡)尺寸为微纳量级,受限于 EMCCD 的空间分辨率,此成像装置无法正确评估空泡的空间尺寸,故此成像模块主要用于鉴定在临界状态附近,热致扰动是否发生(如果发生,将提供扰动源的空间位点分布信息)。空泡演变过程的动态信息可由超高速显微成像装置进行成像。此系统主要由高速摄影机、无闪频连续 LED 补光光源(最大功率为 120 W)及 532 nm 陷波片构成。高速显微装置须在极短时间内(但大于泵浦激光脉宽)实现对热致空泡的快速、多次采样,因自然光的强度无法满足成像要求,需要对拍摄对象进行补光。常见的补光方式分为反射补光及背光补光。在反射补光方式中,补光光源与成像镜头呈较小的夹角,光源经空泡反射后进入镜头,这种方式适用于拍摄帧速较低或只需较弱补光的情形。在背光补光方式中,光源、镜头及拍摄对象在同一轴线上,保证镜头有相对充足的进光量,适合高帧数的拍摄采集模式。通过调控补光光源的补光方式、照射角度及照射位置等可配置最佳的补光参数,空泡区域被均匀照亮且成像对比度最优,从而实现对热致空泡成像图片的高速及高质量的采集。

表 5-1　Fastcam SA-Z 超高速显微成像装置主要技术指标

参　数	技　术　指　标
全幅分辨率	1024×1024
最大帧频	224000 fps
触发模式	起始点触发、中心点触发、终止点触发、自选触发、随机触发
像素大小	20 μm
最短曝光时间	3.15 μs

　　光声信号检测模块主要由水浸非聚焦式压电探头(V324-N-SU,25 MHz,Olympus)、超声脉冲发射-接收器(5662PR,Olympus)、固定探头的光学支架及一维位移平台构成,如图 5-6 所示。此压电探头中心频率为 25 MHz,采样频率为 5 GSa/s。当泵浦激光入射到纳米颗粒时,颗粒表面的自由电子通过共振吸收光子,随后电子能量通过电子-声子耦合传递给声子;再通过声子-声子耦合,能量由高动能原子传递给低动能的原子;宏观表现为温度由纳米颗粒表面传递到周围液体介质中,引起固-液相表面温度升高,导致周围介质受热膨胀进而产生声波信号。当固-液相表面温度升高至临界相变温度时,热致空泡产生,其发育与溃灭都会发出剧烈的声辐射。此声波信号可由压电探头获取,探头位置与焦点位置可由一维位移平台进行调节,探头经防水卡口同轴连接或同轴电缆连接(BNC)线接连到超声脉冲发射-接收器,经放大滤波后输入高速示波器。

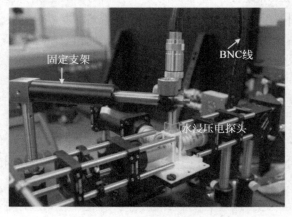

图 5-6　光声检测模块

时序控制模块核心部件为八通道数字延时脉冲发生器(DG645,Stanford Research Systems Inc.),主要用于调控各个模块的触发时间。

5.3　泵浦激光系统

1.激光谐振腔纵模、横模模式

激光的单色性是相对而言的。它并不是一种具有单一频率或波长的光。所有激光器产生的激光都有自己的带宽,也就是频率范围。激光的带宽主要由两个因素决定:①增益介质带宽;②激光器的共振腔。增益介质可以产生激光的频率范围称作增益带宽,如图 5-7(a)所示。例如,掺钛蓝宝石(Ti:sapphire)固体激光器增益带宽为 128 THz,中心波长 800 nm,波长范围高达 300 nm;相对而言,典型的氦-氖气体激光器的增益带宽为 1.5 GHz,中心波长 633 nm,波长范围仅为 0.002 nm。

另一个影响激光频率的因素是激光器的共振腔。在最简单的激光器中,激光器的共振腔是在增益介质的两端面对面地摆放两块平面镜(法布里-珀罗(F-P)腔)。光波在共振腔两端的平面镜之间反射的时候自身会产生相生干涉,从而在平面镜之间形成驻波,也称为模式[5]。这些驻波会产生离散的频率,称为激光谐振腔的纵模,如图 5-7(b)所示。这些模式是激光共振腔所能允许自发产生并在其间振荡的光波的频率,所有其他频率的光波都因相消干涉而被压制。对于简单的平面镜共振腔来说,共振腔的长度是模式对应光波半波长的整数倍,亦即 $L=q\times\lambda/2$,其中 q 是一个整数,称为模式的阶数[5]。

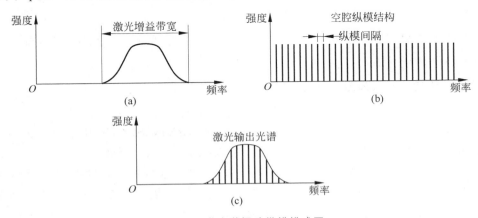

图 5-7　激光谐振腔纵模模式图

(a) 激光增益物质增益带宽;(b) 激光谐振腔允许的纵模模式;(c) 增益带宽下的纵模模式

在实际应用中,镜面间距 L 通常要远大于波长 λ,因此对应的模式阶数 q 非常大,通常在 $10^5 \sim 10^6$。通常人们对相邻的两个模式即 q 和 $q+1$ 之间的频率间隔非常感兴趣,对于长度为 L 的线性共振腔来说,这个频率间隔 $\Delta\nu = c/2L$,其中 c 为光速。采用频率间隔公式可以计算出,对于一个镜面间距为 15 cm 的小型激光器,其纵模间的频率间隔为 1 GHz。因此,在上文中给出的两个激光器中,氦-氖气体激光器的带宽为 1.5 GHz,因此可以允许 1～2 个纵模;而 Ti:sapphire 固体激光器的带宽为 128 THz,因此可以允许 128000 个纵模。当多于一个纵模在谐振腔被激发的时候,激光器处在多纵模工作状态;而如果仅有一个纵模在谐振腔被激发,则激光器处在单纵模工作状态,如图 5-7(c)所示。

在一个简单的激光器中,这些纵模模式都是独立振荡的,模式之间没有固定的关系,就好像一组彼此独立、频率稍有不同的激光从激光器中同时射出一样。每一束光的相位都没有固定,而且相位可能因为各种原因产生随机的变化[5]。在只有很少的几个振荡模式的激光器中,纵模模式间干涉会产生激光输出的纵模拍频现象。这会引起激光强度的随机波动,在时域波形上会呈现出不规则的尖峰。本节内容为后文提到的单纵模、多纵模纳秒激光系统,单纵模微芯片纳秒激光系统,以及单纵模纳秒 OPO 激光系统做铺垫。

在光学谐振腔中谐振腔可以允许多种横模模式存在,例如 TEM_{00}、TEM_{01}、TEM_{10}、TEM_{11} 等。在激光系统设计中,人们一般会尽量遏制除了基模以外的其他模式。在仅有 TEM_{00} 模式的理想情况下,光束的横截面为高斯形状,光斑最小。然而,通常不可避免地会有其他高阶横模模式的混杂,从而造成横模质量下降,光斑变大。Siegman[6] 定义了光束质量因子 M^2 来描述激光束横模质量:

$$M^2 = \frac{\theta \times \pi \times \omega_0}{\lambda} \tag{5-1}$$

式中,θ 是光束发散半角,ω_0 是束腰半径,λ 是波长。光束在理想 TEM_{00} 高斯光束下,M^2 因子为 1。

2. 固定波长泵浦激光系统

1) Yb:glass 泵浦飞秒激光系统

如图 5-8 所示,一台型号为 IC-1045-30-fs RegAmp/SHG/THG(high Q laser production)的 Yb:glass 飞秒激光系统安装在光学平台上。经放大级发出的激光脉冲其脉宽为 350 fs,中心波长为 1040 nm,脉冲能量为 45 μJ,脉冲重复频率为 1 kHz。双倍频后波长为 520 nm,脉宽为 306 fs,脉冲能量为 21 μJ。三倍频后波长为 347 nm,脉宽为 280 fs,脉冲能量为 2.5 μJ。经由两个高速快门组合(uniblitz electronics),可以从 1 kHz 脉冲序列中选出单个脉冲。

泵浦激光能量的调节与测量:测量光致击穿阈值时,需要按一定步长逐渐增

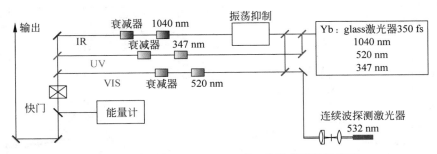

图 5-8　固定波长 Yb：glass 泵浦飞秒激光系统示意图

加泵浦激光能量直至阈值,因此需要精确调节泵浦激光能量。为了达到这个目的,本书采用半波片与薄膜型偏振片组合的光衰减器来调节。光的透射率取决于半波片光轴方向与薄膜型偏振片偏振方向间的夹角。因此,通过缓慢旋转半波片能够微调透射激光束的能量。由于不同激光波长下需选用对应的半波片与薄膜型偏振片。而且在实验中往往需要大的能量衰减范围,因此,在实验装置中对于 UV、VIS、IR 3 个波段的泵浦激光,采用了每个波段 2 组,一共 6 组光衰减器。为准确地测量激光脉冲能量,可将一小部分泵浦激光分束到激光能量计上测得。

　　2) 单纵模、多纵模纳秒 Nd：YAG 泵浦激光系统

　　多纵模拍频现象引起的皮秒尖峰会强烈地影响到光致击穿阈值。人们之前在对纳秒激光光致击穿研究中没有仔细关注这一现象。虽然早前有人注意到过激光脉冲时空结构的重要性(参看 Bloembergen 1974 年写的综述文章[7]),但人们更多关注的是激光束的横模形状,而纳秒激光束的时域波形鲜有讨论。有一个特例是Glebov 等的工作[8],他们指出,纳秒激光的时域波形强烈地影响光致击穿阈值的锐度。然而在他们的研究中仅测试了 Nd：YAG 激光基波波长 1064 nm 的时域结构,并且此时域波形是通过法布里-珀罗干涉仪间接测得的,而非直接测得。

　　本书通过 2 套单纵模/多纵模纳秒激光系统对这种影响进行了系统分析。其中使用 Quanta-Ray Nd：YAG 纳秒激光系统(Spectra Physics),基波波长 1064 nm。该激光系统可以在单纵模模式与多纵模模式间进行切换。单纵模模式下的时域波形呈平滑的高斯波形,而多纵模模式下的时域波形呈不规则的随机皮秒尖峰,如图 5-9 所示。光束质量因子 $M^2 \approx 1.9$。除了基波波长(图 5-9(a)),该激光还可以通过二倍频和三倍频获得波长 532 nm(图 5-9(b))和 355 nm(图 5-9(c))的光束。除此之外,本书热致空泡的激发采用的是调 Q 倍频 Nd：YAG 固体激光器(Q-smart 450,Quantel),该激光器可发射中心波长为 532 nm,半峰全宽(FWHM)为 5 ns,最大重复频率为 10 Hz 的泵浦脉冲。泵浦脉冲光束远场横截面呈高斯分布,光束质量因子 $M^2 < 2$,光束发散角小于 0.5 mrad。该激光系统单纵模模式下的时域波形呈平滑的高斯波形。

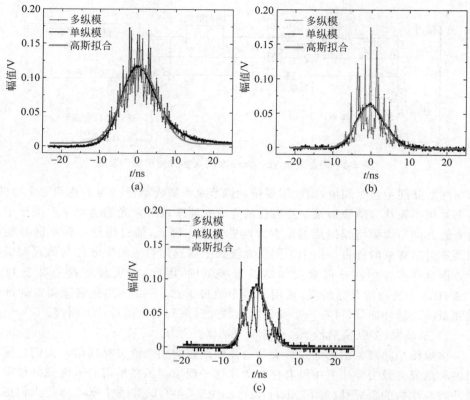

图 5-9　Nd：YAG 纳秒激光在单纵模和多纵模模式下的时域波形

(a) $\lambda = 1064$ nm；(b) $\lambda = 532$ nm；(c) $\lambda = 355$ nm

（请扫Ⅸ页二维码看彩图）

　　下面讲述单纵模/多纵模纳秒激光时域波形的测量：激光脉冲时域波形可以通过高速光电二极管与高速示波器组合测得。本书使用了两种型号的高速光电二极管（Antel AR-S1 和 Newport 818-BB-35）和一台 3 GHz 高速示波器（Tektronix TDS 694C），测量了 UV、VIS 和 IR 三个波段的高时间分辨率时域波形。对于 Newport 光电二极管，其频带带宽为 12.5 GHz，由于其光电探测材料是由 InGaAs 做的，故仅能探测到红外波段的光。Antel 光电二极管的上升时间小于 100 ps，略慢于 Newport 光电二极管。不过其光电材料的组分主要是硅，可以测量 UV 至 IR 波段的光。为了比较这两种光电二极管，本书用 Newport 光电二极管与 Antel 光电二极管同时测量 IR 波段多纵模激光脉冲的时域波形。结果显示波形几乎完全相同，这说明光电二极管-示波器组合的时间分辨率受限于示波器而不是光电二极管。因此，本书采用 Antel 光电二极管测量所有波段的激光脉冲时域波形。图 5-9 所示为测得的 UV、VIS 和 IR 波段的单纵模/多纵模激光脉冲的时域波形。

图中颜色标记的具有不规则皮秒尖峰的波形为测得的多纵模波形,黑色为测得的单纵模波形,灰色为单纵模波形的高斯拟合波形,脉宽(半峰全宽)由高斯拟合波形决定。图中对单纵模和多纵模脉冲能量进行了归一化处理,即时域波形下的面积为单位 1,可以观察到单纵模和多纵模下高斯拟合的脉宽是一致的。归一化的目的在于,相同脉冲能量下可以合理地比较多纵模与单纵模下脉冲最大幅值间的比值 A_{mlm}/A_{slm}。

表 5-2 统计了 6 次测量获得的单纵模/多纵模脉冲的时域波形特征均值。其中,L 为平均脉宽,N_{spike} 为多纵模下平均皮秒尖峰数,A_{mlm}/A_{slm} 多纵模/单纵模最大幅值比值,ΔL 为均方差。由表可知,皮秒尖峰的数量随着波长的减小而降低,UV、VIS 波段幅值比大于 IR 波段。这是由于,激光频率是由基频倍频和三倍频等频率转换过程的非线性造成的,这种非线性还进一步造成激光脉宽由基频 IR 时的 11.15 ns 降为 VIS 时的 8.76 ns 及 UV 时的 6.77 ns。

表 5-2　单纵模、多纵模脉冲时域波形特征统计

λ/nm	τ_L/ns	$\Delta\tau_L/ns$	A_{mlm}/A_{slm}	N_{spike}
355	6.77	0.12	2.7	15
532	8.76	0.11	3.0	24
1064	11.15	0.09	1.7	34

3) 单纵模微芯片 Nd：YAG 泵浦激光系统

近年来人们关注到,时域平滑的 VIS、UV 波段的纳秒激光脉冲在细胞微手术及材料纳米加工方面有广泛的应用前景[9]。这是因为,与飞秒激光类似,单纵模纳秒 VIS、UV 激光同样可以创造出一个可调谐的低密度等离子体区域[10]。虽然传统的固体单纵模纳秒激光系统可以输出相对平滑的时域波形,但其结构复杂而且昂贵,妨碍了它的应用。相对而言,最近发展出来的微芯片激光器(microchip laser)具有单纵模运行、非常平滑的时域高斯波形及性价比高的特点,更适用于应用研究。因此本书研究了脉宽为 0.5 ns 与 1 ns 的微芯片激光器在 UV、VIS、IR 波段所诱导的光致击穿效应。

微芯片激光器最早是由 Zayhowski 和 Mooradian[11] 于 1989 年在美国林肯实验室研发出来的。微芯片激光器是指谐振腔在毫米量级的微小型固体激光器,其固体激光工作物质长度由百毫米降到 1 mm 左右[12]。典型的微芯片激光器是在晶体两端面直接镀膜形成一体化的振荡腔,使谐振腔长度缩短到 1 mm 左右。传统的主动调 Q 纳秒激光的谐振腔约 30 cm,而 Crylas 微芯片激光谐振腔长度仅约 7 mm。因为谐振腔长度越短,纵模间隔越大,这样就使得纵模间隔有可能超过增益带宽,从而实现单纵模激光输出。当结合被动调 Q 技术(例如半导体可饱和吸收镜 (SESAM))时,调 Q 被最强的纵模触发因而起到额外滤波器的功能,可以遏制其他纵

模的竞争。因此微芯片激光的大纵模间隔结合被动调 Q 的选频特性产生了单纵模运行,而不需要额外复杂的种子注入技术。详情请参看王淑香等的综述文章[12]。

本书使用了两台微芯片激光器 Crylas 与 Teem Photonics,其中 Crylas 微芯片激光器基波波长 1064 nm,脉宽约 1 ns,精确脉宽值如表 5-3 所示。通过二倍频、三倍频可获得 532 nm 及 355 nm 脉冲。通过高速光电二极管-示波器组合可测得 Crylas 激光在 UV、VIS 与 IR 波段的时域波形。如图 5-10 所示,每个波段激光脉冲的时域波形都非常平滑,图(a)~(c)分别展示了波长为 1064 nm、532 nm、355 nm 的时域波形。

表 5-3   不同波长下 Crylas 纳秒微芯片激光脉宽

λ/nm	τ_{L}/ns	$\Delta\tau_{L}/\mathrm{ns}$
1064	1.01	0.02
532	0.95	0.01
355	0.93	0.01

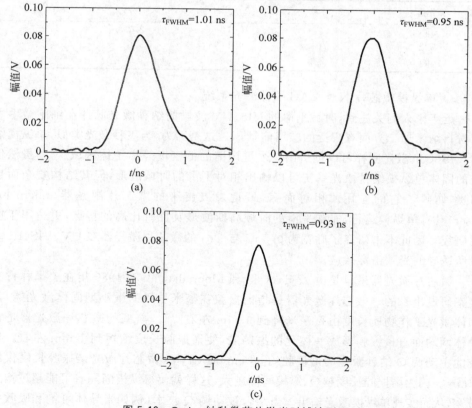

图 5-10   Crylas 纳秒微芯片激光时域波形图

(a) $\lambda = 1064$ nm;(b) $\lambda = 532$ nm;(c) $\lambda = 355$ nm

Teem Photonics 微芯片激光(PNV-001525-140)脉宽约 0.55 ns。该激光工作在 355 nm 的 UV 波段,脉冲能量可达 30 μJ,脉冲重复频率 10 Hz。该激光系统在 UV 波段的时域波形如图 5-11 所示。所测波形与高斯拟合波形非常吻合。

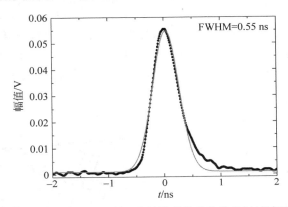

图 5-11　Teem Photonics 紫外纳秒微芯片激光时域波形

通过这些飞秒-纳秒固定波长泵浦激光系统,可以揭示不同飞秒-纳秒激光在水中引起空化气泡半径随激光强度的变化关系。

3. 波长可调泵浦激光系统

1) 波长可调纳秒光学参量振荡器

在光致击穿领域一直存在一个有争议的话题,即水中的光致击穿是被哪种物理机制诱发的。很长一段时间人们一直认为热电离、水中的杂质是诱因。但是随着研究的深入,人们逐渐发现光致击穿是由多光子电离诱发的。而多光子电离效应是与波长密切关联的,波长增加时,水的能带对应的多光子吸收数目由 k 增加到 $k+1$,所对应的光致击穿阈值 I_{th} 会在转折波长处出现阶梯式的增加[7]。为了实现波长连续可调,本书采用光学参量振荡器(optical parametric oscillator,OPO)。OPO 的基本原理是,非线性晶体如 KTP 在泵浦光源作用下,晶体中的二次非线性系数 $\chi^{(2)}$ 产生信频波(signal)与闲频波(idle)。信频波的波长与泵浦光源入射到晶体上的角度有关。可以通过调节该角度达到调节波长的效果。

然而一般商用的纳秒 OPO 系统提供的是多纵模激光脉冲。在前文中已经谈到,多纵模激光时域波形中随机出现的皮秒尖峰非常影响测量阈值的准确性,甚至能够掩盖光致击穿的真正诱因。因此实验不能选用商用 OPO 系统,而是选择特殊构造的、时域波形平滑的、波长可调的 OPO 系统。单纵模纳秒 OPO 系统(slm OPO)是一个绝佳的选择。

图 5-12 所示为单纵模纳秒 OPO 系统框图,表 5-4 总结了它的特性。从单纵模 Nd:YAG 激光发出的二次谐波(532 nm)作为泵浦源提供给光参量振荡器。该

OPO 是基于商用 OPO（Continuum Mirage）修改和搭建的。该 OPO 由一个约 5 cm 的 Littmann 谐振腔和一个用于参数频率转换的 KTP 晶体组成[13]。利用压电装置可以精确调节旋转镜片的倾角。通过观察干涉光谱仪（Cluster LM007），频率可以稳定在±35 MHz 范围内，最终该单纵模纳秒 OPO 系统的波长可以在 720～1050 nm 近红外波长区间调节。依据不同波长，OPO 可以输出脉宽 1.5～3.0 ns，能量 0.1～0.5 mJ，脉冲重复频率 20 Hz，发射角＜0.4 mrad 的激光脉冲。脉宽为 2.0 ns 的单个脉冲的频带宽度为 250 MHz，几乎达到傅里叶变换的极限。

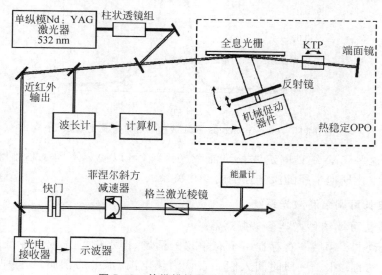

图 5-12　单纵模纳秒 OPO 系统框图

表 5-4　单纵模纳秒 OPO 参数特性

参 数 类 型	参 数 范 围
泵浦激光	二倍频种子注入 Nd：YAG 激光，型号 Continuum Powerlite 8020，脉宽 7 ns，波长 532 nm，重复频率 20 Hz，脉冲能量 10 mJ
光参量振荡器	Littman OPO
波长调节范围	720～1050 nm
脉宽	1.5～3.0 ns
脉冲能量	150～500 μJ
频带宽度	≈250 MHz
频带稳定性	±5 MHz
频率噪声	±35 MHz
频谱纯度	＞99.9%
发散角	＜0.4 mrad
光束指向稳定性	＜30 μrad

Nd：YAG 泵浦激光的触发信号用来触发高速快门（Laser Imagineering，TTL shutter），该快门由 Labview 程序通过计算机控制。在激光触发 40 ms 后该快门打开，用以从 20 Hz 的脉冲序列中选出单个脉冲。通过旋转菲涅耳菱体型相位延迟器与格兰偏振器可以调节脉冲能量。脉冲能量可以从激光能量计获得。从 OPO 发出的脉冲时域波形与脉宽可以通过高速光电二极管-高速示波器测得。图 5-12 所示的整套 OPO 系统通过 Labview 软件由计算机控制，可以在 720～1050 nm 范围精细调节波长及脉冲能量，记录脉冲时域波形及脉冲频谱。

图 5-13 所示为一组从单纵模纳秒 OPO 发出的不同波长脉冲时域波形。这组时域波形是在脉冲能量接近光致击穿阈值下测得的。由图可知，脉冲时域波形虽偶有小尖峰，但相对平滑。而且这些小尖峰的出现频率远小于多纵模模式下的。因此，本书认为，此单纵模 OPO 系统中纵模拍频现象得到了很好控制，仅有的一些小尖峰对光致击穿阈值的影响非常小。

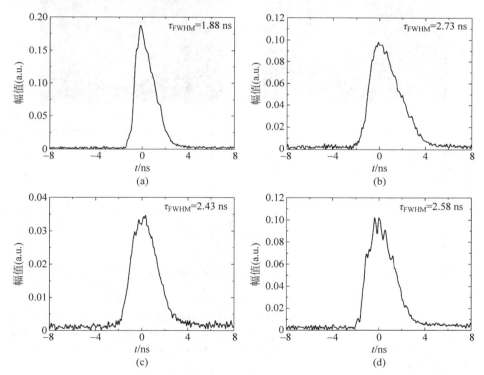

图 5-13 单纵模纳秒 OPO 发出的不同波长下脉冲时域波形

(a) $\lambda=725$ nm；(b) $\lambda=840$ nm；(c) $\lambda=900$ nm；(d) $\lambda=1025$ nm

除了时域波形，激光束横模质量同样影响光致击穿阈值。对于 OPO 系统，为了实现单纵模的目的，OPO 谐振腔必须设计得很短，并且在每个波段都必须通过精细地调节腔的长度才能运行。由于 M^2 因子与谐振腔长度有关,所以 M^2 因子在每个波段都不一样,亦即 M^2 是波长的函数。

在本研究中使用了 Hartman Shack 波前分析仪。该系统可以通过发射单个脉冲测得多个激光参数,测量结果如图 5-14 所示。由于光束不是圆对称的,x 方向与 y 方向的 M^2 因子有差异,所以需要采用组合因子 $M^2 = \sqrt{M_x^2 \times M_y^2}$ 来量度横模质量。可观察到光束质量在每组光学镜片的中心区域最好,而在边缘变差。为达到 $720\sim1050$ nm 调整区间,需要采用两组镜头,转换波长在 930 nm。图 5-15 所示为 40 倍物镜与 63 倍物镜下测得的 M^2 因子的平均值以及脉宽随波长变化曲线。通过这套复杂的单纵模纳秒 OPO 系统,可以在 $725\sim1030$ nm 波长区间范围的 21 个波段研究水光致击穿阈值随波长变化情况。

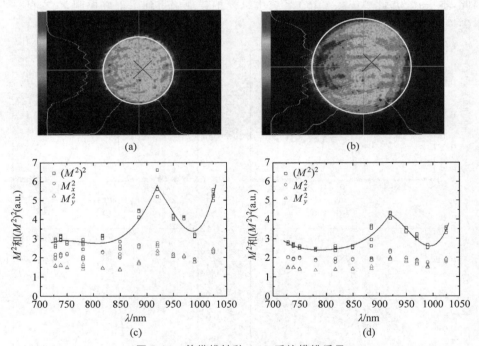

图 5-14　单纵模纳秒 OPO 系统横模质量

(a),(b)分别为 Hartman Shack 波前分析仪在 40 倍物镜(NA=0.8)和 63 倍物镜(NA=0.9)有效光圈处获得的激光横模质量图;(c),(d)分别为 40 倍、63 倍物镜下测得的不同波长下 x 方向光束质量因子 M_x^2,y 方向光束质量因子 M_y^2 及组合因子 $(M^2)^2$

（请扫Ⅸ页二维码看彩图）

2）波长可调飞秒光学参量放大器

为了研究波长对飞秒激光光致击穿阈值的影响,Vogel 课题组[14]搭建了一套飞秒光学参量放大器(optical parametric amplifier,OPA),研究了 $330\sim1100$ nm 波段内

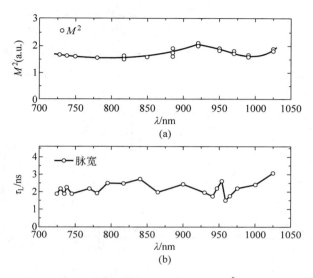

图 5-15　不同波长下测得的单纵模纳秒 OPO 平均 M^2 值(a)以及脉宽 τ_L(b)

50 个波段上的光致击穿阈值。光参放大器(TOPAS 4/800,Light Conversion)系统框图如图 5-16 所示。TOPAS 系统的泵浦源由波长范围 770~810 nm 的 Ti：sapphire 飞秒激光提供。在泵浦源激励下非线性偏硼酸钡(BBO)晶体中产生超荧光,而后放大信频波(S)与闲频波(I)。超荧光产生后会经过 3 个预放大阶段和一个功率放大。所有这些放大阶段仅需一个 BBO 晶体。充分利用非线性频率转换特性可获得：信频波、闲频波、信频波二次谐波、闲频波二次谐波、泵浦信频混频波、泵浦闲频混频波、信频四次谐波及闲频四次谐波。这些频谱覆盖了 285~2600 nm 波长范围,并可允许在所需研究的 330~1100 nm 波长范围内连续调节。

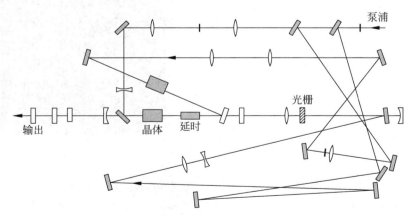

图 5-16　TOPAS 驻波光参放大系统示意图

    TOPAS 光参系统的稳定性取决于 Ti：sapphire 飞秒泵浦光源的稳定性。该飞秒泵浦系统由一台 Ti：sapphire 锁模飞秒振荡器，一台全固态激光器及一个再生放大系统组成。飞秒激光中心波长 795 nm，脉冲能量 460 μJ，脉宽 120 fs，脉冲重复频率 1 kHz，脉冲稳定性好（波动<1%）。图 5-17 所示为完整的带有泵浦源的飞秒 OPA 系统框图。

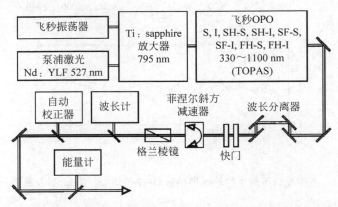

图 5-17　Ti：sapphire 泵浦源及 TOPAS 组成的完整飞秒 OPA 系统框图

    从 TOPAS 系统输出的激光混合了目标波长与其他不同波长的信频波和闲频波。因此需要 6 组，每组 4 个二向色镜将目标波长与其他波长分开。从飞秒振荡器发出的触发信号用来触发两个高速机械快门，得以从 1 kHz 脉冲序列中选出单个脉冲。通过菲涅耳菱体型相位延迟器与格兰偏振器组合可以精确地控制输出的飞秒激光能量。此外，每个波长上的脉冲频谱和脉宽可利用光谱仪和光学自相关器进行测量。图 5-18 示出了不同波长下飞秒激光脉冲的自相关信号与频谱。

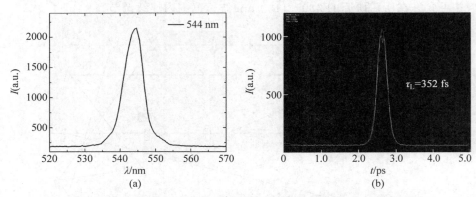

图 5-18　不同波长下测得的 OPA 飞秒激光脉冲自相关信号及频谱信号

（a）λ=544 nm 处的频谱信号；（b）λ=544 nm 处的自相关信号；（c）λ=799 nm 处的频谱信号；
（d）λ=799 nm 处的自相关信号

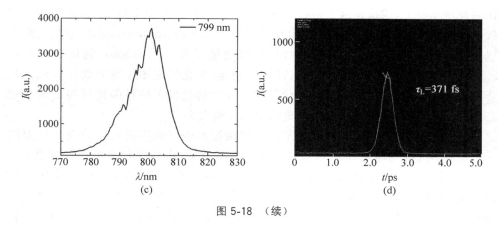

图 5-18　（续）

这里,波长范围在 330～1100 nm,脉冲能量在 2.5～50 μJ。对于 UV 波段,由于自相关器灵敏度的限制,不能在此波段测得自相关信号。图 5-19 为飞秒 OPA 系统在 450～1085 nm 波段测得的脉冲宽度,平均脉宽为 250 fs。

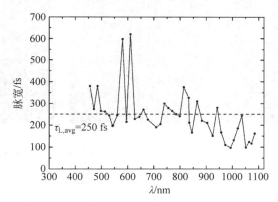

图 5-19　飞秒 OPA 系统在 450～1085 nm 波段测得的脉冲宽度

本书正是通过这套复杂的飞秒 OPA 系统,详细研究了 330～1100 nm 波长区间内的 50 个波段波长对水的光致击穿阈值的影响。

5.4　纳秒闪光灯高速摄影模块

纳秒闪光灯高速摄影模块由纳秒闪光灯、高性能相机及若干光学组件构成,光路与泵浦-探测光路正交垂直,如图 5-3 横向所示。纳秒闪光灯高速摄影术可以直接拍到直径大于 1 μm 的空化气泡,因此可以用它来校验散射光方法测量的 1 μm 以上空化气泡的准确性。1 μm 以上空化气泡可以通过 20 倍物镜(NA=0.5)成像在高性能相机上,成像精度 1 μm。实验在暗室中进行,光源来自 18 ns 的等离子体放电灯(Nanolite KL-L)。利用柯勒照明技术(Koehler illumination)将空化气泡区域均匀照亮。空化气泡经 20 倍物镜、镜筒透镜以及一个 Nikkor 物镜(63 mm/2.8)总共放大了约 180 倍。相机与计算机相连,空化气泡图片可以在计算机上直接获取,利用自制软件可以获取空化气泡尺寸。通过设置纳秒闪光灯与泵浦激光之间的延迟时间,可以拍摄不同时刻的空化气泡大小。

如图 5-20 所示为采用纳秒闪光灯高速摄影术拍摄的不同尺寸的空化气泡图片。泵浦激光源为脉宽 350 fs、波长 1040 nm 的 Yb：glass 飞秒激光。泵浦激光通过 40 倍水浸物镜聚焦在水中诱导产生空化气泡。图 5-20(a)中泵浦激光能量为 23.9 nJ,纳秒闪光灯延迟时间为 50 ns,拍摄得到空化气泡半径为 $R_{max}=0.86$ μm。图 5-18(b)中泵浦激光能量为 42.1 nJ,纳秒闪光灯延迟时间为 1260 ns,拍摄的空化气泡 $R_{max}=13.83$ μm。图 5-20(c)中泵浦激光能量为 113 nJ,纳秒闪光灯延迟时间为 2450 ns,拍摄的空化气泡 $R_{max}=27$ μm。

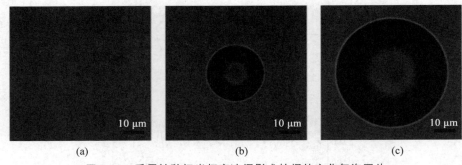

(a)　　　　　　　　　　(b)　　　　　　　　　　(c)

图 5-20　采用纳秒闪光灯高速摄影术拍摄的空化气泡图片

(a) $E_L=23.9$ nJ, $T_{osc}/2=50$ ns, $R_{max}=0.86$ μm; (b) $E_L=42.1$ nJ, $T_{osc}/2=1260$ ns, $R_{max}=13.83$ μm;
(c) $E_L=113$ nJ, $T_{osc}/2=2450$ ns, $R_{max}=27$ μm

(请扫Ⅸ页二维码看彩图)

如图 5-20(a)所示,空化气泡略显模糊,这是因为该空化气泡 $R_{max}=0.86$ μm,十分接近光学衍射极限 1.22 μm。该图片略显模糊的另一个原因是纳秒闪光灯曝光时间为 18 ns,接近于空化气泡的振荡时间 100 ns。图 5-20(b)与(c)非常清晰,因为曝光时间远小于空化气泡振荡时间,而且气泡尺寸远大于衍射极限。对于 1 μm 以下的空化气泡必须使用散射光的方法才能检测到。

5.5　光偏转检测技术

当探测光束经过泵浦激光激励的样本时,由于样本区域的变化,探测信号将发生偏转,偏转信号可由光电传感器接收,通过解析获得的偏转信号可以获取样本区域的变化参数,这种信号检测方法称为光偏转法,该测量方式具备非接触、无损、灵敏度高并可实时检测等特点。图 5-21 展示了光偏转法的基本原理,泵浦光源聚焦入射到样品时,引起样品区域扰动,产生一个折射率不均匀的梯度场。探测光束经过有折射率梯度产生的样品扰动区域时,传播路径会发生偏转,可由光电二极管、位置传感器及光纤传感器接收此偏转信号,通过分析此偏转信号可实现对内部扰动区域物理及化学信息的监测。因为监测信号具有时域特性且基于光的偏转,故称为时域光偏转法,以此区别于空间散射光成像。

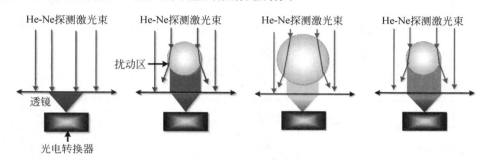

图 5-21　光偏转法基本原理示意图

(请扫 Ⅸ 页二维码看彩图)

在光偏转检测技术中,连续探测激光(Crystal Laser,658 nm,40 mW)经过空间滤波后,与泵浦激光束调节得以共轴、共聚焦。由于泵浦激光与探测激光共轴,所以这条光路叫泵浦-探测光路,如图 5-3 及图 5-5 纵向所示。经过空化气泡的透射光被一个 10 倍水浸物镜(NA=0.3)接收,然后聚焦到一个 AC 耦合的光电二极管上(FEMTO,25 kHz～200 MHz 频带宽度)。光电二极管前放置一片滤波片,防止泵浦光源进入光电二极管而引起损坏。当空化气泡尺寸小于 1 μm 时,散射光信号强度远小于透射光强度。如果采用直流耦合的方式会淹没散射信号,而采用 AC 耦合的方式可以移除由强透射光引起的偏置量。

连续探测激光被持续膨胀-坍缩中的空化气泡散射,散射信号被高速光电二极管-示波器组件检测到。图 5-22 所示为不同泵浦激光能量下散射光检测模块所测得的空化气泡散射信号及空化气泡振荡时间 T_{osc}。T_{osc} 表示空化气泡第一个振荡周期[15-17]。

泵浦激光为 1040 nm、350 fs 的 Yb:glass 飞秒激光(图 5-3),探测激光为 658 nm 连续激光。泵浦激光与探测激光共轴共聚焦调节好后通过一个 63 倍物镜(NA=0.9)。探测激光被空化气泡散射后通过一个 10 倍物镜(NA=0.3)收集。一个直径为 4 mm 的光阑放置在 10 倍物镜后,将收集光路的有效光阑降为 0.1,对应的会聚角 $\alpha=4.3°$。根据实验经验发现,空化气泡探测的灵敏度在 NA=0.1 时最好,这

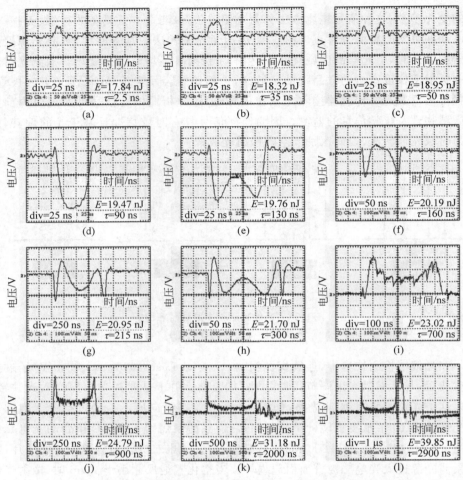

图 5-22　不同泵浦激光能量 E_L 下测得的空化气泡散射信号及空泡振荡周期 T_{osc}

(a) E_L=17.84 nJ, T_{osc}=25 ns；(b) E_L=18.32 nJ, T_{osc}=35 ns；(c) E_L=18.95 nJ, T_{osc}=50 ns；

(d) E_L=19.47 nJ, T_{osc}=90 ns；(e) E_L=19.76 nJ, T_{osc}=130 ns；(f) E_L=20.19 nJ, T_{osc}=160 ns；

(g) E_L=20.95 nJ, T_{osc}=215 ns；(h) E_L=21.70 nJ, T_{osc}=300 ns；(i) E_L=23.02 nJ, T_{osc}=700 ns；

(j) E_L=24.79 nJ, T_{osc}=900 ns；(k) E_L=31.18 nJ, T_{osc}=2.0 μs；(l) E_L=39.85 nJ, T_{osc}=2.9 μs；

可能与空化气泡的米氏散射特性有关[18,19]。

由图 5-22 可以观察到散射信号形态具有如下几个特征。

（1）对称性。空化气泡第一个振荡周期的散射信号是对称的，这是因为激光在水中诱导的空化气泡非常对称。在泵浦能量比较高的情况下，如图 5-22(k)～(l)所示，空化气泡第一个膨胀-坍缩周期过后还出现数个小的膨胀-坍缩周期。

（2）在不同泵浦激光能量下，空化气泡散射信号的形态非常迥异。这是因为不同泵浦能量下空化气泡的尺寸不一样。此外就单个空化气泡而言，在气泡膨胀与坍缩动态过程中散射信号的特征也会在瑞利散射与米氏散射间快速切换。

（3）信噪比高。该方法的信噪比主要取决于到达光电二极管的探测激光的功率。在本实验中到达光电二极管的激光功率仅为 $100~\mu W$，对于振荡时间为 25 ns 的空化气泡而言，激光能量仅为 2.5 pJ。此外，空化气泡的大小 R_{max} 是由 x 轴上空化气泡振荡时间 T_{osc} 而不是由 y 轴上散射信号强度推导出来的。

从散射信号中可以获取到空化气泡振荡时间 T_{osc}。但是如何由 T_{osc} 推导出空化气泡最大半径 R_{max} 呢？最简便的方法是采用著名的瑞利模型[20]，如下式所示：

$$R_{max} = \frac{T_{osc}}{1.83}\sqrt{\frac{p_\infty - p_v}{\rho_0}} \quad (5-2)$$

式中：$p_v = 2300$ Pa 表示空化气泡内饱和蒸气压强（20℃）；$p_\infty = 0.1$ MPa 表示静水压强，值为一个标准大气压；$\rho_0 = 1$ g/cm^3 表示水密度。蒸气压力由空化气泡中心沿径向外指，静水压力沿径向指向空化气泡中心。

在早期空化气泡研究中人们大多使用调 Q 纳秒激光或锁模皮秒激光，激光能量较高。它们所诱导的空化气泡半径在数十微米以上。因此，在早期研究中人们可以使用瑞利模型计算空化气泡半径及能量[21-23]。然而瑞利模型没有考虑表面张力。对于空化气泡而言，表面张力沿径向内指向空化气泡中心，对应的压强大小可以表示为：$p_\sigma = 2\sigma/R_{max}$，其中 σ 为水-空气界面表面张力，通常取值为 0.073 N/m。可见，表面张力引起的压强与空化气泡尺寸呈反比，对于半径大于 10 μm 的空化气泡而言，表面张力引起的压强不超过 10^4 Pa，远小于静水压强，几乎可以忽略不计。但是对于半径小于 1 μm 的亚微米尺度空化气泡而言，表面张力引起的压强不小于静水压强，因而不能忽略。例如，直径 100 nm 的空化气泡，表面张力引起的压强为 1.46 MPa，比静水压强大 10 倍。由此可见，对于亚微米尺度空化气泡，瑞利模型不能准确地描述由表面张力引起的空化气泡振荡时间与空化气泡尺寸两者间的关系。修正后的瑞利公式为：

$$R_{max} = \frac{T_{osc}}{1.83}\sqrt{\frac{(p_\infty - p_v) + p_\sigma}{\rho_0}} \quad (5-3)$$

式（5-3）经过简单数学推导可化成一元三次方程：

$$R_{max}^3 - 29.17 R_{max} T_{osc}^2 - 4.36 \times 10^{-5} T_{osc}^2 = 0 \quad (5-4)$$

图 5-23（a）为 Gilmore 模型、修正瑞利模型及瑞利模型计算的振荡时间小于 400 ns 空化气泡的半径。图 5-23（b）为不同模型计算的振荡时间达 7 μs 空化气泡的半径。由图 5-23（a）可知，Gilmore 模型与修正瑞利模型两者结果十分接近，说明表面张力对亚微米尺度空化气泡影响非常大。但修正瑞利模型结果比 Gilmore 结果略微偏大，说明黏滞力能适当地对抗表面张力的影响，但是远小于表面张力。由图 5-23（b）可知，当空化气泡半径 $R_{max} \geqslant 10$ μm 时，表面张力可以忽略，Gilmore 模型、修正瑞利模型与瑞利模型的结果趋于一致。相对于瑞利模型，修正后的瑞利

模型更准确；相对于 Gilmore 模型，修正瑞利模型更简单。因此，亚微米空化气泡的尺寸计算若使用修正瑞利公式，则 R_{max} 会更加逼近实验值。

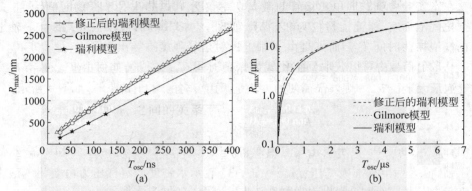

图 5-23　Gilmore 模型修正瑞利模型和瑞利模型计算的空化气泡半径与振荡时间之间的关系

(a) T_{osc}＜400 ns 时空化气泡半径；(b) T_{osc}＜7.0 μs 时空化气泡半径

图 5-24 所示为纳秒闪光灯摄影术拍摄的空化气泡半径与散射光检测技术获取的空化气泡半径进行比较。散射光检测技术中分别采用了瑞利模型与 Gilmore 模型将 T_{osc} 转化为 R_{max}。由图可知，在 R_{max}＞1 μm 时，这两种测量方法所获得的结果吻合良好。然而在 R_{max}＜1 μm 时（图 5-24 插图），闪光灯摄影术几乎很难拍摄到空化气泡，但散射光方法依然能检测到散射信号。对散射信号而言，Gilmore 和修正瑞利模型计算的结果要好于瑞利模型，因为它们考虑了表面张力。

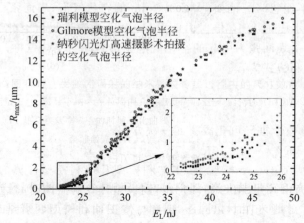

图 5-24　纳秒闪光灯高速摄影术拍摄的空化气泡半径 R_{max} 随激光能量 E_L 的变化曲线与散射光检测技术测量结果的比较[24]

纳秒闪光灯测量结果：蓝色星形标记符；散射光检测结果-瑞利模型：黑色方形标记符；散射光检测结果-Gilmore 模型：红色圆标记符

（请扫Ⅸ页二维码看彩图）

总体而言,散射光检测技术是一种高灵敏度、高精度的快速检测空化气泡尺寸的手段。它比纳秒闪光灯摄影术更敏感,而且它不受光学衍射极限的限制。此方法最小可以检测到振荡时间 $T_{osc} = 15$ ns,半径 $R_{max} = 150$ nm 的纳米量级空化气泡。利用散射光检测技术可以快速测量光致击穿阈值 I_{th},以及快速测量空化气泡大小随激光能量变化曲线 $R_{max}(E_L)$。

5.6　空化气泡高速摄影机直接成像技术

具有时间分辨特性的高速显微摄影成像装置可以直接观察到空泡的产生、膨胀、振荡反弹及溃灭等动态过程。高速摄影机的时间分辨率受限于其曝光时间及帧速率,对于生存时间小于最短曝光时间的小尺寸空泡,只能捕获空泡演变过程中的最大半径;对于生存时间大于帧间隔的大尺寸空泡,则能够获取其动态变化信息。

图 5-25(a)与(b)分别为高速摄影装置捕获的小尺寸及大尺寸空泡的图像序列

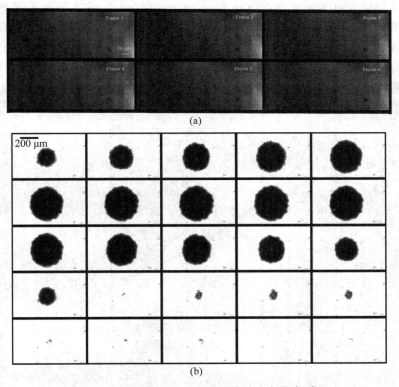

图 5-25　高速摄影机捕获的空泡动态变化序列图

（a）空泡生存时间小于曝光时间的小尺寸空泡；（b）空泡生存时间大于帧间隔的大尺寸空泡,其中帧间隔为 $2.1\ \mu s$

图。大尺寸空泡的振荡周期远大于帧间隔,因此可以获得空泡膨胀、坍缩及溃灭等近似完整的动态信息;而小尺寸空泡只存于捕获图像序列中的第一帧,无法提供空泡的其他动态信息。高速摄影可以验证偏转光检测技术所获取的空泡尺寸信息的有效性。

5.7　等离子体摄影术

5.7.1　等离子体摄影术及阈值标准

光致击穿随着入射激光能量的增强伴随着不同的物理过程,包括空化气泡形成,超声波形成及传播,明亮等离子体形成,成丝现象,自聚焦及非线性传播等。在以前的研究中[15],Vogel 等采用明亮等离子体(bright plasma luminescence,BPL)的出现作为光致击穿发生的阈值标准。但是相比于明亮等离子体,空化气泡的形成作为阈值标准则要灵敏及精确得多。为什么呢?图 5-26 所示为采用等离子体摄影术拍摄的 355 nm、6.8 ns 单纵模纳秒激光诱导的不同脉冲能量下的等离子体形态。由图可见在激光能量高达 45 μJ 时才出现明亮可见的等离子体,但是光致击穿诱导的空化气泡在 2.2 μJ 之前就已经出现了。

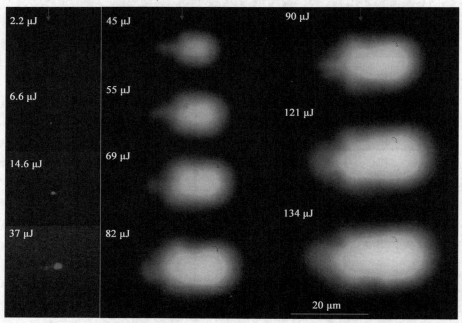

图 5-26　等离子体摄影术拍摄的单纵模 355 nm、6.8 ns 激光在不同能量下诱导的等离子体形态[25]

（请扫 IX 页二维码看彩图）

　　图 5-27 为单纵模 355 nm、6.8 ns 激光在不同能量下诱导等离子体长度与泵浦激光能量的关系。图 5-27(a)为不同泵浦激光能量下测得的等离子体长度及空化气泡直径。蓝色表示空化气泡直径,红色表示等离子长度。由该图可知,等离子体长度与空化气泡大小都随激光能量的增加而出现阶梯式增长。这是以前的方法未曾观察到的[15]。图 5-27(b)为不同能量下等离子形态叠加图。绿色、粉红色及白色分别代表 4.1 μJ、45 μJ、134 μJ 脉冲能量下等离子形态。需要注意的是,在图 5-27(a)中 40 μJ 以下的等离子体长度为 100 张图片叠加后的离子体长度。它区别于明亮等离子体的地方在于,明亮等离子体通过单次曝光就能看到非常清晰的等离子体。

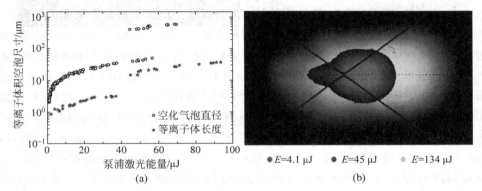

图 5-27　单纵模 355 nm、6.8 ns 激光在不同能量下诱导的等离子体的长度与泵浦激光能量的关系[25]
(a) 不同泵浦激光能量下测得的等离子体长度及空化气泡直径;(b) 不同泵浦激光能量下等离子体形态的叠加图
(请扫Ⅸ页二维码看彩图)

　　Vogel 等在以前的实验中并没有留意到这些微弱的发光等离子体,而是采用明亮等离子体作为光致击穿阈值标准[15]。因此,若采用明亮等离子体作为阈值标准,则光致击穿阈值为 45 μJ;若采用空化气泡作为标准,则阈值为 2.2 μJ。两者相差 20 倍! 这充分说明了在现有实验框架下摒弃旧的阈值标准,而采用空化气泡形成作为光致击穿阈值标准的合理性及重要性。

　　那么明亮等离子体的阈值标准是否就完全没有意义而应该摒弃呢? 不是的。由图 5-28(a)可知,明亮等离子体的出现(40 μJ 处)恰好对应于等离子体长度及空化气泡大小阶跃式增长的地方。它代表光致击穿由小空化气泡及低密度等离子体区域,过渡到大空化气泡,高密度、高能量等离子体区域。在低密度等离子体区域,空化气泡大小在纳米及微米量级,所引起的机械效应或机械损伤在细胞微手术背景下而言较小而且高度可控。而在高密度、高能量等离子体区域,空化气泡至少在数十微米以上,所引起的机械损伤相对于细胞微手术而言非常大而且不易控制。因此,将空化气泡的出现定义为光致击穿发生的阈值标准,而将明亮等离子体的出现作为低密度等离子体区域的终结及高密度高能量等离子体区域开始的阈值标准。这两个阈值标准都是合理及有意义的,它们的辐照度阈值分别表示为 I_{th}、I_{BPL},能量阈值分别表示为 E_{th}、E_{BPL},下标 th 及 BPL 分别表示空化气泡阈值及明亮等离子体阈值。

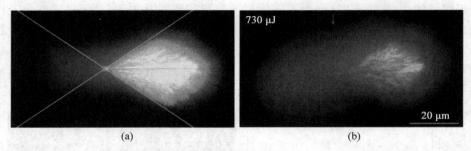

图 5-28　等离子体摄影术拍摄的单纵模 532 nm、8.8 ns 激光在 0.73 mJ 能量下诱导的成丝现象
(a) 加装彩色玻璃滤镜后获得的图片;(b) 加装二向色镜滤波片后获得的图片[25]

(请扫Ⅸ页二维码看彩图)

　　等离子体摄影术能够拍摄到等离子体形态,它采用图 5-3 的实验平台构架。与纳秒闪光灯摄影术拍摄空化气泡形态不同的是,等离子体摄影术中不需要使用纳秒闪光灯。这是因为等离子体本身是一个发光体,仅需在泵浦激光启动的时候触发相机快门打开,在等离子体消失后快门关闭。

　　等离子体摄影术就其成像本质而言是一种时间积分成像。如图 5-3 所示,等离子体经 20 倍物镜后所成的像被一个 Nikkor 物镜(63mm/1 : 2.8)放大。这样等离子体在相机互补金属氧化物半导体(CMOS)上所成像的总放大倍数为 150 倍。为了减少泵浦激光被等离子体散射后进入 CMOS 中,我们需要选择一块合适的带通电介质滤波片,该滤波片放在镜筒透镜及 Nikkor 物镜之间。

　　对于纳秒激光而言,明亮等离子体阈值由于恰好对应于空化气泡阶跃增长,所以明亮等离子体阈值既可以通过散射光检测法又可以通过等离子体摄影术来确定。但是对于飞秒激光而言,由于空化气泡直径与等离子体长度都是随入射激光能量增加而逐渐变大的,所以明亮等离子体阈值仅通过等离子体摄影术才可以确定。

5.7.2　纳秒激光诱导等离子体形态

　　图 5-26 所示为等离子体摄影术拍摄的单纵模 355 nm、6.8 ns 激光在不同能量下诱导的等离子体形态。所用物镜为 40 倍物镜,NA=0.8。激光从右侧发出,红色箭头指示激光束腰位置。在 5.6.1 节中阐述到这是第一次在实验中观察到两个阈值区域,即空化气泡区域和明亮等离子体区域。在泵浦激光能量小于 45 μJ 的空化气泡区域,很难观察到发光等离子体。所观察到的仅是一些残余绿光,如图 5-26

中最左边四帧图所示。那么这些绿光来自何处呢？我们相信在能量小于 45 μJ 时纳秒紫外激光能够诱发形成一个低密度等离子体区。这个低密度等离子体区的能量还不足以大到发出典型的蓝色等离子体辐射，它仅可能引起折射率的改变。这种折射率的改变能够引起入射光的强烈散射。如果这种散射是拉曼（Raman）散射的话就有可能偏绿色。随着入射激光能量的增强，绿色散射区域相应增大。由于散射区域发光等离子的光线非常弱，以至于需要叠加 100 个脉冲拍摄的图片。此外，这些等离子体的长度最长不超过 4 μm，这再次表明低密度等离子体区域的局限性。

　　然而，当脉冲能量达到 45 μJ 时突然出现了一个非常明亮的等离子体。这个等离子体所占据的区域远大于绿色散射光区域，长度至少在 10 μm 以上，而且仅需单次曝光就能清晰地拍摄到，如图 5-26 中间四帧及右边三帧图所示。随着脉冲能量增大，这个明亮的等离子体区域也逐渐增大。在脉冲能量为 134 μJ 时，明亮等离子体长度约为 40 μm。为了量化等离子体长度及空化气泡直径随脉冲能量增大的关系，图 5-27(a)刻画出了这种增长趋势。可见空化气泡直径的阶跃式增长处恰好对应于明亮等离子体的出现。图 5-27(b)展示了 3 个不同脉冲能量下等离子体形态的叠加图，这三个脉冲能量分别为 4.1 μJ、45 μJ 以及 134 μJ，分别用三种不同颜色表示等离子体所占据的空间范围。蓝色交叉线表示 40 倍物镜聚焦的圆锥角，交叉点为焦斑位置。

　　当激光能量继续增强时，明亮等离子体区域不仅会继续扩大，还会出现成丝现象（filamentation）。图 5-28 所示为单纵模 532 nm、8.8 ns 纳秒激光在 0.73 mJ 能量下诱导的成丝现象。为了削弱散射光，在图 5-28(a)中加装了一块彩色玻璃滤镜；在图 5-28(b)中加装了一块二向色镜滤波片。加装衰减镜片后能够在圆锥角迎着脉冲方向清晰地观察到丝状等离子体。成丝现象是非线性光学中一个非常复杂的物理现象，具体请参考综述文献[26]。

　　飞秒激光诱导等离子体形态及温度：图 5-29 为等离子体摄影术拍摄的不同激光脉冲能量下 350 fs、1040 nm 飞秒激光诱发的等离子体形态。激光系统已在本书中详细阐述。泵浦激光能量 E，等离子体长度 l 及归一化能量 β 显示在每帧图片下方。飞秒激光从右侧入射，物镜为 40 倍，所有照片是由超过 70 个脉冲图片叠加而成。由该图可知，飞秒激光诱导等离子体与纳秒激光诱导等离子体有很大不同。首先，飞秒激光诱导等离子体其长度是连续变化的，没有图 5-27(a)所示的阶跃；其次，飞秒激光诱导等离子体其亮度非常微弱，至少需要 70 张图片的叠加。这主要是因为飞秒激光的能量沉积相较纳秒激光小很多，而且非常容易受飞秒激光非线性传播和等离子体屏蔽等现象的影响。

　　由该图还可以观察到飞秒等离子体的一些特征：等离子体左侧略微呈现红色，中部呈现白色，右侧呈现蓝色。如果将等离子体看成理想的黑体辐射体，那么

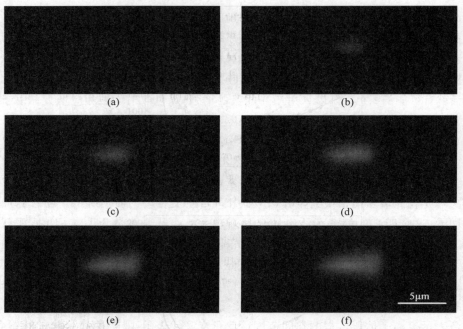

图 5-29　等离子体摄影术拍摄的不同能量 350 fs、1040 nm 飞秒激光诱发的等离子体形态[25]
(a) $E=48$ nJ,$\beta=1.93$,$l=1.8$ μm；(b) $E=95$ nJ,$\beta=3.81$,$l=3.6$ μm；(c) $E=165$ nJ,$\beta=6.6$,$l=5.1$ μm；
(d) $E=323.8$ nJ,$\beta=13.0$,$l=6.5$ μm；(e) $E=458.6$ nJ,$\beta=18.4$,$l=7.3$ μm；(f) $E=570.4$ nJ,$\beta=22.8$,$l=7.6$ μm
泵浦激光能量 E,光致击穿阈值能量 E_{th},归一化能量 $\beta=E/E_{th}$,等离子体长度 l
（请扫Ⅸ页二维码看彩图）

红色区域对应于温度小于 5000 K,白色区域温度约为 5600 K,而蓝色区域温度大于 6000 K。等离子体色温由红变蓝,可以用等离子体屏蔽、等离子体吸收来解释。

5.8　光声检测技术

相对于前述的高速摄影法、散射光成像法及光偏转法,空泡脉动的辐射声波检测可以获取浑浊介质内的空泡信息。本节主要探讨光致及热致空化气泡的声学信号特征。

5.8.1　热致空化气泡声波的特点

对于热致空泡来说,其光声效应是指物质吸收了调制光能而产生声信号的一种光-热-声能转换的效应,本质上是光热物理效应的延伸。相对于宏观块状材料,纳米颗粒（NP）介导的光声效应物理机制更为复杂。如图 5-30 所示,特定频率的脉冲调制激光入射到金纳米颗粒的溶液中,引发纳米颗粒表面强烈的共振吸收,吸收的光子能量通过一系列的微观及宏观弛豫过程,以热的形式向外界环境扩散,当界面温度较低而不足以引发外界介质相变时,纳米颗粒及外界介质会受热膨胀而引发微弱热弹性压力波;当界面温度高于外界介质临界相变温度而诱导产生热致空泡时,空泡在内外压差的驱动下经历一系列的膨胀-坍缩的振荡过程,并在膨胀初期及坍缩溃灭末期向外辐射强烈的声波信号。这些声波信号可被压电换能器接收,转换并输入高速示波器。上述光声现象是检测纳米颗粒介导热致空泡的理论基础。相对于介质相变所引起的声压信号,热弹性压力波信号十分微弱,因此本章讨论多聚焦于热致空化引起的声压信号。

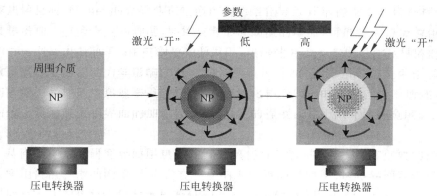

图 5-30　金纳米颗粒的光声效应示意图
（请扫Ⅸ页二维码看彩图）

　　光致空泡的声波信号响应灵敏度可由信号幅度表征,图 5-31 展示了不同泵浦激光能量激励下,超声换能器接收转换的声波信号。由于声源到换能器接收探头有一定的传输距离,导致传输过程具有时间延迟(2.8 μs),此延迟与泵浦能量无明显的关系(图 5-31),而很大程度上取决于系统的空间排布。此声波信号具有多个

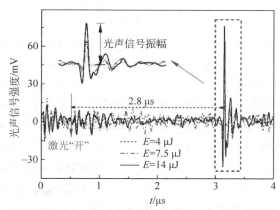

图 5-31　基于光声检测模块采集到的典型光声信号波形图
（请扫Ⅸ页二维码看彩图）

波峰波谷,波峰波谷的幅值能量及宽度随泵浦能量的增大而增加,其中将主波峰的信号强度定义为声波的响应幅值,用 P_W 表示。

图 5-32 讨论了系统空间排布对声波延迟时间的影响。取泵浦源焦点与压电转换器的径向距离中的某一位点为参考径向参数(reference radical distance,RD),依次改变径向参数,探究 6 个压电转换器的空间采集位置对空泡声波信号时间延迟的影响,如图 5-32 所示。时间延迟定义为相对于触发时间,第一主峰出现时对应的时间位点(time of first wave capturation,TFWG)。图 5-32(b)展示了探测系统为上述空间排布时,不同能量激发诱导产生声波信号采集的时间延迟分布图。由图可知,时间延迟与能量无明显关系,仅与表征空间位置的径向参数有关,且随着径向参数的增大,时间延迟线性增长,由此可推知声压在此测量区域下已衰减为声波。

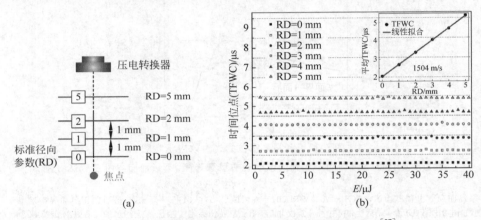

(a)　　　　　　　　(b)

图 5-32　声压探头空间分布对光声信号时间延迟的影响[27]

(a)压电转换探头空间分布的示意图;(b)不同泵浦能量激励下,采集到光声信号的时间延迟与空间分布的变化关系

(请扫Ⅸ页二维码看彩图)

固定探头的空间位置,可通过分析声波信号的时间延迟特性排除其他声波干扰源的影响。如图 5-33(a)所示,当存在采集到声波信号夹杂多个声波位点时,可观测到 5 个明显的声脉冲信号,其中第 1 个几乎与激励源触发时间位点重合,可判定来源于激励源所产生的光压信号(light pressure signal)。因为光子传输速度远高于声速,故光压信号基本无时间迟滞。第 2 个声脉冲信号为空泡初始膨胀时诱发的声辐射,亦为本章所关注的光声信号。第 3 个声脉冲信号源于空泡溃灭,此信号与第 2 个声脉冲的位点间隔近似等于空泡的振荡周期。第 4 个及第 5 个声脉冲信号杂乱分布的声脉冲为空泡膨胀波经样品池底壁反射,以及压电探头靶面反弹后的回波干扰信号,具体的声波信号传输路径如图 5-33(b)所示,当压电传感器空间位置固定时,所涉及的脉冲延迟时间即为待定的常数。综上所述,可利用声脉冲

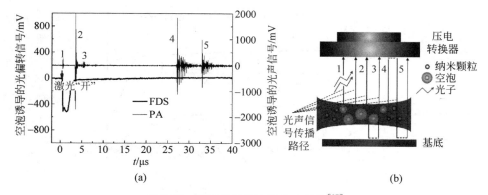

图 5-33　光声信号的时间分布特性[27]

（a）夹杂多个声波位点的光声信号时域分布图；（b）光声信号传播路径示意图

（请扫IX页二维码看彩图）

信号在时间尺度上的分布特性,排除各个声波干扰源。

同时,本书也对热致空泡的频域特性进行了探索。采用切比雪夫（Chebyshev）Ⅱ型低通滤波器对采集到的热致空泡声波信号进行降噪处理,其中归一化通带及阻带截止参数分别为 0.0251 及 0.1759。然后对重构的声波信号进行时频转换并对转换后的信号进行平滑处理,可得到如图 5-34(b)所示的结果:不同粒径金纳米颗粒在相同操作条件下（同一系统、同一激发能量及相同的溶液光学密度）介导的热致空泡声波信号的频谱分布。由图可知,声波信号存在尺寸效应,随着介导体尺寸的减小,主峰位置向高频区域偏移,频谱宽度变窄,此现象表明,小尺寸介导体更趋向于诱导产生尺寸较小且空泡尺寸均匀度较差,尺寸分布比较广泛,不集中的空泡群。

图 5-35(a)为在相同介导条件下（同一介导体、相同介导体溶液浓度）,不同能量激励下诱导产生空泡的频谱分布图。随着泵浦能量的增加,声波频谱的主频分布区间并无明显变化,但频谱分布范围增加,这表明,能量增高会增加介导空泡尺寸的离散度。图 5-35(b)展示了不同溶液浓度在相同声波强度响应（$P_W = 300$ mV）下的空泡频谱分布,其中溶液浓度的变化以光学密度表征,高浓度对应着高消光效率,即高光学密度。高于空泡形成阈值的能量激发可能会诱导样品浓度中多个空泡事件的同时出现,产生空泡群。频谱范围可表征产生空泡群的分布离散度,频谱范围越宽,声波源空泡的尺寸离散度越高;主频的分布区间可表征空泡尺寸的高频段。由图可知,高浓度溶液对应着较宽的频谱分布,意味着高浓度会导致介导空泡分布的高度离散化;在相同声波响应强度下,不同浓度溶液介导空泡声波主频也表现出较大的差异性,说明声波信号具有浓度效应。相较于低浓度溶液,高浓度溶液的声波信号为较大尺寸空泡的集合响应。

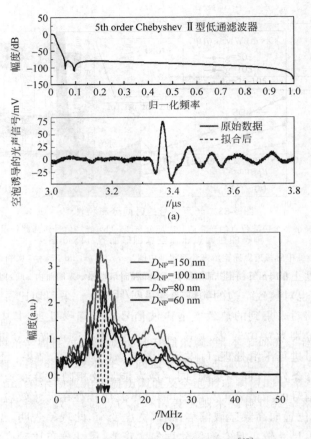

图 5-34　热致空泡的声波频谱分布[27]

（a）本书设计的切比雪夫Ⅱ型低通滤波器的幅频特性及滤波前后声波信号对比；（b）不同粒径纳米颗粒介导热致空泡的声波频谱尺寸效应

（请扫Ⅸ页二维码看彩图）

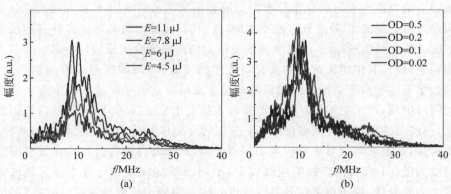

图 5-35　不同激发能量及浓度溶液介导产生的空泡声波频谱分布特性[27]

（a）不同激发能量；（b）不同溶液浓度

（请扫Ⅸ页二维码看彩图）

5.8.2　光致空化气泡声波的特点

等离子体膨胀和空化气泡坍塌也都会形成冲击波向外传播。由于我们使用的水侵超声探头尺寸较大，为了避免其对光致击穿过程产生影响，将其放置在距离击穿区域比较远的位置，用于检测冲击波的远场信号。光致击穿的冲击波远场声学信号如图 5-36 所示，当等离子体形成之后，由于等离子体的强散射特性，很大一部分脉冲激光被散射到探头上，引起一个脉冲信号，即光压信号。光传播速度非常快，因此散射的脉冲激光从等离子体区域传播到探头间的时间可以忽略，故可以将光压信号作为光致击穿的起始点。由于探头与击穿点间有一定的距离，而声波在水里的传播速度为 1500 m/s 左右，导致尖峰检测到的冲击波时刻与冲击波产生的时刻存在一定的延时，如图 5-36(a)所示，在光压信号之后的第 1 个脉冲信号是由

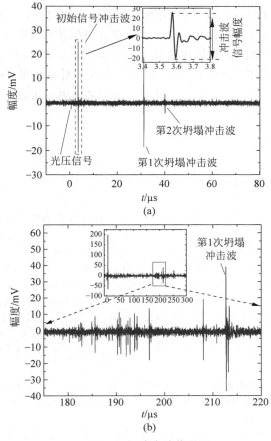

图 5-36　远场冲击波信号图

（a）正常情况下的冲击波信号；（b）次级空泡群的坍塌所导致的多坍塌冲击波的形成

（请扫Ⅸ页二维码看彩图）

膨胀冲击波所引起的。我们将冲击波脉冲信号的最大值与最小值之差定义为冲击波的幅值强度。随后，空化气泡的坍塌会再次发射冲击波，称为坍塌冲击波，其强度很容易受到外界因素的影响而被减弱。除此之外，空泡在振荡过程中会经历多次坍塌，因此会检测到多个坍塌冲击波信号，但是其强度会越来越弱，通常只能检测到 1～2 次的坍塌冲击波信号。可以通过冲击波间的间隔来较为精确地测量空化气泡的振荡周期。由于冲击波与样品池壁的相互作用会导致多个次级空泡的产生，即次级空泡群，所以，除了焦点处主空泡的坍塌会产生冲击波信号，次级空泡群的坍塌也会导致多个坍塌冲击波信号的产生，如图 5-36(b)所示。

5.9 本章小结

本章系统地阐述了多模态泵浦-探测实验系统平台的设计和搭建过程。整个实验系统平台按功能可划分为多个模块：激光泵浦源模块；偏转光检测模块；纳秒闪光灯高速摄影模块；高速摄影机成像模块；等离子体成像模块；光声检测模块。系统集成了单通道激发和多通道同步检测功能，实现了对微纳量级空化气泡生长发育瞬态时域过程、空间尺寸、位点信息及其衍生的声波辐射等多方位信息的集成探测。

参考文献

[1] 陈时胜，BÖSWALD A，SIGEL R，et al. 利用光学高速阴影照相研究激光等离子体相互作用的波长及强度定标律[J]. 物理学报，1987，36(11)：1395-1400.

[2] 汪伟，李作友，李欣竹，等. 用超高速阴影摄影技术研究微喷射现象[J]. 应用光学，2008，29(4)：0526.

[3] FU L，WANG S Q，XIN J，et al. Experimental investigation on multiple breakdown in water induced by focused nanosecond laser[J]. Optics Express，2018，26(22)：28560-28575.

[4] BORN M，WOLF E. Principles of optics：Electromagnetic theory of propagation，interference and diffraction of light[M]. Macmillan：Pergamon Press，1959.

[5] 余彦武. 飞秒激光加工中电子状态的观测与调控[D]. 北京：北京理工大学，2016.

[6] SIEGMAN A E. Lasers[M]. Sausalito：University Science Books，1986.

[7] BLOEMBERGEN N. Laser-induced electric breakdown in solids [J]. IEEE Journal of Quantum Electronics，1974，Qe10(3)：375-386.

[8] GLEBOV L B，EFIMOV O M，PETROVSKIĬ G T，et al. Influence of the mode composition of laser radiation on the optical breakdown of silicate glasses[J]. Soviet Journal of Quantum Electronics，1984，14(2)：226-229.

[9] TROST A，SCHRODL F，STROHMAIER C，et al. A new nanosecond UV laser at 355 nm：early results of corneal flap cutting in a rabbit model[J]. Investigative Ophthalmology & Visual Science，2013，54(13)：7854-7864.

［10］ VOGEL A，NOACK J，HUTTMAN G，et al. Mechanisms of femtosecond laser nanosurgery of cells and tissues［J］. Applied Physics B,2005,81(8)：1015-1047.

［11］ ZAYHOWSKI J J，MOORADIAN A. Single-frequency microchip Nd lasers［J］. Optics Letters,1989,14(1)：24-26.

［12］ 王淑香,陈云琳,颜彩繁,等.微芯片激光器的最新研究进展［J］.量子电子学报,2007, 117(4)：401-406.

［13］ BOSENBERG W R,GUYER D R. Broadly tunable,single-frequency optical parametric frequency-conversion system［J］. Journal of the Optical Society of America B,1993,10(9)： 1716.

［14］ LINZ N,FREIDANK S,LIANG X X,et al. Wavelength dependence of femtosecond laser-induced breakdown in water and implications for laser surgery［J］. Physical Review B, 2016,94(2)：024113.

［15］ VOGEL A, BUSCH S, PARLITZ U. Shock wave emission and cavitation bubble generation by picosecond and nanosecond optical breakdown in water［J］. Journal of the Acoustical Society of America,1996,100(1)：148-165.

［16］ VENUGOPALAN V, GUERRA A, NAHEN K,et al. Role of laser-induced plasma formation in pulsed cellular microsurgery and micromanipulation［J］. Physical Review Letters,2002,88(7)：078103.

［17］ HUTSON M S, MA X Y. Plasma and cavitation dynamics during pulsed laser microsurgery in vivo［J］. Physical Review Letters,2007,99(15)：158104.

［18］ MIE G. Beiträge zur optik trüber medien,speziell kolloidaler metallösungen［J］. Annalen der Physik,1908,330(3)：377-445.

［19］ KERKER M. The scattering of light,and other electromagnetic radiation［M］. New York： Academic Press,1969.

［20］ RAYLEIGH L. On the pressure developed in a liquid during the collapse of a spherical cavity［J］. Philosophical Magazine,1917,34(200)：94-98.

［21］ ZYSSET B,FUJIMOTO J G,DEUTSCH T F. Time-resolved measurements of picosecond optical breakdown［J］. Applied Physics B,1989,48(2)：139-147.

［22］ VOGEL A,LAUTERBORN W,TIMM R. Optical and acoustic investigations of the dynamics of laser-produced cavitation bubbles near a solid boundary［J］. Journal of Fluid Mechanics,1989,206：299-338.

［23］ VOGEL A,CAPON M R C,ASIYOVOGEL M N,et al. Intraocular photodisruption with picosecond and nanosecond laser-pulses-tissue effects in cornea,lens,and retina［J］. Investigative Ophthalmology & Visual Science,1994,35(7)：3032-3044.

［24］ VOGEL A,LINZ N,FREIDANK S,et al. Femtosecond laser induced nanocavitation in water：implications for optical breakdown threshold and cell surgery［J］. Phys. Rev. Lett. , 2008,100(3)：038102.

［25］ LINZ N. Controlled nonlinear energy deposition in transparent dielectrics by femtosecond and nanosecond optical breakdown［D］. Luebeck：Uninversty of Luebeck,2010.

［26］ COUAIRON A,MYSYROWICZ A. Femtosecond filamentation in transparent media［J］. Physics Reports-Review Section of Physics Letters,2007,441(2-4)：47-189.

［27］ 王思琪.金纳米颗粒介导的激光热致空泡及其衍生的光声效应的机理研究［D］.西安：西安交通大学,2019.

第 6 章

空化气泡形成阈值及机理分析

6.1 概述

本章主要探讨空化气泡形成的相关机制及影响因素。首先 6.2.1 节分析纳秒 OPO 激光水中光致击穿阈值曲线的特点,通过与理论模型模拟结果比较,研究纳秒红外激光水中光致击穿的物理机理,获得液态水中间能级 E_{ini} 关键参数值。6.2.2 节分析飞秒 OPA 激光水中光致击穿阈值曲线的特点,通过与理论模型模拟结果比较,研究飞秒激光水中光致击穿的物理机理,获得液态水中自由电子平均碰撞时间及中间能级容量等关键参数数值,讨论飞秒激光在水基介质和生物组织中光致击穿的特点。

对于热致空泡而言,光声信号的非线性增强及纳观效应的存在皆以该空泡的出现为临界条件。鉴于介导体纳米颗粒结构及体系的多变性,激光系统调控参数的复杂性,则采用实验方法系统探究此复杂多变的纳米体系及微纳尺寸的传热现象缺乏可行性。除此之外,热致空泡形成阈值的理论界定涉及激光脉宽、相界面厚度及相变阈值温度等多个复杂参量,而现存的理论分析多依赖于较为理想化假设的空泡阈值判定方法。本章采用改进型双温度模型,研究飞秒到纳秒多尺度脉冲激光激发域下的金纳米颗粒与其周围介质组成的微系统的传热特性,系统地讨论激发脉宽、激发波长、纳米介导体尺寸及界面浸润性对空泡阈值的影响。

6.2　激光诱导光致击穿空泡阈值

6.2.1　纳秒 OPO 激光水中光致击穿阈值及机理分析

1. 纳秒 OPO 光致击穿阈值

这里利用光致击穿平台,测量了 725～1025 nm 范围内共 21 个波长的光致击穿阈值。每个波长分别在 40 倍物镜(NA＝0.8)和 63 倍物镜(NA＝0.9)下测量击穿能量阈值 E_{th}。此外,还测量了每个波长下 OPO 激光的横模 M^2 因子和脉宽,并获取得到峰值辐照度 I_{th}。如图 6-1 所示为实验测得的峰值辐照度 I_{th} 随波长 λ 的变化关系,分别绘制了 NA＝0.8 及 NA＝0.9 下的 $I_{th}(\lambda)$ 曲线,以及两者的均值。

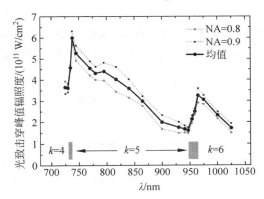

图 6-1　单纵模纳秒 OPO 激光水中光致击穿峰值辐照度 I_{th} 随波长 λ 的变化关系

由图 6-1 可以观察到,在波长 740 nm 及 970 nm 处 $I_{th}(\lambda)$ 曲线有两个明显的跳跃峰。这两个跳跃峰是由多光子电离(multi-photon ionization,MPI)效应阶数增加引起的。具体而言,在 $\lambda=740$ nm 处,MPI 由 4 光子效应增加到 5 光子效应;在 $\lambda=970$ nm 处,MPI 由 5 光子效应增加到 6 光子效应。$I_{th}(\lambda)$ 呈阶跃式变化证明了水中光致击穿是由多光子电离诱发的。此外,在 725～1025 nm 纳秒红外波段都能观察到"空泡大爆炸"现象。

早在 1974 年,Bloembergen 曾在论文[1]中阐述道,"如果多光子电离效应很重要的话,那么应该能在剧烈光致击穿效应前清晰地观察到它们",他的原话如图 6-2所示。接着他以没有实验证据为由排除了多光子电离效应的作用,支持雪崩电离(avalanche ionization,AI)为引起光致击穿的主要因素。当然,需要说明的是,这是他40 多年前的观点,在这 40 年间实验手段得到了巨大提升。即便如此,由于光致击穿实验具有瞬态性、纳米尺度等特性,还是对揭示光致击穿诱发机制起到了阻碍作用。

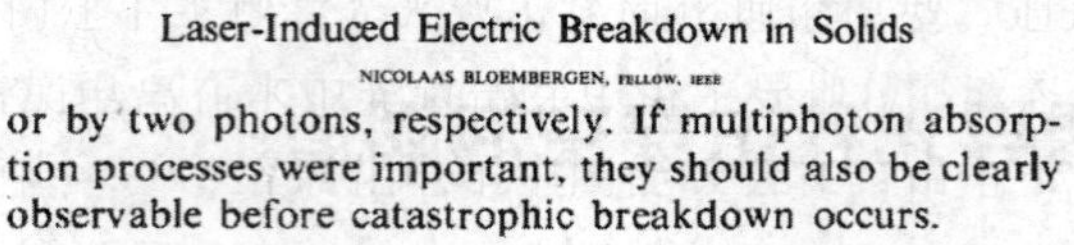

Laser-Induced Electric Breakdown in Solids

NICOLAAS BLOEMBERGEN, FELLOW, IEEE

or by two photons, respectively. If multiphoton absorption processes were important, they should also be clearly observable before catastrophic breakdown occurs.

图 6-2 Bloembergen 1974 年关于多光子电离效应的观点[7]

利用 $I_{th}(\lambda)$ 曲线中转折波长 $\lambda = 740$ nm 及 $\lambda = 970$ nm 的位置，可以计算多光子电离所跨过的电离宽度，计算的最佳结果约为 6.6 eV。这一结果远小于水的禁带宽度 $E_{gap} = 9.5$ eV[2,3]，但是与液态水中溶剂化电子的电离阈值 $E_{th,solv} = 6.4$ eV 非常接近[4,5]。因此，人们猜想瞬态溶剂化电子在光致击穿触发过程中扮演了重要角色。为了验证这一假设，Liang 等进行了理论模拟[6]。

2. 纳秒红外光致击穿简化模型

如第 2 章所述，液态水中导带自由电子的形成至少有 4 种途径：①直接电离，所需光子激发能至少为 11 eV；②自动电离，所需光子激发能至少为 9.5 eV；③激发态吸收，吸收横截面积很小，需要很高的激光功率密度；④瞬态溶剂化电子形成和上激发。这 4 种途径总结在图 6-3 中。

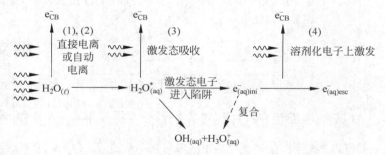

图 6-3 液态水中导带自由电子形成的 4 种不同路径

(1) 直接电离；(2) 自动电离；(3) 激发态吸收；(4) 瞬态溶剂化电子形成和上激发

在这 4 种途径中，第 4 种途径所需光子激发能和激光功率密度最小，因此认为是导带自由电子形成的主要原因。其具体过程是这样的：液态水在多光子电离作用下形成瞬态水合激发态 $H_2O^*_{(aq)}$；它极不稳定、存在的时间极短，会很快抛出一个电子并与另一个水分子形成游离态 $OH_{(aq)}$ 和 $H_3O^+_{(aq)}$ 离子；抛出的这个电子如果距离其母体离子比较近，会发生孪生复合（geminate recombination），复合时间约为 60 ps。如果抛出的电子附近正好有预陷阱（pre-existing traps），那么电子会逐渐水合并被该预陷阱捕获，形成稳定的溶剂化电子；溶剂化电子位于禁带上方约 6.6 eV 的位置，即 $E_{ini} \approx 6.6$ eV。它在紫外至红外波段的单光子吸收率非常高，并且距离导带仅约 3 eV。因此，认为溶剂化电子形成后很容易上激发到导带

上形成种子自由电子[3,8]。整个过程用下面的速率方程描述:

$$\frac{\mathrm{d}\rho_{E_{\mathrm{ini}}}}{\mathrm{d}t} = \eta_{\mathrm{MPI}}(E_{\mathrm{ini}}) - \frac{\rho_{E_{\mathrm{ini}}}}{\tau_{\mathrm{gem\text{-}rec}}} \tag{6-1}$$

式中,$\rho_{E_{\mathrm{ini}}}$ 为经溶剂化电子中间能级激发至导带的自由电子密度(m^{-3});E_{ini} 为溶剂化电子激发能级;$\tau_{\mathrm{gem\text{-}rec}}=60\ \mathrm{ps}$ 为孪生复合时间;η_{MPI} 为多光子电离速率,用下式描述:

$$\eta_{\mathrm{MPI}}(E_{\mathrm{ini}}) = \frac{2\omega}{9\pi}\left(\frac{m\omega}{\hbar}\right)^{3/2} \times \exp\left[2k\times\left(1-\frac{1}{4\gamma^2}\right)\right] \times$$

$$\Phi\left[\left(\sqrt{2k-\frac{2\widetilde{E}_{\mathrm{ini}}}{\hbar\omega}}\right)\right] \times \left(\frac{e}{16mE_{\mathrm{ini}}\omega^2 c\varepsilon_0 n_{\mathrm{ref}}}\right)^k \times I^k \tag{6-2}$$

式中,$\gamma=\dfrac{\omega}{e}\sqrt{\dfrac{c\varepsilon_0 n_{\mathrm{ref}} m E_{\mathrm{ini}}}{I}}$,$\widetilde{E}_{\mathrm{ini}}=E_{\mathrm{ini}}\left(1+\dfrac{1}{4\gamma^2}\right)$,$k=\left\lfloor\dfrac{\widetilde{E}_{\mathrm{ini}}}{\hbar\omega}+1\right\rfloor$。

在纳秒红外光致击穿中仅观察到巨大空化气泡伴随明亮等离子体的产生——"空泡大爆炸"现象,因此,可以认为自由电子的形成是纳秒红外光致击穿效应的瓶颈。一旦自由电子密度超过一定种子电子密度 ρ_{seed},雪崩效应会很快介入并迅速将光致击穿推向全电离。由于自由电子最容易通过溶剂化电子中间能级形成,所以纳秒红外光致击穿的孵育条件为

$$\rho_{E_{\mathrm{ini}}} \geqslant \rho_{\mathrm{seed}} \tag{6-3}$$

3. 纳秒红外激光雪崩电离孵育机理分析

1) 种子电子密度影响

在光致击穿领域早期存在一种普遍的观点,认为雪崩电离的孵育需要一定数量的"种子电子"。该孵育条件假设等离子体区域达到一定数目的种子电子 $N_{0\mathrm{min}}$ 时,雪崩电离立刻开始[9-11]。该假说是 1995 年由 Kennedy[9] 提出的,后来 Noack 和 Vogel[10],Vogel 等[11] 沿用了这一理论。他们使用 $N_{0\mathrm{min}}=0.5$,对应等离子体区域种子电子密度 $\rho_{\mathrm{seed}}=0.5/V_{\mathrm{plasma}}$。然而,该理论存在瑕疵。由于等离子体体积 V_{plasma} 与数值孔径 NA 的 4 次方成反比,如果该理论成立的话,ρ_{seed} 将会随 NA 的降低而大幅下降。这与 Nahen 和 Vogel[12] 在 1996 年实验观察到的现象不符:当聚焦角 $1.8°\leqslant\Theta\leqslant 32°$ 时,未发现光致击穿阈值与聚焦角之间存在明显关联。第二个证据来源于 Teem Photonics 微芯片激光实验数据,其中未发现阈值 I_{th} 与 NA 之间存在明显关系。针对这一假设存在的问题,本书假设种子电子密度 ρ_{seed} 不依赖于数值孔径 NA。

作为最初的尝试,假设 ρ_{seed} 是一个固定值,并且溶剂化电子中间能级 $E_{\mathrm{ini}}=6.6\ \mathrm{eV}$,也是固定值。图 6-4 为采用理论模型(式(6-1)～式(6-3))计算的 $I_{\mathrm{th}}(\lambda)$ 曲线与实

验数据的比较。当种子电子阈值密度 $\rho_{seed}=3\times10^{14}$ cm^{-3} 时,获得最"优"拟合结果。然而,由图可以观察到,实验测得的 $I_{th}(\lambda)$ 曲线随着波长的增加呈下降趋势;但是模拟的 $I_{th}(\lambda)$ 曲线随着波长的增加反而上升了,这是因为多光子电离率随波长的增加呈下降趋势,参看图 6-5(b)。因此,固定种子电子密度 ρ_{seed} 的假设不能解释观察到的现象,必须仔细研究种子自由电子触发雪崩效应的微观过程。

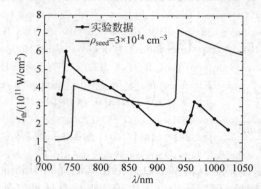

图 6-4　采用固定种子电子密度计算的 $I_{th}(\lambda)$ 曲线(蓝线)与实验数据(黑线)的比较
（请扫Ⅸ页二维码看彩图）

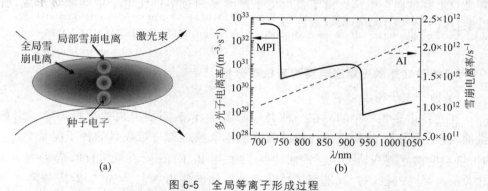

图 6-5　全局等离子形成过程
（a）全局与局部雪崩效应示意图；（b）多光子电离率及雪崩电离率随波长变化关系

通过等离子体摄影术拍摄的纳秒红外激光诱发的等离子体照片[13]可以观察到,在 NA>0.3 的条件下,等离子体非常均匀;但在 NA<0.1 情况下,等离子体不再均匀。合理的解释是单个自由电子所引起的雪崩电离是有空间局限性的。局部雪崩电离会受到电子扩散长度的约束。如果自由电子扩散速率大于局部雪崩速率,就难以引起全局雪崩电离。在激光能量足够高的时候,每个种子电子周围都会引起局部雪崩电离。若干个局部雪崩电离融合成均匀的全局等离子体。整个过程如图 6-5(a)所示。因此,全局等离子体的形成受种子电子密度以及局部雪崩电离强度两个因素控制。而这两个因素都与波长有关。

如图 6-5(b)所示,种子电子密度受多光子电离调控,波长越长则种子电子的数量越少,波长越短则种子电子数量越多。而局部雪崩电离强度随波长的增大而增强,波长越长则局部雪崩电离就越容易融合为全局等离子体。因此,为了达到均一的全局等离子体,短波长因为弱的雪崩效应而需要更多种子电子密度,而长波长因较强的雪崩效应只需要少量种子电子密度。因此,本书推断,种子电子密度不是固定的,而是随波长变化的。

图 6-6(a)为采用波长变化的种子电子密度计算的 $I_{th}(\lambda)$ 理论数据与实验数据的比较。其中,种子电子密度采用式 $\rho_{seed}(cm^{-3})=10^{A\lambda(nm)+B}$ 进行拟合,最优参数为 $A=-0.011\ nm^{-1}$,$B=23.5$。此外,种子电子密度不应低于下限值 $1/V_{plasma}$,即等离子区域中出现 1 个自由电子。在紧聚焦条件下,这个下限值约为 $10^{13}\ cm^{-3}$。ρ_{seed} 随波长的变化曲线如图 6-6(b)所示。由图 6-6 可以观察到,理论模拟的 $I_{th}(\lambda)$ 曲线与实验测得的数据非常接近。然而,进一步观察发现,理论与实验曲线的峰值位置并不严格一致,为什么呢? 可能的原因是,溶剂化电子中间能级 E_{ini} 也不是固定的,而是随波长变化的。

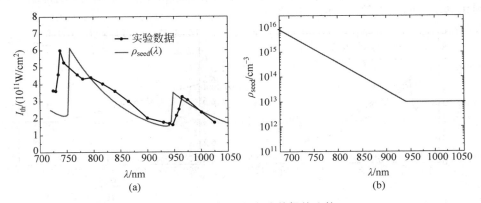

图 6-6　模拟结果与实验数据的比较

(a) 采用波长变化的种子电子密度计算的 I_{th} 数据与实验数据的比较；(b) 种子电子密度随波长的变化曲线

2) 溶剂化电子中间能级影响

如何理解溶剂化电子中间能级 E_{ini} 随波长的变化呢? 先考虑 $\lambda > 950\ nm$ 的长波长极端情况。如图 6-6(b)所示,此时单个种子自由电子就能引发全局等离子体的形成。由于长波长光子能量相对较低,这需要构型非常完美的预陷阱才能形成瞬态溶剂化电子[3],如图 6-7 所示。随着波长变短则所需种子电子密度增高。由于种子自由电子是经预陷阱捕获而上激发来的,所以所需预陷阱密度也相应变高。随着预陷阱密度的增高,其完美性开始下降。而完美性下降的预陷阱所需的光子激发能会增高。因此,E_{ini} 随波长的变化与 ρ_{seed} 随波长的变化密切相关,都是随波

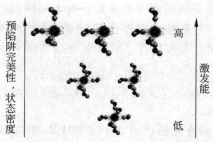

图 6-7　预陷阱状态密度、完美性随光子激发能变化的示意图

（请扫Ⅸ页二维码看彩图）

长的增大而下降。

图 6-8(a)为采用波长变化的 E_{ini} 计算的 $I_{th}(\lambda)$ 理论数据与实验数据的比较。理论模拟结果与实验结果十分吻合。溶剂化电子中间能级采用式 $E_{ini}(eV) = C\lambda(nm) + D$ 进行拟合,其中 $C = -(27/22400)\ nm^{-1}$, $D = 7.59$ 为最优参数。此外,溶剂化电子中间能级不应低于下限值 $E_{th,solv} = 6.4\ eV$。如图 6-8(b)所示为溶剂化电子中间能级随波长的变化曲线。

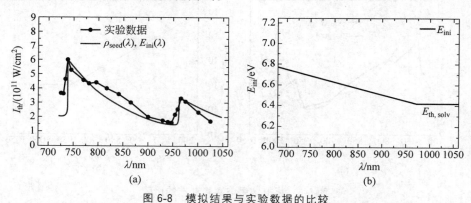

图 6-8　模拟结果与实验数据的比较

(a) 采用波长变化的种子电子密度及溶剂化电子中间能级计算的 $I_{th}(\lambda)$ 数据与实验数据的比较;

(b) 溶剂化电子中间能级随波长的变化曲线

3) 种子自由电子触发雪崩电离过程

如图 6-9 所示是波长为 800 nm、脉宽为 2 ns、峰值功率密度 $I_{th} = 3.8 \times 10^{11}\ W/cm^2$ 的高斯激光束在多光子电离效应下产生种子自由电子并触发雪崩电离的过程。

在脉冲峰值处($t = 0$ ns),自由电子密度恰好超过种子电子密度 $\rho_{seed} = 3.7 \times 10^{14}\ cm^{-3}$,进而触发雪崩电离,自由电子密度呈几何级数迅速增加,如向上箭头所示。实线所示为经由瞬态溶剂化电子中间能级所产生的自由电子密度;虚线所示为同一辐照度下跨过整个禁带宽度 E_{gap} 所产生的自由电子密度。后者比前者小

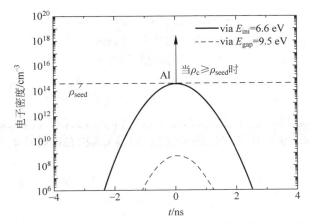

图 6-9　多光子电离产生种子自由电子触发雪崩电离过程

约 6 个数量级。可见纳秒红外光致击穿是在溶剂化电子中间能级参与下经多光子电离触发的。

6.2.2　飞秒 OPA 激光水中光致击穿阈值及机理分析

1. 飞秒 OPA 光致击穿阈值

飞秒 OPA 激光系统及光致击穿平台已经在第 5 章详述。利用该平台,测量了 334～1085 nm 范围内共 50 个波长的光致击穿阈值。每个波长下采用 40 倍物镜 (NA=0.8) 和 63 倍物镜(NA=0.9)分别测量。飞秒 OPA 激光系统平均脉宽为 250 fs,激光质量因子 $M^2 = 1.4$。实验测得的峰值辐照度 I_{th} 与波长的关系如图 6-10 所示。误差线上下部分别代表 90% 击穿概率和 10% 击穿概率,中间实心圆代表 50% 击穿概率。

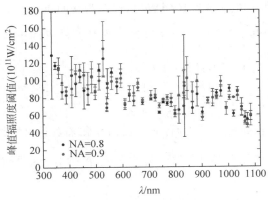

图 6-10　实验测得的飞秒 OPA 激光水中光致击穿峰值辐照度随波长的变化关系

（请扫 Ⅸ 页二维码看彩图）

由图 6-10 可以观察到,实验数据波动比较大,波动范围为±20 %。此外,光致击穿平均阈值锐度为 $S=10.2$。本实验中不同波长下飞秒 OPA 激光的 S 范围在 $0.8\sim126.6$,波动范围很大。即在不同数值孔径下 S 差异巨大。例如,在波长为 1021 nm 时,63 倍物镜(NA=0.9)下,$S=126.6$;但是在 40 倍物镜下(NA=0.8),S 仅为 8.7。这一结果可能是由复杂的 TOPAS 系统引起的。

与 6.1.1 节纳秒 OPO 光致击穿 $I_{th}(\lambda)$ 曲线不同,飞秒 OPA 实验测得的 $I_{th}(\lambda)$ 曲线没有观察到明显的多光子跳跃的转折波长。但是可以看到明显的 I_{th} 随波长变大而下降的趋势。为什么会出现这样趋势呢?飞秒激光光致击穿的本质原因是什么呢?为了解答这些问题,本书对飞秒激光光致击穿进行了理论建模研究。

2. 飞秒激光光致击穿简化理论模型

纳秒红外激光光致击穿的基本原理是多光子电离触发雪崩电离。飞秒激光光致击穿与此类似但又有不同。飞秒激光因为峰值辐照度远高于纳秒激光,所以除了多光子电离还可能产生隧穿电离。多光子电离和隧穿电离统称强场电离(strong-field ionization,SFI),需要用完整 Keldysh 公式计算。此外,飞秒激光除了通过溶剂化电子中间能级 E_{ini} 产生自由电子,也可以直接跨过整个禁带 E_{gap} 产生自由电子。强场电离产生种子自由电子过程可以用如下公式描述:

$$\frac{d\rho_{SFI}}{dt} = \frac{d\rho_{E_{ini}}}{dt} + \frac{d\rho_{E_{gap}}}{dt} \tag{6-4}$$

$$\frac{d\rho_{E_{ini}}}{dt} = \eta_{SFI}(E_{ini}) \times \left(1 - \frac{\rho_{E_{ini}}}{\rho_{E_{ini,max}}}\right) \tag{6-5}$$

$$\frac{d\rho_{E_{gap}}}{dt} = \eta_{SFI}(E_{gap}) \tag{6-6}$$

式中,$\rho_{E_{ini,max}}$ 为溶剂化电子中间能级容量,η_{SFI} 为完整 Kcldysh 公式,如式(6-7)所示,$\tilde{\Delta}$ 为有效禁带宽度,它考虑了电子在高速振荡的电磁场中需要克服的振动势能(pondcromotive energy)以及本征禁带宽度 E_{gap},在 Kane 型势阱下 $\tilde{\Delta}$ 的值为[14]

$$\tilde{\Delta} = \frac{2}{\pi} E_{gap} \frac{\sqrt{1+\gamma^2}}{\gamma} E \frac{1}{\sqrt{1+\gamma^2}}, \quad \gamma = \frac{\omega}{e}\sqrt{\frac{m'cn_{ref}\varepsilon_0 E_{gap}}{I}} \tag{6-7}$$

种子自由电子在导带中产生后,通过反向轫致辐射吸收增加动能,在电子动能达到临界值 $\frac{3}{2}\tilde{\Delta}$ 时与共价带电子发生碰撞电离,产生 2 个能量较低的导带电子,这两个低能量导带电子继续上述过程最终形成雪崩电离。因为只有达到临界值 $\frac{3}{2}\tilde{\Delta}$ 的电子才发生碰撞电离,所以飞秒激光光致击穿中雪崩电离需要采用多速率方程准确模拟。Rethfeld[15] 发现在渐近条件下,采用多速率方程描述的雪崩电离率接近渐近雪崩电离率。后者可以用如下公式描述:

$$\eta_{AI,asymp} \approx \ln 2 \frac{\tau_{coll}}{\omega^2 \tau_{coll}^2 + 1} \times \frac{e^2 I}{cn_{ref}\varepsilon_0 m_c \frac{3}{2}\widetilde{\Delta}} \tag{6-8}$$

导带中的自由电子会与空穴发生复合。这种复合认为是非辐射性的,即复合产生的能量不以光的形式释放出来而是转化为热能。复合时间与自由电子密度息息相关:自由电子密度越大,复合时间越短;反之越长。自由电子复合率可以用下式描述:

$$\left(\frac{d\rho_c}{dt}\right)_{rec} = -\eta_{rec} \times \rho_c^2 \tag{6-9}$$

式中,$\eta_{rec} = 1.8 \times 10^{-9}$ cm$^3 \cdot$ s^{-1}。

考虑了强场电离、雪崩电离和电子复合的飞秒激光光致击穿理论模型可以用下面的速率方程描述[16]:

$$\frac{d\rho_c}{dt} = \frac{d\rho_{SFI}}{dt} + \eta_{AI,asymp} \times \rho_c - \eta_{rec} \times \rho_c^2 \tag{6-10}$$

这个模型与前面章节中的统一理论模型是兼容的,它主要用到了统一模型中的强场电离部分和雪崩电离部分。

由于自由电子产生的时间尺度在飞秒时间尺度,远小于电子-空穴复合时间,所以,飞秒激光产生的自由电子的能量密度 U_{th} 可以用自由电子数量密度 ρ_{th} 乘以单个自由电子能量(势能 $\widetilde{\Delta}$ 加上自由电子平均动能 $\bar{\varepsilon}_{kin}$)计算得到。这里自由电子平均动能取固定值 $\frac{5}{4}\widetilde{\Delta}$。这个固定值是基于自由电子平均分布在 $0.5\widetilde{\Delta}$ 能级和 $2\widetilde{\Delta}$ 能级的假设得到的[11]。这个假设虽然比较粗糙,但不影响模拟结果和结论。自由电子的能量密度 U_{th} 为

$$U_{th} = \rho_{th}(\widetilde{\Delta} + \bar{\varepsilon}_{kin}) \tag{6-11}$$

自由电子的能量最终通过热化作用引起激光聚焦区域水温上升。温度上升值 ΔT 与自由电子能量密度之间的关系如下:

$$\Delta T = \frac{U_{th}}{\rho_0 C_p} \tag{6-12}$$

式中,ρ_0 为水密度,C_p 为水热容量。

通过式(6-11)、式(6-12)得到自由电子阈值密度 ρ_{th} 与水温上升 ΔT 之间的关系:

$$\rho_{th} = \frac{\rho_0 C_p \Delta T}{\frac{9}{4}\widetilde{\Delta}} \tag{6-13}$$

由上文可知,在飞秒脉宽段空化气泡形成阈值温度 T_{th} 为 440.7 K,考虑室温为 293 K,得 $\Delta T = 148$ K,最后得到自由电子阈值密度 $\rho_{th} = 1.8 \times 10^{20}$ cm^{-3}。

3. 飞秒激光光致击穿机理研究

1) 水中自由电子平均碰撞时间的确定

图 6-1(a)所示为理论模型计算结果与实验数据比较。实验数据为 40 倍物镜和 63 倍物镜下测得的平均值。红线所示为理论模拟结果,由式(6-4)～式(6-10)计算而来。绿线所示为采用 Rethfeld 的多速率方程[15]计算结果,其中多速率方程详见第 2 章。可以观察到,理论数据与实验数据吻合良好,并展现了 I_{th} 随波长变大而下降的趋势。同时可以注意到理论结果存在多光子电离转折波长,而实验数据几乎没有,这是由于 TOPAS 系统波动较大,掩盖了可能真实存在的转折波长。

电子平均碰撞时间 τ_{coll} 一直是激光与透明电介质作用领域一个有争议的参数。文献中它的值从 0.11 fs 到 23.3 fs 不等[7,17-25]。例如:Arnold 等[18]通过理论计算得到 SiO$_2$ 中电子-声子平均碰撞时间仅为 0.2 fs;而 Sparks 等[17]通过在高带宽电介质 NaCl 中光致击穿得到电子平均碰撞时间为 1～5 fs;Sudrie 等[21]在研究光在 SiO$_2$ 中的非线性传输过程中得到 τ_{coll} 高达 23.3 fs;Sun 等[23]在 SiO$_2$ 中获得的 $\tau_{coll} = 1.7$ fs;Jia 等[24]在 SiO$_2$ 中获得的 $\tau_{coll} = 1.0$ fs,在 CaF$_2$ 中获得的 $\tau_{coll} = 2.0$ fs。在解释 DC 与 AC 击穿阈值接近的实验现象时,Bloembergen[7]认为电子平均碰撞时间在 1 fs 数量级上。如图 6-11(b)所示为不同电子平均碰撞时间下理论计算结果与实验数据的比较。由图可见,当 $\tau_{coll} = 1$ fs 时,理论结果与实验结果吻合最好。这与 Sarpe 等[26]测得的水中自由电子平均碰撞时间(1.6±0.3) fs 非常接近。

2) 强场电离与雪崩电离之间相互作用关系

在飞秒激光透明电介质光致击穿领域中还存在一个争议,即究竟是强场电离占主导地位还是雪崩电离占主导地位。某些研究[27]声称,强场电离占主导地位而雪崩电离不重要;某些研究[15]声称,强场电离占主导同时雪崩电离占据一定地位;而另外一些研究[11]声称,雪崩电离很重要而强场电离只占有一定作用;还有研究[28,29]表明,雪崩电离占据主导地位而强场电离不重要。本书的实验数据连同理论模拟结果可以为这一争议提供一份可靠的独立观点。

如图 6-12 所示为不同波长的 250 fs 激光在光致击穿阈值下引起的自由电子密度随时间的演变曲线。蓝色曲线代表共价带总的自由电子密度 ρ_c;蓝色虚线为强场电离引起的自由电子密度 ρ_{SFI};红色虚线为强场电离中跨过禁带的自由电子密度 $\rho_{E_{gap}}$;绿色虚线为强场电离中通过溶剂化电子中间能级形成的自由电子密度 $\rho_{E_{ini}}$;雪崩电离引起的自由电子密度为 $\rho_{AI} = \rho_c - \rho_{SFI}$。在 $\lambda = 347$ nm 时,如图 6-12(a)所示,由溶剂化电子中间能级产生的自由电子迅速饱和($\rho_{E_{ini}} = 10^{19}$ cm^{-3}),而跨过禁

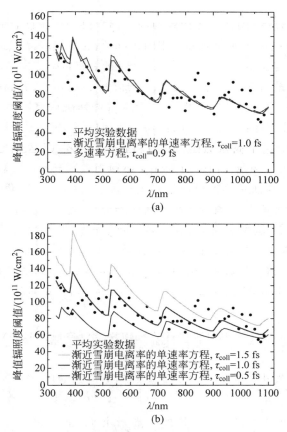

图 6-11　模拟结果与实验数据的比较

（a）采用渐近雪崩电离率的单速率方程（MRE$_{asymp}$）与多速率方程（MRE）的比较；（b）采用 MRE$_{asymp}$ 计算的不同电子平均碰撞时间之间的比较

（请扫 Ⅸ 页二维码看彩图）

带的自由电子密度是其 2.5 倍（$\rho_{E_{gap}} = 2.5 \times 10^{19}$ cm^{-3}）。因此，由强场电离产生的自由电子密度 $\rho_{SFI} = 3.5 \times 10^{19}$ cm^{-3}。在脉冲峰值位置（$t=0$）雪崩电离开始发挥作用。由于雪崩电离率在短波长处比较小，所以由雪崩电离产生的自由电子密度仅为强场电离产生的自由电子密度的 3.6 倍，即 $\rho_{AI}/\rho_{SFI}=3.6$。在 520 nm 时，如图 6-12（b）所示，由溶剂化电子中间能级产生的自由电子依然迅速饱和，但是跨过禁带的自由电子密度相对较低，$\rho_{E_{gap}} \approx 10^{16}$ cm^{-3}。因此，由强场电离产生的自由电子密度 $\rho_{SFI} \approx 10^{19}$ cm^{-3}，由雪崩电离产生的自由电子密度为强场电离产生的自由电子密度的 17 倍，即 $\rho_{AI}/\rho_{SFI}=17$。在 1040 nm 时，如图 6-12（c）所示，强场电离作用非常弱，$\rho_{SFI}=3.5 \times 10^{17}$ cm^{-3}，由雪崩电离产生的自由电子密度为强场电离产生的自由电子密度的 265 倍，即 $\rho_{AI}/\rho_{SFI}=265$。

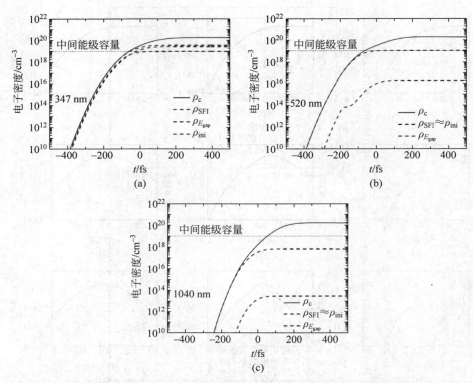

图 6-12 不同波长的 250 fs 激光在光致击穿阈值下引起的自由电子密度随时间的演变曲线

（a）波长 $\lambda=347$ nm；（b）波长 $\lambda=520$ nm；（c）波长 $\lambda=1040$ nm

（请扫Ⅸ页二维码看彩图）

如图 6-13 所示为 ρ_{AI}/ρ_{SFI} 随波长的变化曲线。由图可以观察到，ρ_{AI}/ρ_{SFI} 在紫外波段内大于 3，而且随波长的增加而迅速增大，在 1.1 μm 处 ρ_{AI}/ρ_{SFI} 甚至高

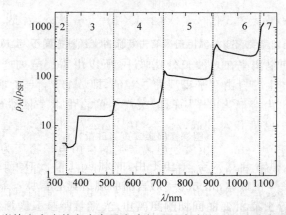

图 6-13 雪崩效应产生的自由电子密度与强场电离产生的自由电子密度的比值

达 1000；ρ_{AI}/ρ_{SFI} 呈阶梯状增长，每个阶梯处对应于跨过中间能级 E_{ini} 的多光子电离数的增长。由于雪崩电离效应随波长的增大逐渐增强，所需 I_{th} 相应地随波长的增大而下降。因此，250 fs 激光光致击穿效应是由强场电离触发的雪崩电离效应，并且很大程度上由雪崩电离决定击穿阈值。有趣的是，Sarpe 等[26] 发现脉宽为 35 fs、波长为 800 nm 的激光引起的光致击穿现象中，雪崩电离产生的自由电子占到总电子数的 85%，即 $\rho_{AI}/\rho_{SFI}=5.6$。在同一波长下，250 fs 激光在水中得到的比例是 $\rho_{AI}/\rho_{SFI}=97$。

3）中间能级容量及水基介质中间能级的特点

纳秒红外 OPO 光致击穿实验中证实了溶剂化电子中间能级在水中光致击穿中起到非常重要的作用。在多光子电离作用下电子被预陷阱捕获形成溶剂化电子，然后被激发至导带形成种子自由电子。飞秒激光与此类似，只是多光子电离作用换成了强场电离作用。由于预陷阱是由水中氢键在热波动下形成的，其数量有限，$\chi_{trap}\approx10^{19}$ cm^{-3}，而且导带自由电子一旦产生后其电场很可能会影响到预陷阱的稳定性。因此可以假设一个预陷阱只能形成一个导带自由电子。这种经由预陷阱形成自由电子的最大可能密度称为中间能级容量[16]。

为了验证这一假设和确定中间能级容量，可在模型中引入不同的中间能级容量 $\rho_{E_{ini,max}}$。如图 6-14 所示，当 $\rho_{E_{ini,max}}=10^{18}$ cm^{-3} 时，$\lambda\leqslant520$ nm 时的阈值过高，$I_{th}(\lambda)$ 曲线太陡；当 $\rho_{E_{ini,max}}=10^{20}$ cm^{-3} 时，$\lambda\leqslant520$ nm 时的阈值又过低；只有当 $\rho_{E_{ini,max}}=10^{19}$ cm^{-3} 时，实验数据与理论数据吻合良好。由此，证实了先前的假设：导带自由电子一旦产生后其电场会影响到陷阱的稳定性，因而一个预陷阱只能形成一个导带自由电子。

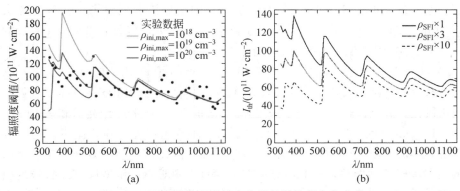

图 6-14　不同参数下光致击穿阈值随波长变化曲线

（a）不同中间能级容量；（b）不同中间能级强度

（请扫Ⅸ页二维码看彩图）

液态水中具有中间能级以及中间能级会在自由电子形成过程中消失，这是水中光致击穿现象的独有特点[16]。这一特点也是解释 $I_{th}(\lambda)$ 曲线会随波长的增加而下降的关键。水中 $I_{th}(\lambda)$ 变化趋势与结晶固体[24]和眼角膜组织[25]中的变化趋势是相反的。在后面这些材料中,人们观察到 $I_{th}(\lambda)$ 曲线会随波长的增加而上升。本书认为这种差异是由中间能级产生机制的不同引起的。在结晶固体 SiO_2 中,其禁带宽度约为 9 eV,与水很接近。但在光致击穿过程中,自由电子会在 SiO_2 晶体中形成自陷激子(self-trapped exitons)[30]。这个过程非常快,约在 150 fs 内。自陷激子在 SiO_2 晶体中形成中间能级,该中间能级位于导带下方 5.7 eV 处,且非常稳定。

在透明和半透明生物组织中,有机大分子容易成为电子供体,因此能够形成简化能级中心。例如,研究表明,电子从某些氨基酸中逃逸所需要的激发能与水中相似或更低[31]。相较水中溶剂化电子而言,这些简化能级中心更稳定而且数量更大。这一特点可以解释为什么眼角膜组织中 $I_{th}(\lambda)$ 曲线变化趋势与水中的不同,而是与结晶固体中的比较相似。

由简化能级中心逃逸出来的电子可以通过两种方式降低 I_{th}:①直接激发至导带形成种子自由电子而触发雪崩电离;②与生物大分子作用形成具有增强单光子-多光子吸收效率的反应产物。因此,由生物大分子产生的电子可以直接或间接地提高强场电离效应,从而降低生物组织中的光致击穿阈值。为了模拟生物组织中生物大分子对光致击穿效应的影响,可将强场电离的强度提高 3 倍和 10 倍,并与水中光致击穿阈值曲线进行比较,如图 6-14(b)所示。由图可知,在红外波段水中和生物组织中击穿阈值比较接近;但在 330 nm 的短波长处,当强场电离增强 10 倍时引起击穿阈值衰减 3 倍。目前已经有实验证实了这一趋势。例如,在 355 nm,500 ps 激光诱导的小鼠小肠上皮组织光致击穿实验中[32],人们观察到光致击穿阈值仅为水中阈值的 1/3。再如,在 10 mg/mL 的牛血清白蛋白飞秒光致击穿实验中,400 nm 波长的光致击穿阈值比水中阈值小了 40%。但是在 800 nm 波长的光致击穿实验中,阈值仅比水中阈值小了 7%[33]。

4) 红外飞秒激光在不同深度生物组织中击穿阈值模拟结果

飞秒激光已经在眼角膜、晶状体、巩膜、皮肤、大脑等生物组织微手术中开展了大量应用研究。截至目前,人们大多采用 800 nm 的 Ti:sapphire 激光器和 1040 nm 波长的 Yb:glass 激光器。这两个波长位于第一生物组织光学窗口附近。随着波长的增加,生物组织中光的散射变弱,但吸收增强。因此,在 $\lambda > 1\ \mu m$ 时,生物组织中光的散射和吸收共同决定了光最终的穿通深度。最近 Xu 和 Wise 发现,脑组织中光的有效穿透深度在 1.3 μm 和 1.7 μm 附近分别为 330 μm 和 480 μm[34]。这一波段逐渐成为人们关注的焦点并命名为第二生物组织光学窗口[35]。因此目前对 1.3 μm 和 1.7 μm 飞秒激光深层生物组织微手术的研究是一个热点。

本书采用理论模型将水中光致击穿阈值的计算延展到 2 μm 波长,如图 6-15(a)

所示。由图可以观察到,在 $\lambda > 1\ \mu m$ 时,击穿阈值 I_{th} 先呈下降趋势而后在 $\lambda >$
$1.2\ \mu m$ 时呈水平趋势。这与 Grojo 等在 2013 年从实验中观察到的现象一致:他
们观察到波长段为 1200～2200 nm 的飞秒激光在 SiO_2 中引起的光致击穿阈值几
乎是定值[36]。在 $\lambda > 1.2\ \mu m$ 时种子自由电子逐渐由隧穿电离产生,这一点可以由
图 6-15(b)中 Keldysh 参数逐渐趋近于 1 得知。由于隧穿电离的增强,这也可以解
释为什么在 $2\ \mu m$ 附近的长波长段强电离作用依然能提供充足的种子自由电子。
由图 6-15(c)可以观察到在 1500～2000 nm 波长段,强场电离产生的种子自由电子
依然高达 $\rho_{SFI} = 10^{16}\ cm^{-3}$。有趣的是,Grojo 等在他们论文中只做了定性分析,就
认为:因为隧穿电离率不随波长变化,所以他们观察到的现象为隧穿电离主导的
光致击穿现象。然而由本书的定量计算得知,隧穿电离最多只能提供 $10^{16}\ cm^{-3}$
的自由电子,离光致击穿阈值还差 4 个数量级。光致击穿阈值在红外波段不随波
长变化的真实原因是雪崩电离占主导地位,而且雪崩电离率 $\eta_{AI} \propto \dfrac{1}{k'} \dfrac{I}{\hbar \omega}$。随着波

长的增大,光通量 $\dfrac{I}{\hbar \omega}$ 变大,但同时碰撞电离所需光子数 k' 也变大,两者恰好抵消。

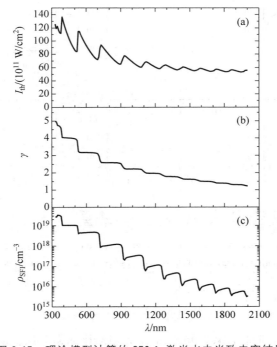

图 6-15　理论模型计算的 250 fs 激光水中光致击穿结果

(a) 峰值辐照度随波长的变化关系至 $2\ \mu m$;(b) 对应的 Keldysh 参数随波长的变化关系;
(c) 对应的强电场产生的自由电子密度 ρ_{SFI}

　　由于中间能级和生物大分子形成的简化能级中心对红外波长段光致击穿阈值的影响不是很大(图 6-15(b)),因此,本书采用水中光致击穿能量阈值来预测深部生物组织阈值。图 6-16 所示为理论计算的 250 fs 激光在不同深度($0 \leqslant z \leqslant 1000$ μm)生物组织中的光致击穿能量阈值。该计算考虑了光在生物组织中的有效穿透深度数据[34]。在 $z = 200$ μm 深度,最小击穿阈值位于 $\lambda = 800$ nm 附近;在 $z = 500$ μm 深度,最小击穿阈值位于 $\lambda = 1.3$ μm 附近;而在 $z = 1000$ μm 深度,最小击穿阈值位于 $\lambda = 1.7$ μm 附近。值得一提的是,最近 Yildirim 等发表在 *Nature Communications* 上的研究证实了本书的模拟结果[37]。Yildirim 等采用 1300 nm 的飞秒激光在小鼠脑皮质组织 150 μm 深度产生光致击穿。击穿能量阈值为 26 nJ,本书模拟结果约为 36 nJ。考虑到 Yildirim 等所用物镜 NA 值(1.05)和激光系统 M^2 值(≈ 1)与本书使用的有所差异(NA $= 0.8$,$M^2 = 1.4$),本书认为,模拟结果与实验结果比较接近。

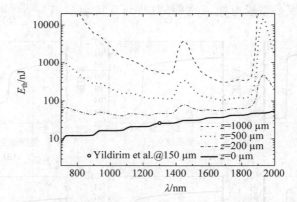

图 6-16　理论计算的不同深度 $0 \leqslant z \leqslant 1000$ μm 生物组织中击穿能量阈值随波长变化关系
空心圆所示为 Yildirim 等采用 1300 nm 的飞秒激光在鼠脑 150 μm 深度产生光致击穿的能量阈值

6.3　纳米颗粒介导热致空泡阈值

6.3.1　微纳尺度下固-液面传热

1. 微纳尺度界面传热的尺寸效应

　　相比于宏观材料,纳米材料具备诸多特殊性能,如量子尺寸效应、小尺寸效应、表面效应、介电限域效应及量子隧道效应等。其中小尺寸效应使得纳米颗粒的物态特性很大程度上依赖于其尺寸,其中最重要的特性包括热力学热容、光学吸收截面等。在纳米颗粒与入射激光的相互作用过程中,上述具有尺寸依赖特性的参数

会直接影响固-液界面传热,从而影响热致空泡的形成。实际激光辐射纳米颗粒的
过程中,高阈值能量激发产生的热化效应往往伴随着纳米晶格的无序化、外层单一
介质热化过程的非均匀化等复杂耦合现象,很难解析某一现象在多物理场耦合过
程中的作用。因此,本书为了探究微纳尺度下尺寸效应对界面传热的影响,将激光
与纳米颗粒的相互作用过程进行一些特殊的设计和简化,例如:控制激光能量在
空泡形成阈值以下,以及将研究的时间尺寸范围限定在纳米颗粒产生热化相变之
前,同时假设传热过程中颗粒光学属性的变化可忽略。具体地,需要采用低泵浦能
量输入,同时激光脉宽不可太短,也不可过长。超短脉冲激光(如飞秒激光)功率密
度高,易引起晶格的热致无序性。而长脉宽激光激发(如纳秒激光)下界面热传导
不可忽略,从而使得纳米颗粒周围介质产生热致非均匀的现象。除此之外,为了使
得数学建模参数具有实用价值,本书选择常用的短脉冲激光参数(波长为 355 nm,
脉宽为 15 ps)作为数值模型的输入参数。

纳米颗粒晶格经声子-声子相互作用将热能传递给周围水分子,并引起周围介
质温度的升高及晶格的弛豫冷却。小尺寸纳米颗粒由于具备较大的比表面积,从
而易与周围介质进行热交换[38]。为定量分析微纳固-液界面传热的尺寸效应,本
书引入无量纲能量参数 δ_{sw},表征热交换效率。$\delta_{sw} = E_{sw}/E_{laser}$,其中 E_{sw} 及 E_{laser}
分别表示扩散到周围水域的能量及纳米颗粒对激光能量的总吸收量,其表达式
如下:

$$
\begin{cases}
E_{sw} = \int_0^{t_u} (\pi \cdot D_{NP}^2) \cdot g \cdot [T_1(t) - T_f(t, D_{NP})] \cdot dt \\
E_{laser} = \int_0^{t_u} C_{abs}(T_f, D_{NP}) \cdot P(t) \cdot dt
\end{cases}
\tag{6-14}
$$

为了深入研究 δ_{sw} 的尺寸依赖特性,本书构建了改进型双温度模型(详见第 3
章),并对不同尺寸纳米颗粒传热的时域过程进行建模,进而根据式(6-14)对四种
不同尺寸纳米颗粒的热交换效率进行定量评估。图 6-17 展示了在上述单因素控
制条件下,纳米颗粒及周围介质组成的微环境在特定泵浦源($\lambda = 355$ nm,
$\tau_p = 15$ ps)的激励下的温度演变特性。图 6-17(a)中的四幅图分别对应的纳米颗
粒直径为 20 nm、60 nm、80 nm 和 100 nm。

由图 6-17(a)可知,尽管 E_{laser} 逐渐增加,但随着纳米颗粒尺寸的增加,周围介
质中热影响区域却逐渐收缩。这表明大尺寸纳米颗粒具有较慢的热交换效率,因
此更容易形成局部热限制(thermal confinement),在局域化热场的形成方面具备
较大潜力。图 6-17(b)展示了不同尺寸纳米颗粒在图 6-17(a)激发条件下温度的时
域变化规律,其中吸收能量最少的 20 nm 纳米颗粒表现出最大的温升,因此小尺寸
纳米颗粒的加热速率更为显著。同时,小尺寸纳米颗粒能够快速向周围环境释放
能量而使晶格温度衰减。不同尺度纳米颗粒的热交换效率随时间的变化规律可用

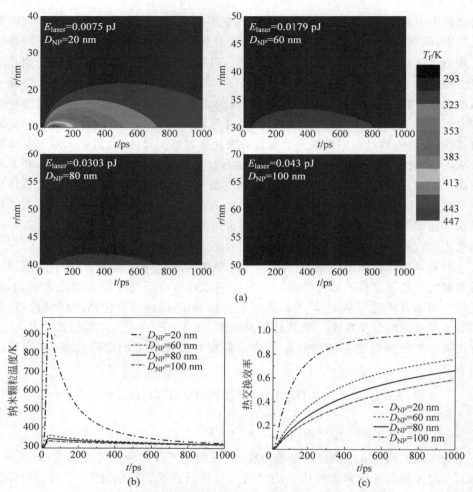

图 6-17　受激光辐射的纳米颗粒传热过程中的尺寸效应

（a）不同沉积能量 E_{laser} 诱导下纳米颗粒周围介质温度的时空演变特性；（b）纳米颗粒晶格温度的时域演变规律；（c）热交换效率 δ_{sw} 的时域变化曲线

泵浦激光参数：$\lambda = 355$ nm，$\tau_p = 15$ ps

（请扫Ⅸ页二维码看彩图）

单调递增曲线描述，如图 6-17（c）所示。初始阶段，激光能量沉积在纳米颗粒中，随后沉积的能量向周围介质扩散而使 δ_{sw} 增加，不同尺寸纳米颗粒的热交换效率随时间的变化规律具有差异性。可以观察到，纳米颗粒的尺寸越小，δ_{sw} 的增加越急剧（也即能量扩散越快）。综上所述，虽然小尺寸纳米颗粒具备较高的热交换效率，从而使滞留在纳米颗粒内的热量较少，但其本身较低的热容能力依然有可能使其产生熔化相变。因此，纳米颗粒传热的尺寸效应有助于解释小尺寸的纳米颗粒周围介质相变易受颗粒熔化动力学影响的一些实验现象[39]。

2. 微纳尺度固液界面传热的波长效应

纳米颗粒的光学属性也具有尺寸依赖性。根据洛伦兹-米氏散射理论可得纳米颗粒结构参数及泵浦激光源波长参数对颗粒吸收截面的影响规律,如图 6-18 所示。在任何激发波长下,具有较小比表面积的大尺寸纳米颗粒通常具备较高的吸收截面。纳米颗粒的温升实质上反映其光能到热能转换能力,若假设吸收的激光能量以热能的形式完全沉积于纳米颗粒中,而不考虑与周围环境介质发生传热,则纳米颗粒的温度表示为[40]

$$T_1(D_{NP}) = \frac{C_{abs} \cdot F}{V_{NP} \cdot C_1} + T_0 \tag{6-15}$$

式(6-15)表明,在激发能量密度为 F 时,纳米颗粒晶格的最大温升依赖于 C_{abs}/V_{NP},而非单一的光学参数 C_{abs}。利用在第 3 章构建的改进型双温度模型,同时考虑固-液两相界面传热的尺寸效应,图 6-19(a)计算了不同尺寸纳米颗粒在相同激发条件($F=20$ J/m^2,$\lambda=355$ nm,$\tau_p=15$ ps)下,温度的空间分布规律。相比于直径为 20 nm 和 60 nm 的金纳米颗粒,100 nm 纳米颗粒虽具备最高的吸收截面(吸收激光能力最强)、最低的界面热交换效率(图 6-17),但却表现出较低的界面温度。以上现象可通过式(6-15)进行定性解释,热力学参数 $C_{abs}(D_{NP})/V_{NP}(D_{NP})$ 随着 D_{NP} 的增加而减小,导致 60 nm 及 100 nm 纳米颗粒的界面温度依次下降;而 20 nm 纳米颗粒的温度低于 60 nm 纳米颗粒,则是由于其快速的热扩散能力。

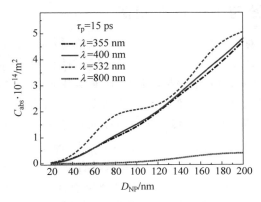

图 6-18　纳米颗粒的吸收截面随粒径变化曲线
（请扫Ⅸ页二维码看彩图）

本书进一步在图 6-19(b)中总结了激发波长对固-液界面传热的影响。同一脉宽下,纳米颗粒粒径范围为 $20\sim 200$ nm,激发波长 λ（常用）分别为 355 nm、400 nm、532 nm 和 800 nm。由图可知,界面温度为纳米颗粒尺寸的非单调性函

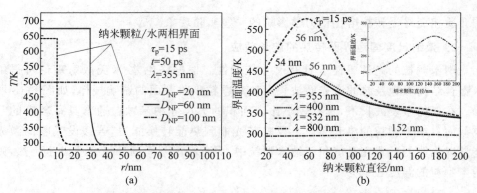

图 6-19 不同激光激发条件下,具有尺寸依赖性的光学参数对温度场演变的影响

（a）在延迟时间 $t=50$ ps 及激发条件为 $F=20$ J/m^2、$\lambda=355$ nm、$\tau_p=15$ ps 时,不同尺寸纳米颗粒的空间温度分布；（b）尺寸依赖性的界面温度随波长的变化规律

（请扫Ⅸ页二维码看彩图）

数,存在极值点,此极值点表征存在最高效的微纳尺度两相加热界面。其极值点依赖于波长,在紫外-可见（350～700 nm）光谱区域,极值位点处于 50～60 nm；当激发光谱向红外移动时,极值点亦向大尺寸方向移动。相比于改进型的双温度模型,简化式（6-15）虽高估了界面温度,但依然可用于定性解释图 6-19（b）中纳米颗粒温度变化的非单调性。除此之外,还可推论,在单因素控制条件下,微纳固-液相界面的换热受 $C_{abs}(\lambda, D_{NP})/V_{NP}(D_{NP})$ 与 $\delta_{sw}(D_{NP})$ 两个热力学参数相互制衡。

6.3.2 热致空泡的形成阈值

事实上,目前针对于纳米颗粒介导空泡成核能量阈值的理论界定仍处在讨论阶段。早至 2006 年,Kotaidis[39] 通过时间分辨 X 射线衍射技术观测到 100 fs 飞秒脉冲激光作用下金纳米颗粒晶格结构变化,并根据其形变规律探索微纳尺度下固-液相界面传热动力学过程,最终推测形成纳米量级空泡核的阈值温度为 550 K 的结论（即 85% 的水临界温度 T_c,其中 $T_c=647$ K）。这一温度与 4.1 节阐述的动力学失稳界线阈值 573 K 非常接近。Lukianova-Helb 课题组[41] 采用光学散射方法,研究了 $\lambda=532$ nm,$\tau_p=0.5$ ns 的脉冲激光激励直径为 10～250 nm 的金纳米球介导产生空泡的阈值能量分布特性。假定空泡成核条件为界面阈值温度达到临界温度 T_c 且两相界面不存在温度梯度等理想条件,Lukianova-Helb 等引入纳维-斯托克斯（Navier-Stokes）方程分析了空泡成核阈值（或称空泡形成阈值,此概念与空泡成核阈值等效,本书不做区分）,得到了具有单调性的理论阈值曲线,但实际上实验阈值曲线往往具有极值点。2013 年,Fang 等[42] 根据金纳米球在连续脉冲激光激励下导致局部微环境变化的现象,采用表面增强拉曼散射技术获取因局域环境的改变而引发的斯托克斯及反斯托克斯光谱强度变化曲线,并由强度分布反解相界面微环境的温度分布；考虑到相变会导致传热恶化，使得热能囤积在新形成的固-气核壳结构内，导致几近绝热的局部微环境以及界面温度的阶跃式增长，这会使得光谱强度曲线出现激变点，Fang 等根据该激变点预测空泡成核的阈值温度为 465 K。2014 年，Katayama 及其合作者[43]利用自主搭建的瞬态泵浦-探测光谱采集系统，经 $\lambda = 355$ nm，$\tau_p = 15$ ps 的脉冲激光辐射粒径为 20~150 nm 的金纳米颗粒，得到瞬态光谱响应图谱并由此推断空泡阈值呈非单调性增长。假定外界介质相变阈值温度为 $0.85\ T_c$，Katayama 等通过传热方程对阈值曲线进行分析，经多次拟合校正得到相界面厚度参数 h，其中 $h = 25$ nm 能够较好地拟合实验阈值曲线。Meunier 等[44]采用脉宽为 40 fs 的超短脉冲激光以非共振激发模式激励金纳米球，将超快阴影成像技术与原位暗场成像方法结合，观察金纳米球的动力学演变过程，发现在超短脉冲激励下，基于热传导机制的热化成核理念不能解释空泡的产生，而将空泡形成阈值条件调整为相界面等离子体密度达到 10^{21} cm^{-3} 的界定方法能更合理地解释空泡的产生。综上所述，热致空泡形成阈值的理论界定涉及激光脉宽、相界面厚度及相变阈值温度等多个复杂参量，而上述针对特定实验条件而设定的空泡阈值判定方法并不具备普适性，因此本书拟解决热致空泡成核条件界定的标准化问题。

在探索热致空泡形成阈值的标准化问题上，Merabia 课题组做出了杰出贡献。Merabia 等[45]开发的考虑相界面热阻的简化热传导模型可描述亚纳秒激发模式下的空泡成核问题。该模型假定相界面存在厚度而且厚度参数为 $h = 2$ nm，当预设的 2 nm 界面水层温度变化曲线与水的失稳旋节线相交时，此交点对应的温度定义为激光诱导热致空泡的阈值温度 T_{th}。随后，Merabia 等[46]采用多相流体动力学模型，进一步验证了空间相变节点位置（$h = 2$ nm）所对应的温度应达到水失稳旋节线温度（$T_{th} = 550$ K）以触发水失稳相变。图 6-20 展示了其评估金纳米球热动力过程的结构模型。

然而上述模型忽略了周围介质的热变属性而无法合理地描述纳秒激光诱导的空泡成核问题。本书在继承及改进此阈值标准化过程中，对热致空化过程中的"环境压力效应"及"脉宽限定范围"进行了探索。纳米颗粒介导形成空泡主要由两种诱发机制组成：一是利用纳米颗粒对超短激光泵浦源发射的光场进行调制，诱导颗粒尖端形成局域场增强，而诱发光致击穿产生等离子体空泡；二是纳米颗粒经多阶段热弛豫过程将吸收的脉冲光能转换为热能，界面热积聚导致周围液体介质相变产生热化空泡。诱发空泡形成的主导机制与激励源脉宽相关，形成等离子体空泡的诱导源多为超短脉宽激光[44]。考虑到实际的激光体系及现存的研究基础（例如，Siems 等[47]已证明传热模型可用于描述 100 fs 激光激励下纳米颗粒的过热化现象），本书以脉宽作为光热效应主导型空泡形成量化指标。本书激光源脉宽

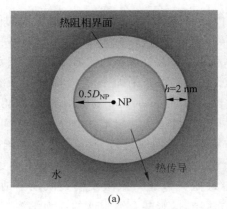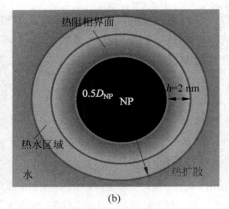

(a)　　　　　　　　　　　　　　　(b)

图 6-20　纳米颗粒传热建模示意图

(a)与(b)分别为 Merabia 等[45]及本书发展的建模示意图；其中纳米颗粒半径为 $0.5D_{NP}$，热阻界面厚度 h 设为 2 nm，纳米颗粒中能量沉积通过热扩散作用释放到外周水中

（请扫IX页二维码看彩图）

上限为 5 ns(参考了临床常用激光系统[48]的脉宽)。水的失稳旋节线为周围环境压强的函数，这意味着任何瞬态压力的改变都将影响空泡成核的阈值温度，也进一步影响对空泡形成阈值的估计。因此，对阈值温度 T_{th} 的界定须考虑压力约束条件。当压力约束条件较强时，例如飞秒激光诱导光致击穿，形成等离子体空泡的预测阈值温度可下降到 441 K[49]。本书脉宽范围设定为 100 fs～5 ns，最大界面温度出现的时间尺度一般大于晶格冷却特征时间（约 100 ps[50]），而由于微环境急剧升温产生的非定常热应力波早已从加热区域传播出去，所以该条件属于弱压力约束条件，无法对空泡成核/形成阈值温度产生强干扰。除此之外，本书成核阈值的界定模型考虑了热熔化效应，以及热致物态属性的改变，对应的建模结构如图 6-20(b)所示。

6.3.3　热致空泡成因及影响因素

1）考虑纳米颗粒热致非稳定性的纳米系统优化设计

若在生物医学领域应用纳米金，须考虑其可控性、有效性及生物安全性。这意味着在直接热源纳米颗粒产生绝热空泡层前，介导源须保持结构完整，以防止发生热形变而产生光热毒性，继而对周围生物组织造成不可逆损伤。从生物安全性的角度出发，纳米系统的优化问题可归结为合理选择介导体尺寸的问题。优化指标可归纳为：在最优尺寸参数下，介导体在不发生结构热形变的前提下，所诱导产生热致空泡的阈值最低，即在保证纳米颗粒结构完整的同时，Au/SW 微系统的光热转换效率最高。已有实验研究[41,43]表明热致空泡形成阈值与纳米介导体尺寸呈非单调相关关系。非单调性意味着最优参数设计的可行性。到目前为止，针对纳米系统空间尺寸参数的优化理论尚不成熟,相关报道也很少。2014 年,Metwally 等[40]首次提出了介导体尺寸优化的概念,解释了非单调性阈值曲线的物理机制,但并未考虑纳米颗粒熔化的影响。直至 2016 年,Meunier 等[58]才正式将热熔化的影响因素囊括进纳米系统的优化设计中,但其主要关注超短脉冲激励,并以光致击穿为主导机制的等离子体空泡为研究对象,而对临床常用激光系统所诱导热致空泡形成过程以及其中涉及的纳米系统优化问题研究较少,因此,本书针对此考虑纳米颗粒热致稳定性的纳米系统的优化问题进行了研究。

2）热熔化效应

在亚纳秒激发区间,晶格弛豫冷却的特征时间滞后于脉冲激励的作用时间,因此在脉冲激励结束时,周围介质区域仍可认为是非热扰动区,故此阶段热动力过程中周围液体物性参数可设置为常数。考虑到晶格生热速率远高于晶格冷却速率,因此在周围液体介质发生相变前,纳米颗粒极易因大量的热能积蓄而使晶格过热从而引发熔化。Kotaidis 课题组[39]通过时间分辨 X 射线散射技术在线跟踪短脉冲激励下金纳米颗粒晶格结构的变化规律,揭示了在短脉冲激光作用下,纳米介导体的熔化完全有可能先于空泡成核发生。回到本节所述的生物安全性问题,即须保证纳米介导体自身结构完整的同时,优先选择低剂量激发能量,其中本书将导致纳米介导体结构产生熔化现象的最小能量密度定义为介导体的光热损伤阈值。

本节采用改进型双温度模型研究热熔化效应对空泡产生的影响。图 6-21 展示了本书改进型双温度模型计算结果与已有实验研究结果的对比。其中蓝色散点数据来自于 Siems[47] 及 Katayama[43] 等的实验结果,对应的泵浦激励源参数分别为 $\lambda = 400$ nm,$\tau_p = 100$ fs 及 $\lambda = 355$ nm,$\tau_p = 15$ ps。图中红色散点线及黑色实线分别表示考虑和不考虑热熔化效应的空泡阈值随介导体尺寸的变化规律。绿色虚线为改进型双温度模型预测得到的介导体光热损伤阈值变化曲线。由图可知,考虑热熔化潜热的理论建模结果能够更好地贴近实验阈值结果,这也证实了本书改进型双温度模型研究纳米颗粒包含热熔化效应的热动力过程的可行性及有效性。

由图 6-21 可进一步推知,空泡形成阈值和纳米颗粒的光热损伤阈值皆与介导体尺寸参数非单调相关。Cavicchi 等[51]采用一系列表征方法(如动态光散射和电喷雾离化离子迁移率谱等)研究了激光对纳米颗粒的热塑形作用,发现在粒径区间为 10～100 nm 的金纳米球中,直径为 60 nm 的介导体最易产生热致非稳态响应,这从实验角度证明了非单调热熔化现象的存在。Metwally 等[40]采用四阶龙格-库塔数值算法计算了空泡形成阈值随介导体尺寸的变化规律,结果表明空泡阈值曲线存在极值点。然而,目前对于纳米金熔化的热动力行为的理论研究较少,本节针对此问题进行了研究。

当空泡形成阈值高于介导体的光热损伤阈值时,此介导体的熔化行为必然会

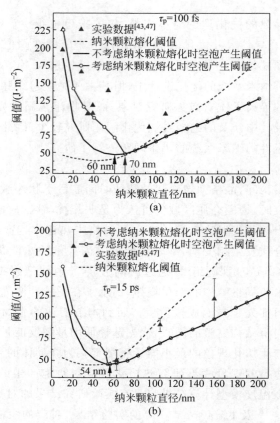

图 6-21 基于改进型双温度模型预测的空泡形成阈值曲线与文献已有实验结果[43,47]的对比
黑线和红线分别表示考虑热熔化前后的空泡形成阈值,绿色虚线表示纳米颗粒的熔化阈值,其中激励条件为:(a) $\tau_p = 100$ fs,$\lambda = 400$ nm;(b) $\tau_p = 15$ ps,$\lambda = 355$ nm
(请扫Ⅸ页二维码看彩图)

对热致空泡形成产生影响。由于熔化过程消耗了部分沉积的光能,一定程度上抑制了空泡的产生,因此考虑了热熔化的空泡形成阈值会增高。当空泡阈值低于光热损伤阈值时,热熔化不会影响空泡的产生,因此,考虑热熔化效应的阈值曲线与未考虑此效应的曲线重合(图 6-21)。一般小尺寸金纳米球在相同激光能量沉积下,晶格加热效率较高,但理论及实验研究均表明小尺寸金纳米球具有较高空泡形成阈值。原因如下:其一,小尺寸纳米颗粒与周围介质的热交换效率较高,其吸收的热能可快速扩散至周围介质层而非有效地沉积于相界面,参阅图 6-17(a);其二,小尺寸金纳米颗粒易发生熔化,这也是导致阈值能量较高的原因;其三,小尺寸纳米颗粒的光吸收能力较低,故其阈值相对较高。当介导体尺寸较大时,热容较大,晶格生热速率减慢,这虽然一定程度上降低了纳米颗粒产生热熔的可能性,但

较低的热交换速率使得热能更多地滞留在纳米颗粒中,而非有效地沉积在相界面,这是大尺寸纳米颗粒阈值水平较高的主要成因。综上所述,阈值分布曲线的非单调性是纳米介导体传热特性及感光特性综合作用的结果。

事实上,热熔化效应对介导体最优结构也有影响。由图 6-21(a)可知,介导体热熔化导致最低位点偏移,该位点对应着最优的相界面结构。不考虑熔化的阈值极值位点在 $D_{NP} = 60$ nm 附近,此结果与 6.2.1 节中单一控制因素(低剂量激光、无空泡产生及无熔化)预测的最优加热效率对应的介导体尺寸参数基本一致。当考虑热熔化时,60 nm 的介导体在空泡产生前熔化导致其结构发生非稳态相变,相变吸热增加了空泡产生的难度,导致空泡形成阈值的增加,而最终使得极值位点移至 70 nm 处。相比而言,在皮秒激光激发下,热熔化并不会改变最佳介导体的尺寸参数,此时,受熔化动力学影响的最大纳米颗粒尺寸减至 54 nm,这是由于脉宽的增加降低了晶格的生热速率,进而减小了热熔化相变发生的概率。综上所述,介导体的熔化热可改变相界面的加热效率,其改变的程度依赖于激光脉冲宽度。

3) 界面热阻效应

从微结构角度研究界面层热阻及其对热传导过程的影响,具有重要的理论意义及实用价值。微纳固-液界面存在一层纳米量级的界面层,这是界面热阻产生的主要原因。界面热阻亦称为卡皮查(Kapitza)热阻(数值上为界面热导 g 的倒数),表征对热扩散行为的抵抗能力。界面热阻会延迟热扩散,导致热能积聚在纳米颗粒中引发热熔化。由于热熔化效应在纳米系统优化设计中具有重要作用,因此,本节定量讨论 Kapitza 热阻对微纳尺度传热的影响。

图 6-22 展示了在三种界面假设条件下,纳米颗粒($D_{NP} = 20$ nm)在脉冲激光($\lambda = 355$ nm,$\tau_p = 15$ ps 及 $F = F_{th}$)激发下微系统的时域热动力演变过程。其中,图 6-22(a)假定纳米颗粒与周围介质层的温度梯度可忽略不计,即界面热阻无限接近零;图 6-22(b)考虑界面热阻,但忽略热熔化效应。此时可观察到空泡的产生具有迟滞性,且纳米颗粒逐步达到稳定的极限温度,这说明界面热阻减缓了纳米颗粒的弛豫冷却,加剧了其热致非稳态的可能性,也阻止了周围介质的升温和相变。当同时考虑热熔化及界面热阻时,如图 6-22(c)所示,热扩散的迟滞引发纳米颗粒热集聚而发生热熔化,而热熔化进一步消耗热能,抑制界面热传输,并引发更深的迟滞现象。

实际的空泡成核过程极其复杂,某一因素的微弱变动皆可能影响空泡成核过程。上述关于空泡产生的迟滞现象并非在某一成核阈值激励条件下的偶然行为,而是界面热阻所引发的纳米颗粒热熔化效应的直接结果。为了验证热熔化行为对空泡产生时间位点 τ_{bubble} 的影响,并规避阈值激励条件下复杂成因的影响,本书采用 1.1 倍阈值激发,分别讨论了是否考虑热熔化对纳米颗粒与周围介质组成的微系统的时域温度场演变的影响,如图 6-23(a)和(b)所示。结果表明,考虑热熔化的

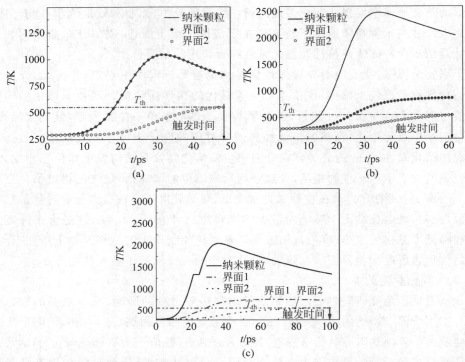

图 6-22　三种界面假设下，纳米颗粒在脉冲激光激发下的时域热动力演变过程

其中 $\lambda=355$ nm，$\tau_p=15$ ps，$F=F_{th}$

（a）忽略界面热阻的存在，即 $g\geqslant\infty$；（b）与（c）分别为 $g=105$ MW/(m²·K)时，考虑热熔化效应前后系统温度的变化规律；绿色实点及黑色中空点分别表示在空间位点 $r=0.5D_{NP}$ 及 $r=0.5D_{NP}+2$ nm 处界面层的温度变化曲线；界面 1 及界面 2 分别指热阻界面靠近纳米颗粒以及靠近水的界面，两者厚度为 2 nm，参考图 6-20；红色点划线代表热致空化阈值温度 550 K，箭头所示触发时间为界面 2 达到阈值时对应的时间

（请扫Ⅸ页二维码看彩图）

空泡产生临界位点 τ_{bubble} 比未考虑时迟滞了 1.3 倍。为了更系统地解释热熔化对 τ_{bubble} 的影响，图中对入射激光能量密度按 F/F_{th} 进行了无量纲化处理，F 及 F_{th} 分别为入射激光能量密度及空泡形成阈值，如图 6-23（c）所示。由图可知，考虑热熔化的空泡成核总迟滞于未考虑热熔的情形，这证明热熔化影响下的空泡成核迟滞并非偶然，而是客观存在的结果。

本节进一步探讨了 Kapitza 热阻对空泡形成阈值的影响。长期以来，关于界面热阻研究的实验数据十分局限，界面热阻对温度及界面环境均具有相关性。Ge[52] 及 Shenogina 等[53] 研究了金纳米颗粒与周围液体介质的界面湿润性（wettability）及黏附性（adhesion），两者会影响固-液面 Au/SW（surrounding water）的接触角，进而影响界面热阻。目前常用的界面热导 g 取值为 105 MW/(m²·K)，

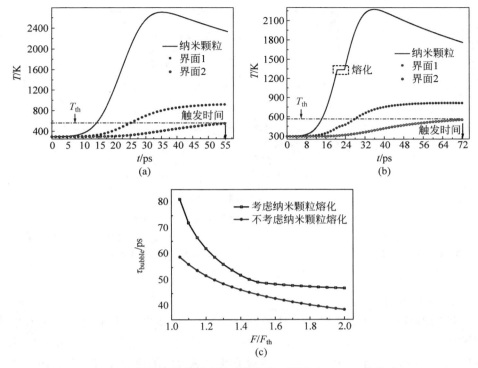

图 6-23　热熔化效应对空泡成核临界时间位点 τ_{bubble} 的影响

其中激发条件：$\lambda = 355$ nm，$\tau_p = 15$ ps；（a）与（b）分别为考虑热熔化前后，预测的纳米颗粒与周围介质组成的微系统的冷却动力学过程，$F = 1.1F_{th}$；（c）定量表示了 τ_{bubble} 与无量纲能量密度 F/F_{th} 的关系，其中 F 与 F_{th} 分别为激光激发能量密度和空泡形成阈值能量密度

（请扫Ⅸ页二维码看彩图）

该数值来源于 Plech 等[54] 通过实验及建模双模态分析方法获取的实验拟合值。Lombard 等[45] 将 g 设定为 140 MW/($m^2 \cdot$ K)，用于表征 Au/SW 界面接触角为 50 时的界面热导，此数值接近于现有的 Au/SW 界面热导的最高取值 $g_{max} = 150$ MW/($m^2 \cdot$ K)[40,55]。$g = 50$ MW/($m^2 \cdot$ K)为目前研究中所用的 Au/SW 最小界面热导取值[40,52]。图 6-24 展示了不同界面热导 g 对空泡阈值的影响，其中 $g = 25 \times 105$ MW/($m^2 \cdot$ K)可用于描述两相界面温度梯度可忽略的情况。图中阴影部分表示成核过程中熔化效应的影响粒径范围，随着界面热导的减小，阴影面积逐渐增加，阈值曲线整体向高阈值方向偏移，且平滑阈值曲线上出现陡变点。这是由于，界面热阻的增加，很大程度上减小了界面的热通量，抑制了纳米颗粒的弛豫冷却，造成热集聚，随后使得热熔化的程度加剧，从而受熔化影响的介导体粒径范围增加，最终致使纳米系统的最优尺寸向大粒径方向偏移。综上所述，界面热阻会通过触发纳米颗粒的热熔化影响空泡阈值的分布规律。

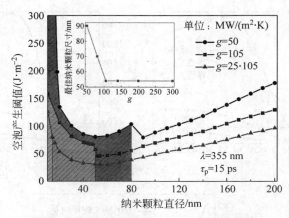

图 6-24　界面热阻对空泡形成阈值的影响

其中激光激发条件为 $\lambda = 355\ \mathrm{nm}, \tau_p = 15\ \mathrm{ps}$；图中阴影部分表示空泡成核过程中受熔化效应影响的
纳米介导体尺寸区间；内插图表示纳米系统的最佳尺寸随界面热阻的变化规律

（请扫Ⅸ页二维码看彩图）

4）波长效应

纳米颗粒的光学属性对入射波长具有强依赖性，本节研究了激发波长对空泡形成阈值的影响。图 6-25 展示在不同波长的脉冲激光激励下，20 nm、60 nm、100 nm 及 150 nm 纳米颗粒光热损伤阈值及空泡形成阈值的分布规律。图中阴影部分对应无量纲体积参数，$V_{\mathrm{melt}}/V_{\mathrm{NP}} > 1$，表示纳米颗粒热致非稳态演变过程中消耗的总能量大于纳米颗粒完成固-液相变过程所消耗熔化潜热，意味着纳米颗粒完全熔化并可能引发液-气相变。红色区域表示无量纲体积 $V_{\mathrm{melt}}/V_{\mathrm{NP}}$ 处于 $0.8\sim1.0$，意味着纳米颗粒发生了热熔化，并有可能发生完全熔化，但并不会引发液-气相变。实线及虚线分别表示空泡成核的阈值曲线及纳米颗粒光热损伤阈值曲线。由图可知，随着波长的增加，阈值曲线整体轮廓较为相似，皆表现为短波长段平缓渐变，长波长段陡然上升的趋势。这主要是由于，外界入射激光电磁场与纳米金属颗粒表面传导电子的耦合共振模式多集中于可见光谱区，而纳米颗粒在近红外光谱区的局域表面等离子体共振效率较低，宏观表现为具有较低的光吸收截面，故需较高的能量才能诱导空泡成核及引发热致非稳态的发生。Au/SW 微系统的热动力过程不仅依赖于辐射波长，也依赖于纳米颗粒的尺寸。如图 6-25（a）所示，无论激发波长如何变化，20 nm 的小尺寸纳米介导体即便在低于空泡形成阈值的能量激发下，仍然难以保持结构稳定。如图 6-25（b）所示，60 nm 介导体的空泡形成阈值恰好略低于其光热损伤阈值，可在实现空泡产生的同时，保证介导体的结构完整。而 100 nm 及 150 nm 的大尺寸介导体，无论在任何激发波段，空泡的产生皆完全不受纳米介导体热熔化效应的影响，如图 6-25（c）和（d）所示。

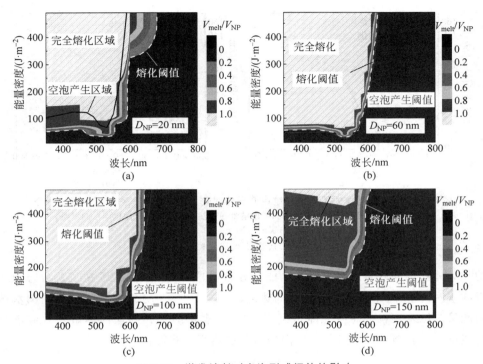

图 6-25　激发波长对空泡形成阈值的影响

其中激发条件为 $\tau_p=15$ ps, 350 nm $\leqslant\lambda\leqslant$ 800 nm, V_{melt} 表示纳米介导体的熔化体积, 无量纲体积参数 V_{melt}/V_{NP} 表示纳米颗粒热致相变过程中所消耗的潜热与其完全热熔化所消耗的潜热之比; D_{NP} 分别为 (a) 20 nm; (b) 60 nm; (c) 100 nm; (d) 150 nm

（请扫Ⅸ页二维码看彩图）

图 6-26 总结了在 $\tau_p=100$ fs 及 $\tau_p=15$ ps（亚纳秒）脉冲激光激励下，优化设计的纳米系统中最优纳米介导体尺寸参数与泵浦激光波长的关系。其中，红色圆圈代表考虑介导体的热熔化效应对优化选择的影响，黑色三角表示不考虑热熔化对优化选择的影响。由图 6-26 可知，在紫外-可见光谱区，上述两种设计条件的最优介导体尺寸参数随波长变化的差异明显，尤其对于短脉冲情形。但随着波长的增加，两者差异逐渐消失。这主要是因为，在长波长激发区间，局域等离子共振吸收效率较低而抑制纳米颗粒晶格加热速率，从而降低熔化的可能性，使得两种设计下优化结构的差异性不大。较短的脉冲宽度通常对应快速有效的纳米颗粒晶格加热和缓慢低效的弛豫冷却，在此状态下，热致非稳态变化概率增加，两种优化曲线的差异性明显。

5）脉宽效应

激光脉宽可改变纳米晶格生热及弛豫冷却的相对速率，调控热能在 Au/SW 微系统的分布比重，从而影响纳米颗粒熔化行为及周围介质热物态环境。为了表征脉冲脉宽对热传输的影响，本书采用改进型双温度模型定量评估粒径为 20 nm

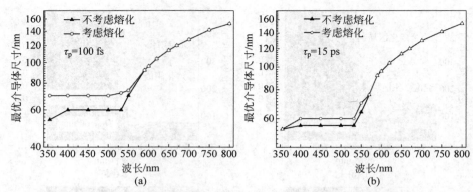

图 6-26 两种优化模式下纳米系统中介导体优化尺寸参数与入射波长的变化关系
黑色及红色曲线分别表示不考虑和考虑纳米颗粒热致非稳定性对优化体系的影响，
其中激光操作参数为：(a) $\tau_p = 100$ fs；(b) $\tau_p = 15$ ps
（请扫 IX 页二维码看彩图）

的介导体在不同脉宽激光激励下的能量分布，如图 6-27 所示。其中，$E_{NP}(t_u)$ 为运行截止时间 t_u 时刻纳米颗粒存储的热能；E_{sw} 及 E_{laser} 分别表示弥散到周围水域的能量及纳米颗粒的总激光能量沉积。E_{melt} 表示纳米介导体因热熔化效应消耗的能量，可用在运行截止时间 t_u 内的熔化潜热积分获得：

$$E_{melt} = \int_0^{t_u} \Delta V_{melt} \cdot h_{melt} \cdot \mathrm{d}t \qquad (6\text{-}16)$$

由图 6-27 可知，随着激励脉宽的增加，热熔化损耗占总激光能量沉积的比重下降，而扩散到周围液体环境的能量比重增加，在近纳秒激发区间（0.4~1.0 ns）甚至增至 80%，且热熔化效应消失。这意味着长脉宽激光激发的热传输过程中，热扩散作用不可忽略。也因此大量的能量没有存储在界面相变层，使得纳秒激光需较高的能量才能触发空泡成核。

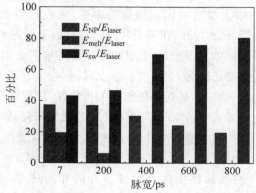

图 6-27 脉冲脉宽对激光沉积能量分配的影响，粒径为 20 nm
（请扫 IX 页二维码看彩图）

　　如第 3 章所述,改进型双温度模型考虑了纳秒脉冲激光激发下纳米颗粒周围液体环境的温升对光学吸收截面 C_{abs} 的影响。事实上,C_{abs} 与介质温度分布存在耦合作用,其中一量的改变都会影响另一参量。任何导致 C_{abs} 减小的行为皆可称为局域表面等离子体共振漂白效应(LSPR bleaching)[56]。Strasser 等[56]证明了在对外界环境施加高压而抑制空泡成核的条件下,纳秒脉冲激光可诱导等离子体共振漂白效应的产生。此效应会进一步影响 Au/SW 微环境的热传输行为,继而影响微纳固-液界面的加热效率。因此,本节系统地讨论了在非人工高压环境下,不可忽略的热扩散作用对热传输过程的影响。图 6-28 及图 6-29 分别展示了在 $\tau_p = 5$ ns、$\lambda = 532$ nm 的脉冲激光激励下,纳米晶格温度 T_l 及吸收特性 $C_{abs}(T_f)$ 随纳米介导体及激光能量密度变化的二维平面图。由图可知,随着激发能量的增加,受扩散影响的区域逐渐增加,表征等离子体共振漂白效应的吸收变化量 ΔC_{abs} 增加显著。随着时间的推移,纳米颗粒晶格相与周围液体达到弛豫平衡,吸收变化

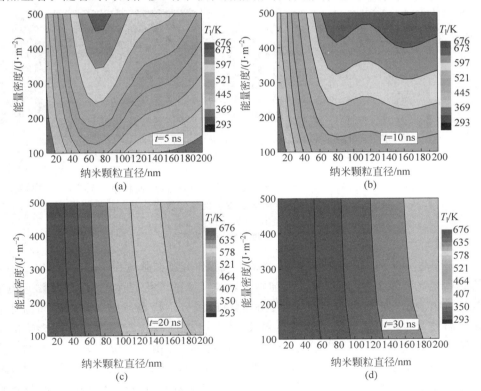

图 6-28　在 $\tau_p = 5$ ns、$\lambda = 532$ nm 的脉冲激光激励下,不同时间位点 t 对应的纳米晶格温度 T_l 随纳米介导体尺寸及激光能量密度变化的二维平面图
(a) $t = 5$ ns;(b) $t = 10$ ns;(c) $t = 20$ ns;(d) $t = 30$ ns
(请扫IX页二维码看彩图)

量 ΔC_{abs} 逐渐趋于 0。由于大尺寸纳米介导体热交换速率较慢,所以其吸收特性恢复到初始状态具有一定的延迟。Au/SW 微系统中周围介质热物态属性的变化会影响体系热传输,进而影响空泡成核行为。

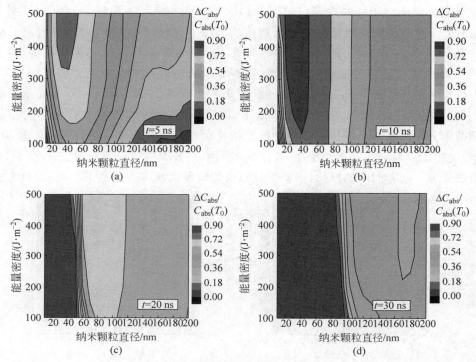

图 6-29 在 $\tau_p = 5$ ns、$\lambda = 532$ nm 的脉冲激光激励下,不同时间位点 t 对应的纳米颗粒吸收特性 $C_{abs}(T_f)$ 随纳米介导体及激光能量密度变化的二维平面图
(a) $t = 5$ ns;(b) $t = 10$ ns;(c) $t = 20$ ns;(d) $t = 30$ ns
(请扫IX页二维码看彩图)

本节进一步利用多模态泵浦-探测系统实验研究了在脉宽为 5 ns,波长为 532 nm 的纳秒激光激发下,空泡形成阈值随纳米颗粒尺寸的变化规律,实验测量数据集用蓝色三角表示,如图 6-30 所示。红色和黑色曲线分别代表考虑和未考虑周围环境介质温升对空泡形成阈值的影响。对比发现,考虑周围介质热物态属性影响的建模结果更适宜描述 Au/SW 微系统的热传输过程。但由于本书实验中获取的空泡形成阈值是基于纳米介导体整体响应的结果,而非理想状态下的单个纳米颗粒,故不可避免地会出现实验测量值与建模预测值存在偏差的情况,但数值预测依然可较好地呈现实验阈值曲线分布。事实上,在溶液体系中,纳米颗粒分布的不确定性及泵浦激光能量空间分布的非均匀性,都会造成实验测量曲线高于模型预测曲线。在相同的激发条件下,Kitz 等[57]将泵浦-探测系统与显微成像系统耦合,观测到单

个 90 nm 的金纳米球可在（600±40）J/m² 阈值能量密度的诱导下产生空泡,而此阈值点(绿色五角星)恰好落到本书改进型双温度模型预测的阈值曲线上。综上所述,在纳秒激光激发区间,考虑周围介质环境的温升可提高对热传输过程建模的有效性。

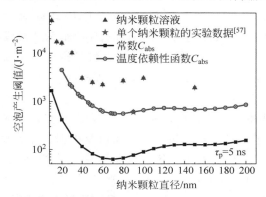

图 6-30　实验测量及改进型双温度模型预测的空泡形成阈值随纳米颗粒尺寸参数的变化

其中泵浦源参数为 $\tau_p = 5$ ns、$\lambda = 532$ nm;绿色五角星为 Kitz 等[57]实验获取的单个 90 nm 纳米颗粒的空泡形成阈值;蓝色三角数据集为本书采用多模态泵浦-探测系统测量获取的在纳米颗粒溶液($\mu_e = 1$ cm^{-1})中空泡形成阈值的实验测量值

（请扫 IX 页二维码看彩图）

周围介质热光属性的变化可通过改变激光的沉积能力而影响界面热通量,从而影响整个 Au/SW 微系统的热传输。表 6-1 总结了在不同主导因素作用下,从飞秒到纳秒激光纳米颗粒优化尺寸参数的变化规律。从表中数据可看出,优化尺寸的变化曲线随脉宽的增加呈非单调性增长趋势,主要原因是短脉冲激励易引发热熔化效应,致使优化粒径向大粒径方向移动;长脉冲激励导致 Au/SW 微系统中纳米颗粒晶格冷却速率与晶格生热速率相若,而使得热扩散作用不可忽略,最终诱导产生局域表面等离子体共振漂白效应,使得优化粒径增加。

表 6-1　脉宽对优化纳米颗粒尺寸的影响

脉冲宽度	最佳纳米金粒径/nm	能量阈值/(J·m^{-2})	波长/nm
100 fs	72	27	532
15 ps	60	24.5	532
5 ns	70	560	532

6.4　本章小结

本章绘制了飞秒 OPA 激光测量的水中光致击穿阈值曲线。观察到光致击穿阈值曲线随波长增大而呈下降趋势。在考虑液态水能带结构基础上,通过强场电离、雪崩电离公式,构建了飞秒激光光致击穿简化理论模型。通过与理论模型模拟结果比较,发现:雪崩电离在水中光致击穿中占主导地位;液态水中导带自由电子的平均碰撞时间 $\tau_{coll} \approx 1$ fs;溶剂化电子中间能级会在自由电子形成过程中逐渐消失,中间能级容量 $\rho_{ini,max} \approx 10^{19}$ cm^{-3}。模拟结果还表明:在生物组织中,有机大分子容易成为电子供体并形成简化能级中心,能大幅降低紫外波段击穿阈值,但是对红外波段阈值影响较小;相较其他波长,位于第二红外窗口的 1.3 μm 和 1.7 μm 的红外飞秒激光在生物组织深层微手术中击穿阈值较低,具有较广的应用前景。与本章有关的最新综述文章可见文献[58]。

同时,本章采用本书提出的改进型双温度模型,重点研究了脉冲激光与金纳米颗粒相互作用体系中诱导产生的热致空泡阈值及机理。为了验证改进型双温度模型的鲁棒性及有效性,本章结合了基于概念验证的多模态泵浦-探测实验测量装置,针对热致空泡阈值开展对比性、互补性的研究工作。在改进型双温度模型框架的基础上,本章系统地研究了影响空泡阈值合理判定的关键因素。除此之外,考虑了纳米介导体热致非稳定性所产生的光热毒性对周围组织的潜在损伤,将最优化的纳米体系定义为:在保证体系结构完整性的同时,纳米颗粒介导产生空泡的能量密度最小,并对此进行了探讨。

参考文献

[1] BLOEMBERGEN N. Laser-induced electric breakdown in solids[J]. IEEE J Quantum Electron,1974,10(3):375-386.

[2] SANDER M U,GUDIKSEN M S,LUTHER K,et al. Liquid water ionization:Mechanistic implications of the H/D isotope effect in the geminate recombination of hydrated electrons [J]. Chemical Physics,2000,258(2-3):257-265.

[3] LINZ N,FREIDANK S,LIANG X X,et al. Wavelength dependence of nanosecond infrared laser-induced breakdown in water:Evidence for multiphoton initiation via an intermediate state[J]. Physical Review B,2015,91(13):134114.

[4] NIKOGOSYAN D N,ORAEVSKY A A,RUPASOV V I. Two-photon ionization and dissociation of liquid water by powerful laser UV radiation[J]. Chemical Physics,1983, 77(1):131-143.

[5] BARTELS D M,CROWELL R A. Photoionization yield vs energy in H$_2$O and D$_2$O[J]. Journal of Physical Chemistry A,2000,104(15):3349-3355.

[6] LIANG X X,LINZ N,FREIDANK S,et al. Wavelength dependence of optical breakdown in water:Conclusions for the band structure of water and the interplay of multiphoton and avalanche ionization[C]. Nizhny Novgorod,Russia:Topical Problems of Biophotonics,2015.

[7] BLOEMBERGEN N. Laser-induced electric breakdown in solids[J]. IEEE Journal of

Quantum Electronics,1974,Qe10(3): 375-386.

[8] ELLES C G, RIVERA C A, ZHANG Y, et al. Electronic structure of liquid water from polarization-dependent two-photon absorption spectroscopy [J]. Journal of Chemical Physics,2009,130(8): 084501.

[9] KENNEDY P K. A first-order model for computation of laser-induced breakdown thresholds in ocular and aqueous media. I. Theory [J]. IEEE Journal of Quantum Electronics,1995,31(12): 2241-2249.

[10] NOACK J, VOGEL A. Laser-induced plasma formation in water at nanosecond to femtosecond time scales: Calculation of thresholds, absorption coefficients, and energy density[J]. IEEE Journal of Quantum Electronics,1999,35(8): 1156-1167.

[11] VOGEL A, NOACK J, HUTTMAN G, et al. Mechanisms of femtosecond laser nanosurgery of cells and tissues[J]. Applied Physics B,2005,81(8): 1015-1047.

[12] NAHEN K, VOGEL A. Plasma formation in water by picosecond and nanosecond Nd: YAG laser pulses . 2. Transmission, scattering, and reflection[J]. IEEE Journal of Selected Topics in Quantum Electronics,1996,2(4): 861-871.

[13] VOGEL A, NAHEN K, THEISEN D, et al. Plasma formation in water by picosecond and nanosecond Nd: YAC laser pulses . 1. Optical breakdown at threshold and superthreshold irradiance[J]. IEEE Journal of Selected Topics in Quantum Electronics, 1996, 2 (4): 847-860.

[14] SERGAEVA O, GRUZDEV V, AUSTIN D, et al. Ultrafast excitation of conduction-band electrons by high-intensity ultrashort laser pulses in band-gap solids: Vinogradov equation versus Drude model[J]. Journal of the Optical Society of America B-Optical Physics, 2018,35(11): 2895-2905.

[15] RETHFELD B. Unified model for the free-electron avalanche in laser-irradiated dielectrics [J]. Physical Review Letters,2004,92(18): 209901.

[16] LINZ N, FREIDANK S, LIANG X X, et al. Wavelength dependence of femtosecond laser-induced breakdown in water and implications for laser surgery[J]. Physical Review B, 2016,94(2): 024113.

[17] SPARKS M, MILLS D L, WARREN R, et al. Theory of electron-avalanche breakdown in solids[J]. Physical Review B,1981,24(6): 3519-3536.

[18] ARNOLD D, CARTIER E. Theory of laser-induced free-electron heating and impact ionization in wide-band-gap solids[J]. Physical Review B,1992,46(23): 15102-15115.

[19] STUART B C, FEIT M D, HERMAN S, et al. Nanosecond-to-femtosecond laser-induced breakdown in dielectrics[J]. Physical Review B,1996,53(4): 1749-1761.

[20] TZORTZAKIS S, SUDRIE L, FRANCO M, et al. Self-guided propagation of ultrashort IR laser pulses in fused silica[J]. Physical Review Letters,2001,87(21): 213902.

[21] SUDRIE L, COUAIRON A, FRANCO M, et al. Femtosecond laser-induced damage and filamentary propagation in fused silica [J]. Physical Review Letters, 2002, 89(18): 186601.

[22] KAISER A, RETHFELD B, VICANEK M, et al. Microscopic processes in dielectrics

under irradiation by subpicosecond laser pulses[J]. Physical Review B, 2000, 61(17): 11437-11450.

[23] SUN Q, JIANG H B, LIU Y, et al. Measurement of the collision time of dense electronic plasma induced by a femtosecond laser in fused silica[J]. Optics Letters, 2005, 30(3): 320-322.

[24] JIA T Q, CHEN H X, HUANG M, et al. Ultraviolet-infrared femtosecond laser-induced damage in fused silica and CaF_2 crystals[J]. Physical Review B, 2006, 73(5): 054105.

[25] OLIVIE G, GIGUERE D, VIDAL F, et al. Wavelength dependence of femtosecond laser ablation threshold of corneal stroma[J]. Optics Express, 2008, 16(6): 4121-4129.

[26] SARPE C, KOHLER J, WINKLER T, et al. Real-time observation of transient electron density in water irradiated with tailored femtosecond laser pulses[J]. New Journal of Physics, 2012, 14: 075021.

[27] QUERE F, GUIZARD S, MARTIN P. Time-resolved study of laser-induced breakdown in dielectrics[J]. Europhysics Letters, 2001, 56(1): 138-144.

[28] PRONKO P P, VAN ROMPAY P A, Horvath C, et al. Avalanche ionization and dielectric breakdown in silicon with ultrafast laser pulses[J]. Physical Review B, 1998, 58(5): 2387-2390.

[29] JOGLEKAR A P, LIU H H, MEYHOFER E, et al. Optics at critical intensity: Applications to nanomorphing[J]. Proceedings of the National Academy of Sciences of the United States of America, 2004, 101(16): 5856-5861.

[30] SAETA P N, GREENE B I. Primary relaxation processes at the band-edge of SiO_2[J]. Physical Review Letters, 1993, 70(23): 3588-3591.

[31] NIKOGOSYAN D N, GORNER H. Laser-induced photodecomposition of amino acids and peptides: Extrapolation to corneal collagen[J]. IEEE Journal of Selected Topics in Quantum Electronics, 1999, 5(4): 1107-1115.

[32] ORZEKOWSKY-SCHROEDER R, KLINGER A, FREIDANK S, et al. Probing the immune and healing response of murine intestinal mucosa by time-lapse 2-photon microscopy of laser-induced lesions with real-time dosimetry[J]. Biomedical Optics Express, 2014, 5(10): 3521-3540.

[33] WANG J, SCHUELE G, PALANKER D. Finesse of transparent tissue cutting by ultrafast lasers at various wavelengths[J]. Journal of Biomedical Optics, 2015, 20(12): 125004.

[34] XU C, WISE F W. Recent advances in fibre lasers for nonlinear microscopy[J]. Nature Photonics, 2013, 7(11): 875-882.

[35] SMITH A M, MANCINI M C, NIE S. Second window for in vivo imaging[J]. Nature Nanotechnology, 2009, 4(11): 710-711.

[36] GROJO D, LEYDER S, DELAPORTE P, et al. Long-wavelength multiphoton ionization inside band-gap solids[J]. Physical Review B, 2013, 88(19): 195135.

[37] YILDIRIM M, SUGIHARA H, SO P T C, et al. Functional imaging of visual cortical layers and subplate in awake mice with optimized three-photon microscopy[J]. Nature Communications, 2019, 10: 177.

[38]　SHI Y，YANG S，XING D. Quantifying the plasmonic nanoparticle size effect on photoacoustic conversion efficiency[J]. Journal of Physical Chemistry C，2017，121（10）：5805-5811.

[39]　KOTAIDIS V，DAHMEN C，VON PLESSEN G，et al. Excitation of nanoscale vapor bubbles at the surface of gold nanoparticles in water[J]. Journal of Chemical Physics，2006，124（18）：184702.

[40]　METWALLY K，MENSAH S，BAFFOU G. Fluence threshold for photothermal bubble generation using plasmonic nanoparticles[J]. Journal of Physical Chemistry C，2015，119（51）：28586-28596.

[41]　LUKIANOVA-HELB E，HU Y，LATTERINI L，et al. Plasmonic nanobubbles as transient vapor nanobubbles generated around plasmonic nanoparticles[J]. ACS Nano，2010，4（4）：2109-2123.

[42]　FANG Z，ZHEN Y R，NEUMANN O，et al. Evolution of light-induced vapor generation at a liquid-immersed metallic nanoparticle[J]. Nano Letters，2013，13（4）：1736-1742.

[43]　KATAYAMA T，SETOURA K，WERNER D，et al. Picosecond-to-nanosecond dynamics of plasmonic nanobubbles from pump-probe spectral measurements of aqueous colloidal gold nanoparticles[J]. Langmuir the Acs Journal of Surfaces & Colloids，2014，30（31）：9504-9513.

[44]　LACHAINE R，BOULAIS E，MEUNIER M. From thermo-to plasma-mediated ultrafast laser-induced plasmonic nanobubbles[J]. ACS Photonics，2014，ASAP（4）：331-336.

[45]　LOMBARD J，BIBEN T，MERABIA S. Kinetics of nanobubble generation around overheated nanoparticles[J]. Physical Review Letters，2014，112（10）：105701.

[46]　LOMBARD J，BIBEN T，MERABIA S. Threshold for vapor nanobubble generation around plasmonic nanoparticles［J］. Journal of Physical Chemistry C，2017，121（28）：15402-15415.

[47]　SIEMS A，WEBER S A L，BONEBERG J，et al. Thermodynamics of nanosecond nanobubble formation at laser-excited metal nanoparticles[J]. New Journal of Physics，2011，13（4）：043018.

[48]　FALES A M，VOGT W C，WEAR K A，et al. Size-dependent thresholds for melting and nanobubble generation using pulsed-laser irradiated gold nanoparticles[J]. Proceedings of the SPIE-Progress in Biomedical Optics and Imaging，2018，10509：105090C.

[49]　VOGEL A，LINZ N，FREIDANK S，et al. Femtosecond-laser-induced nanocavitation in water：implications for optical breakdown threshold and cell surgery[J]. Physical Review Letters，2008，100（3）：038102.

[50]　DMITRI L. Plasmonic nanoparticle-generated photothermal bubbles and their biomedical applications[J]. Nanomedicine，2009，4（7）：813-845.

[51]　CAVICCHI R E，MEIER D C，PRESSER C，et al. Single laser pulse effects on suspended-Au-nanoparticle size distributions and morphology[J]. Journal of Physical Chemistry C，2013，117（20）：10866.

[52]　GE Z，CAHILL D G，BRAUN P V. Thermal conductance of hydrophilic and hydrophobic

interfaces[J]. Physical Review Letters,2006,96(18)：186101.

[53] SHENOGINA N,GODAWAT R,KEBLINSKI P,et al. How wetting and adhesion affect thermal conductance of a range of hydrophobic to hydrophilic aqueous interfaces［J］. Physical Review Letters,2009,102(15)：156101.

[54] PLECH A,KOTAIDIS V,GRESILLON S,et al. Laser-induced heating and melting of gold nanoparticles studied by time-resolved X-ray scattering[J]. Physical Review B,2004, 70(19)：3352-3359.

[55] SCHMIDT A J,ALPER J D,CHIESA M,et al. Probing the gold nanorod- ligand- solvent interface by plasmonic absorption and thermal decay[J]. Journal of Physical Chemistry C, 2008,112(35)：13320-13323.

[56] STRASSER M,SETOURA K,LANGBEIN U,et al. Computational modeling of pulsed laser-induced heating and evaporation of gold nanoparticles［J］. Journal of Physical Chemistry C,2014,118：25748-25755.

[57] KITZ M,PREISSER S,WETTERWALD A,et al. Vapor bubble generation around gold nano-particles and its application to damaging of cells[J]. Biomedical Optics Express, 2011,2(2)：291.

[58] 梁晓轩,ALFRED V,张镇西. 多光子成像中的生物组织光损伤[J]. 中国激光,2023,50 (3)：0307102-1-17.

第 7 章

空化气泡随激光能量演变的机理分析

7.1 概述

在前述章节中详细阐述了飞秒-纳秒激光光致击穿统一理论模型的构建。在模拟的时空尺度上,该理论模型可以模拟等离子体形成的纳米空间、飞秒时间尺度的行为,也可以模拟空化气泡动力学过程的毫米空间、微秒时间尺度的行为。因此,该模型属于多尺度、多物理耦合理论模型[1]。

该理论模型还有一个难点在于,液态水的诸多关键参数在当时尚不明朗或存在争议,也很难通过第一性原理计算得到。本书通过实验与理论相结合的方法,逐步获得了液态水的若干关键参数的数值:在第 6 章中,通过纳秒 OPO 激光击穿阈值曲线得到液态水中间能级的数值;通过飞秒 OPA 激光击穿阈值曲线得到自由电子平均碰撞时间以及中间能级容量的数值;同时,通过激光诱导水中导带电子能量谱的研究得到渐近条件下雪崩电离速率以及导带电子平均动能。将这些关键参数提供给统一理论模型,才能准确地模拟飞秒-纳秒激光诱导空泡半径随激光能量的变化曲线。

本章采用统一理论模型计算飞秒-纳秒激光在不同波长下的等离子体形成及温度演变曲线,同时计算空化气泡半径随能量的变化曲线。分析飞秒、纳秒激光产生不同演变曲线的原因。探讨纳秒紫外-可见激光诱导的"空泡跳跃增长"及纳秒红外激光诱导的"空泡大爆炸"现象的物理机制。

7.2　激光诱导等离子体形成模块的模拟结果

图 7-1 所示为脉宽 300 fs、波长 520 nm 的激光在光致击穿阈值引起的时间演变及辐照度相关的光致击穿动力学特性曲线。计算参数为 $\tau_L = 300$ fs、$\lambda = 520$ nm、$T_{th} = 441$ K、NA $= 0.8$、$E_{ini} = 6.6$ eV、$E_{gap} = 9.5$ eV、$M^2 = 1.0$、$\tau_{coll} = 1.0$ fs。为了表示方便，本书将导带电子密度进行归一化处理。将归一化导带电子密度记为电离度，表示为

$$\tilde{\rho}_c = \rho_c / \rho_{bound} \tag{7-1}$$

式中，$\rho_{bound} = 6.68 \times 10^{22}$ cm^{-3}。电离度表示了导带电子占平衡态共价电子 ρ_{bound} 的比例。如果这部分导带电子是通过强场电离作用激发的，则对应的电离度标记为 $\tilde{\rho}_{SFI} = \rho_{SFI} / \rho_{bound}$；如果这部分导带电子是通过热电离作用激发的，则对应的电离度标记为 $\tilde{\rho}_{therm} = \rho_{SFI} / \rho_{bound}$。雪崩电离引起的电离度可以由 $\tilde{\rho}_{AI} = \tilde{\rho}_c - \tilde{\rho}_{SFI}$ 计算得到。在本书中电离度泛记为 $\tilde{\rho}$。图 7-1(a) 所示为电离度随时间的变化曲线 $\tilde{\rho}(t)$。其中 $\tilde{\rho}_c(t)$ 为蓝色实线、$\tilde{\rho}_{SFI}(t)$ 为蓝色虚线、$\tilde{\rho}_{therm}(t)$ 为绿色虚线。$\tilde{\rho}(t)$ 曲线中最大电离度记为 $\tilde{\rho}_{max}$，标记电子来源的最大电离度分别记为 $\tilde{\rho}_{c,max}$、$\tilde{\rho}_{SFI,max}$、$\tilde{\rho}_{AI,max}$、$\tilde{\rho}_{therm,max}$。

如图 7-1(a) 所示，在脉冲初始阶段 $t < -150$ fs 时，自由电子几乎全部由强场电离产生，在 $t = -150$ fs 时电离度约为 10^{-5}。当 $t > -150$ fs 时，雪崩电离开始作用，因而 $\tilde{\rho}_c > \tilde{\rho}_{SFI}$。在脉冲峰值处 $t = 0$ 时，$\tilde{\rho}_c = 10^{-3}$，$\tilde{\rho}_{SFI} = 7 \times 10^{-4}$。在 $t > 0$ 时，$\tilde{\rho}_{SFI}$ 迅速趋于饱和，而 $\tilde{\rho}_c$ 在雪崩电离继续作用下最终达到 6×10^{-3}。在该图中 $\tilde{\rho}_{therm}$ 无法显示，这是因为阈值温度为 441 K，对应的热电离度小于 10^{-20}。

图 7-1(c) 中红色实线为液态水温度随时间的变化曲线 $T(t)$，高斯形灰线为激光脉冲波形。$T(t)$ 曲线中最高温度记为 T_{max}。在图 7-1(c) 中温度几乎没有任何变化，这是因为电子-离子能量转移时间约为 20 ps，远大于激光脉宽 300 fs。在飞秒脉宽范围内，能量沉积主要存储于电介质的电子系统中，向晶格转移的能量甚微。

图 7-1(b) 所示为最大电离度随辐照度的变化曲线，记为 $\tilde{\rho}_{max}(I/I_{th})$。该激光参数下计算的光致击穿辐照度阈值为 $I_{th} = 5.81 \times 10^{12}$ W/cm^2。其中 $\tilde{\rho}_{c,max}(I/I_{th})$ 为蓝色实线、$\tilde{\rho}_{SFI,max}(I/I_{th})$ 为蓝色虚线、$\tilde{\rho}_{therm,max}(I/I_{th})$ 为绿色虚线。当 $I = I_{th}$ 时，$\tilde{\rho}_{c,max} = 6 \times 10^{-3}$，$\tilde{\rho}_{SFI,max} = 8 \times 10^{-4}$，$\tilde{\rho}_{AI,max} = 5.2 \times 10^{-3}$，$\tilde{\rho}_{therm,max} < 10^{-20}$，数据表明：雪崩电离产生的自由电子密度是强场电离的 6.5 倍；热电离作用甚微。随着激光能量的增加，雪崩电离扮演越来越重要的角色，将自由电子数量放大

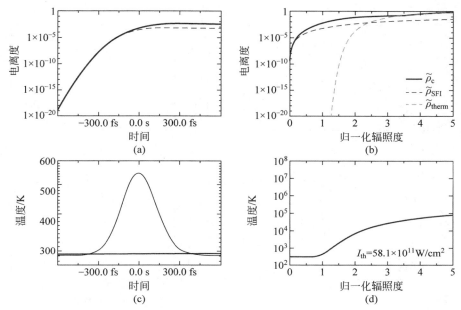

图 7-1 300 fs，520 nm 激光在光致击穿阈值引起的(a)电离度、(c)温度随时间演变曲线，
以及(b)最大电离度、(d)最高温度随辐照度相变化曲线[2]

击穿阈值 $I_{th} = 5.81 \times 10^{12}$ W/cm^2

（请扫 IX 页二维码看彩图）

$1 \sim 2$ 个数量级。当 $I = 2I_{th}$ 时，$\tilde{\rho}_{c,max} \approx 10^{-1}$，$\tilde{\rho}_{SFI,max} = 6 \times 10^{-3}$，$\tilde{\rho}_{therm,max} \approx 10^{-4}$，数据表明：雪崩电离产生的自由电子密度是强场电离的 15.7 倍；热电离开始起到微弱作用。当 $I = 3.5I_{th}$ 时，$\tilde{\rho}_{c,max} = 3 \times 10^{-1}$，$\tilde{\rho}_{SFI,max} = 2 \times 10^{-2}$，$\tilde{\rho}_{therm,max} = 2 \times 10^{-1}$，数据表明：雪崩电离产生的自由电子密度是强场电离的 15 倍；热电离起重要作用，所产生导带电子为 $\tilde{\rho}_{c,max}$ 的 2/3。当 $I = 5I_{th}$ 时，$\tilde{\rho}_{c,max} \approx 1$，$\tilde{\rho}_{SFI,max} = 5 \times 10^{-2}$，$\tilde{\rho}_{therm,max} \approx \tilde{\rho}_{c,max}$，数据表明：全电离形成，所产生的导带电子几乎全来自于热电离。

图 7-1(d)中红线为最高温度随辐照度的变化曲线，$T_{max}(I/I_{th})$。当 $I = I_{th}$ 时，$T_{max} = 441$ K，液态水温度较低，热电离作用甚微；当 $I = 2I_{th}$ 时，$T_{max} = 7 \times 10^3$ K，热电离开始起一定作用；当 $I = 3.5I_{th}$ 时，$T_{max} = 4 \times 10^4$ K，热电离起重要作用；当 $I = 5I_{th}$ 时，$T_{max} = 8 \times 10^4$ K，导带电子几乎全由热电离产生。

图 7-2 所示为脉宽 1 ns、波长 532 nm 的激光在光致击穿阈值引起的时间演变及辐照度相关的光致击穿动力学特性曲线。计算参数为 $\tau_L = 1$ ns、$\lambda = 532$ nm、$T_{th} = 573$ K、NA = 0.8、$E_{ini} = 6.6$ eV、$E_{gap} = 9.5$ eV、$M^2 = 1.0$、$\tau_{coll} = 1.0$ fs。本次计算中，击穿阈值 $I_{th} = 2.96 \times 10^{11}$ W/cm^2。不同于飞秒激光，雪崩电离在纳秒激

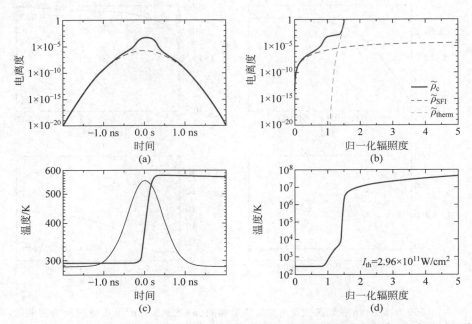

图 7-2　脉宽为 1.0 ns、波长为 532 nm 的激光在光致击穿阈值引起的电离度、温度随时间演
变曲线((a),(c)),以及最大电离度、最高温度随辐照度相变化曲线((b),(d))[2]
击穿阈值 $I_{th} = 2.96 \times 10^{11}$ W/cm²
(请扫Ⅸ页二维码看彩图)

光光致击穿中扮演更重要的角色。如图 7-2(a)所示,雪崩效应在 $t = 0$ 处将电离度放大了约 3 个数量级。对应于 $T(t)$ 曲线中温度的迅速上升,如图 7-2(c)所示。当温度增加至最大值后,由于热扩散作用,温度开始缓慢下降。在 $\tilde{\rho}_{max}(I/I_{th})$ 线中,由图 7-2(b)可以观察到,电离度并非如飞秒激光那样平稳缓慢地增加,而是在 $I = 1.5I_{th}$ 处出现一个跳跃,呈现了"跳跃增长"行为。对照图 7-2(d) $T_{max}(I/I_{th})$ 曲线可以观察到,该"跳跃增长"行为对应于等离子体区域温度的迅速上升和热电离效应的迅速增加。在 $I > 1.5I_{th}$ 处,电离度迅速趋近于 1,最终形成全电离状态。

对比图 7-1 与图 7-2 可以发现:在飞秒激光光致击穿中,能量沉积发生在 1 ps 内,而热电离过程发生在 20 ps 以外。由于能量沉积与热电离过程在时间尺度上是分隔开的,从而不能引起这两个过程的正反馈过程。这解释了前述章节中飞秒激光 $R_{max}(E_L)$ 曲线连续变化的物理机理。相反,在纳秒激光光致击穿中,由于脉宽远大于热弛豫时间,能量沉积与热电离同时发生。由于能量沉积,引起温度的上升,又由于热电离,产生的 ρ_{therm} 随温度的升高呈指数上升。因此,随着温度上升,热电离产生的导带电子迅速增多,引起更多能量沉积,形成了能量沉积-热电离正反馈效应。这解释了前述章节中纳秒紫外至可见光激光诱导的"空泡跳跃增长"现象。

这里需要特别注意的是明亮等离子体区域温度。在图 7-2(d)中,等离子体温度在 $I=5I_{th}$ 时高达 4×10^7 K。然而,太阳中心温度约为 1500 万摄氏度。在中国四川建成的 HL-2A 大中型常规导体托卡马克装置获得的最高电子温度达 5500 万摄氏度,等离子体温度达 3000 万摄氏度[3]。在地球上开展核聚变所需的温度在 10^8 K 数量级上。美国桑迪亚国家实验室 2012 年通过大型 X 射线仪 Z-machine 在实验室中获得了高达 2×10^9 K 的温度。但是图 7-2(d)中纳秒可见光脉冲计算得到的等离子体温度高达 10^7 K。这一理论计算的温度远高于实际数值。这是因为现有理论模型计算的是激光聚焦区域约 1 μm^3 体积内的温度。该模型目前没有考虑等离子体屏蔽、等离子体生长、等离子体膨胀等复杂物理现象。Vogel 等[4]通过等离子体摄影术观察到:纳秒可见、红外激光所产生的明亮等离子体由于等离子体膨胀现象,其体积远大于 10^3 μm^3;同时观察到不同脉宽明亮等离子体的能量密度非常接近,都在 10 kJ/cm^3 数量级上。因此,本模型中明亮等离子体区域的温度可能比实际值高了数个数量级,但与此同时等离子体体积被低估了数个数量级。总体而言,等离子体区域总的能量沉积(等离子体温度与体积的积分)的计算是比较准确的。

7.3　飞秒-纳秒光致击穿时间演变动力学分析

为了系统研究飞秒-纳秒激光不同脉宽 τ_L、不同波长 λ 下光致击穿动力学行为,本书在(τ_L,λ)参数空间分别计算了脉宽 $\tau_L=300$ fs、30 ps、1 ns、10 ns,波长 $\lambda=355$ nm、532 nm、1064 nm,12 个激光参数组合下击穿阈值处的动力学曲线。图 7-3 所示为电离度随时间演变曲线 $\bar{\rho}(t)$,图 7-4 所示为温度随时间演变曲线 $T(t)$。

为了解释各种电离机制所起的作用,本章将采用启发式推理思维。由式(2-24)、式(2-31)和式(2-52)可知,多光子电离率、雪崩电离率以及热电离率基本符合以下规律:

$$\eta_{MPI} \propto \alpha_{MPI} I^k \tag{7-2}$$

$$\eta_{AI} \propto \lambda^2 I \tag{7-3}$$

$$\eta_{therm} \propto e^{-\frac{1}{T}} \tag{7-4}$$

式中,多光子电离率 η_{MPI} 随波长增加由于多光子吸收横截面 α_{MPI} 迅速下降而下降(图 6-5(b)实线);雪崩电离率 η_{AI} 随波长的增大而呈二次幂函数增长(图 6-5(b)虚线);热电离率 η_{therm} 随波长呈指数型增长。此外,多光子电离、雪崩电离发生的时间尺度大致等于脉宽时间,而热电离由于受热弛豫时间影响,其发生的时间尺度大于 20 ps,即

$$\eta_{MPI} \propto \tau_L, \quad \eta_{AI} \propto \tau_L, \quad \eta_{therm} > 20 \text{ ps} \tag{7-5}$$

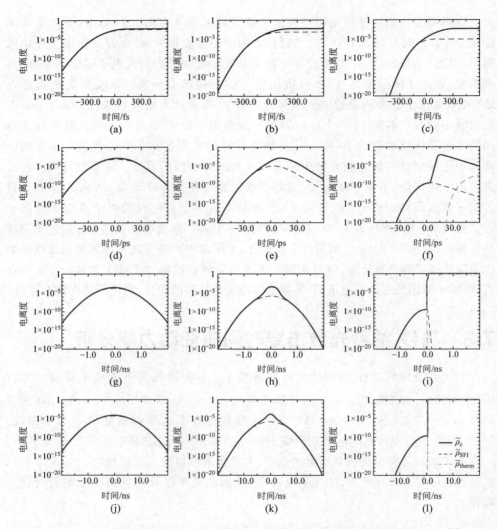

图 7-3　不同脉宽、不同波长激光在光致击穿阈值引起的电离度随时间演变曲线[2]

(a) $\tau_L = 300$ fs，$\lambda = 355$ nm；(b) $\tau_L = 300$ fs，$\lambda = 532$ nm；(c) $\tau_L = 300$ fs，$\lambda = 1064$ nm；(d) $\tau_L = 30$ ps，$\lambda = 355$ nm；(e) $\tau_L = 30$ ps，$\lambda = 532$ nm；(f) $\tau_L = 30$ ps，$\lambda = 1064$ nm；(g) $\tau_L = 1$ ns，$\lambda = 355$ nm；(h) $\tau_L = 1$ ns，$\lambda = 532$ nm；(i) $\tau_L = 1$ ns，$\lambda = 1064$ nm；(j) $\tau_L = 10$ ns，$\lambda = 355$ nm；(k) $\tau_L = 10$ ns，$\lambda = 532$ nm；(l) $\tau_L = 10$ ns，$\lambda = 1064$ nm

（请扫Ⅸ页二维码看彩图）

　　由图可观察到：对 $\tau_L > 1$ ps 脉冲，由于电子-空穴复合作用，在 $t > 0$ 时，导带电子密度开始下降。对紫外波长脉冲而言（$\lambda = 355$ nm），如图 7-3(a)、(d)、(g)、(j)所示，不论是飞秒激光还是纳秒激光，电离度随时间的变化都比较平缓。这是由多光子电离相对较强,而雪崩电离相对较弱引起的。即便如此,对 300 fs、355 nm 激光,$\tilde{\rho}_{\mathrm{AI,max}}$ 依然是 $\tilde{\rho}_{\mathrm{SFI,max}}$ 的 3 倍有余。由于 UV 波段 $\tilde{\rho}(t)$ 变化平缓,所对应的温度演变曲线也比较平缓,如图 7-4(a)、(d)、(g)、(j)所示。

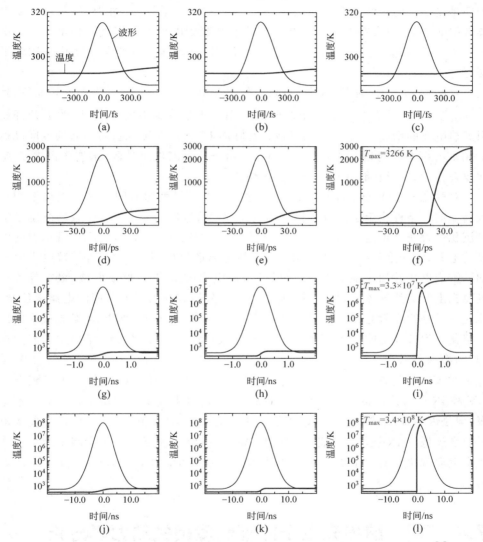

图 7-4　不同脉宽、不同波长激光在光致击穿阈值引起的温度随时间演变曲线[2]

(a) $\tau_{\mathrm{L}}=300$ fs,$\lambda=355$ nm; (b) $\tau_{\mathrm{L}}=300$ fs,$\lambda=532$ nm; (c) $\tau_{\mathrm{L}}=300$ fs,$\lambda=1064$ nm; (d) $\tau_{\mathrm{L}}=30$ ps,$\lambda=355$ nm; (e) $\tau_{\mathrm{L}}=30$ ps,$\lambda=532$ nm; (f) $\tau_{\mathrm{L}}=30$ ps,$\lambda=1064$ nm; (g) $\tau_{\mathrm{L}}=1$ ns,$\lambda=355$ nm; (h) $\tau_{\mathrm{L}}=1$ ns,$\lambda=532$ nm; (i) $\tau_{\mathrm{L}}=1$ ns,$\lambda=1064$ nm; (j) $\tau_{\mathrm{L}}=10$ ns,$\lambda=355$ nm; (k) $\tau_{\mathrm{L}}=10$ ns,$\lambda=532$ nm; (l) $\tau_{\mathrm{L}}=10$ ns,$\lambda=1064$ nm

(请扫Ⅸ页二维码看彩图)

对比而言,对 IR 脉冲($\lambda = 1064$ nm),如图 7-3(c)、(f)、(i)、(l)所示,多光子电离很弱,雪崩电离占绝对主导地位。在 IR 脉冲中,多光子电离仅提供种子自由电子,其余自由电子几乎都来源于雪崩电离。对飞秒 IR 脉冲而言,如图 7-3(c)所示,即便是受到反向轫致辐射时间限制,$\tilde{\rho}_{AI,max} \approx 300 \times \tilde{\rho}_{SFI,max}$。由于 IR 波段雪崩电离效率非常高,只有在 300 fs 短脉冲中才能观察到电离度的缓慢平稳增加。又由于 300 fs 脉宽远小于热弛豫时间,热电离作用甚微,其对应的温度变化也比较平缓,如图 7-4(c)所示。

对脉宽 $\tau_L = 30$ ps 的 IR 脉冲而言,如图 7-3(f)所示,雪崩电离占主导地位,且有 $\tilde{\rho}_{AI,max} \approx 10^7 \times \tilde{\rho}_{SFI,max}$。由于此时脉宽刚好大于热弛豫时间,温度的上升开始引起热电离的增高。如图 7-4(f)所示,在脉冲末端 $t = 60$ ps 时,所引起的温度高达 3000 K。所对应的热电离度为 2×10^{-8}。由于热电离作用尚弱,未能压倒电子-空穴复合作用,所以在脉冲末端电子密度快速下降。

对脉宽 $\tau_L \geqslant 1$ ns 的 IR 脉冲而言,脉宽远大于热弛豫时间且雪崩电离率相对较高。前一条件决定了能量沉积与热电离过程可以同时发生;后一条件决定了能量沉积过程非常迅速。如图 7-3(i)、(l)和图 7-4(i)、(l)所示,激光能量沉积引起温度的上升,温度上升导致热电离的增高,热电离产生更多导带电子,导带电子增多加剧雪崩电离并加速温度上升,形成了雪崩电离-热电离正反馈效应,最终导致温度急剧上升的热失控。因此,雪崩电离并不会停留在阈值温度对应的电离度位置,而是一旦被激发就会迅速发展成全电离($\tilde{\rho}_{c,max} \approx 1$)。故而,纳秒 IR 激光仅形成巨大空化气泡并伴随明亮等离子体的形成。这解释了纳秒 IR 波段激光"空泡大爆炸"的物理原因。

对 VIS 脉冲而言($\lambda = 532$ nm),如图 7-3(b)、(e)、(h)、(k)所示,观察到介于 UV 和 IR 脉冲之间的现象:当雪崩效应开始时,自由电子密度快速增加数个数量级,但是因为 VIS 波段的雪崩电离强度介于 UV 与 IR 之间,所以它所产生的等离子温度远低于 IR 波段。因此,在脉冲末端,自由电子被复合效应限制了而不会产生全电离现象。所对应的温度增加也是比较缓慢的,如图 7-4(b)、(e)、(h)、(k)所示。

7.4 飞秒-纳秒光致击穿辐照度相关动力学分析

与时间演变动力学分析相对应,本书研究了飞秒-纳秒光致击穿辐照度相关动力学曲线。图 7-5 为不同脉宽、不同波长下最大电离度随辐照度演变曲线 $\tilde{\rho}_{max}(I/I_{th})$。图 7-6 为不同脉宽、不同波长下最高温度随辐照度演变曲线 $T_{max}(I/I_{th})$。

对飞秒、皮秒 UV 脉冲而言($\lambda = 355$ nm),如图 7-5(a)、(d)及图 7-6(a)、(d)所

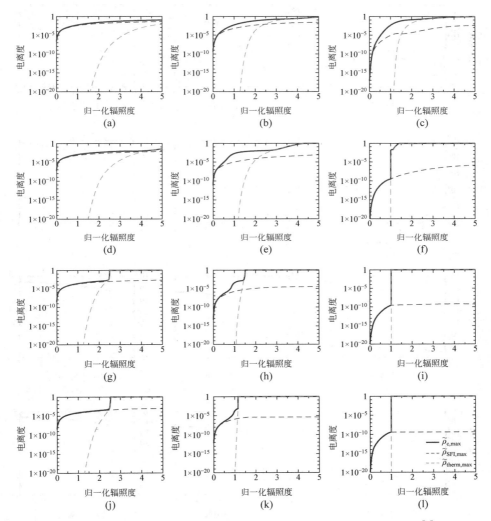

图 7-5　不同脉宽、不同波长激光引起的最大电离度随辐照度演变曲线[2]

(a) $\tau_L = 300$ fs，$\lambda = 355$ nm；(b) $\tau_L = 300$ fs，$\lambda = 532$ nm；(c) $\tau_L = 300$ fs，$\lambda = 1064$ nm；(d) $\tau_L = 30$ ps，$\lambda = 355$ nm；(e) $\tau_L = 30$ ps，$\lambda = 532$ nm；(f) $\tau_L = 30$ ps，$\lambda = 1064$ nm；(g) $\tau_L = 1$ ns，$\lambda = 355$ nm；(h) $\tau_L = 1$ ns，$\lambda = 532$ nm；(i) $\tau_L = 1$ ns，$\lambda = 1064$ nm；(j) $\tau_L = 10$ ns，$\lambda = 355$ nm；(k) $\tau_L = 10$ ns，$\lambda = 532$ nm；(l) $\tau_L = 10$ ns，$\lambda = 1064$ nm

（请扫Ⅸ页二维码看彩图）

示，$\tilde{\rho}_{max}$ 与 T_{max} 随光照度增加平稳增大。在激光能量比较低时，强场电离占重要地位；当光照度增加时，热电离与雪崩电离开始扮演越来越重要的角色。当 $I/I_{th} > 5$ 时，热电离开始超越强场电离，占主导地位，如图 7-5(d)所示。

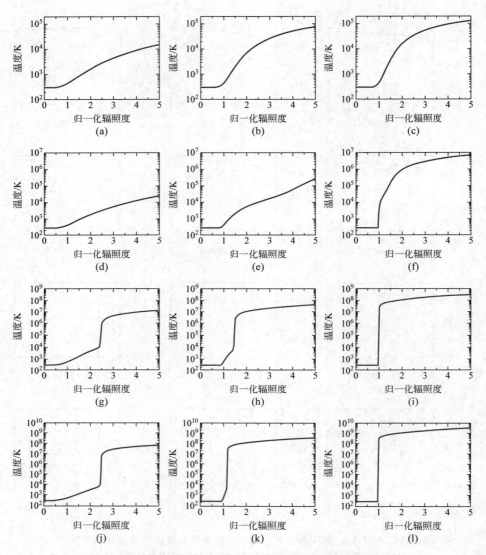

图 7-6　不同脉宽、不同波长激光引起的温度随辐照度演变曲线

(a) $\tau_L = 300$ fs, $\lambda = 355$ nm；(b) $\tau_L = 300$ fs, $\lambda = 532$ nm；(c) $\tau_L = 300$ fs, $\lambda = 1064$ nm；(d) $\tau_L = 30$ ps, $\lambda = 355$ nm；(e) $\tau_L = 30$ ps, $\lambda = 532$ nm；(f) $\tau_L = 30$ ps, $\lambda = 1064$ nm；(g) $\tau_L = 1$ ns, $\lambda = 355$ nm；(h) $\tau_L = 1$ ns, $\lambda = 532$ nm；(i) $\tau_L = 1$ ns, $\lambda = 1064$ nm；(j) $\tau_L = 10$ ns, $\lambda = 355$ nm；(k) $\tau_L = 10$ ns, $\lambda = 532$ nm；(l) $\tau_L = 10$ ns, $\lambda = 1064$ nm

对 UV 纳秒脉冲而言，可以观察到电离度随光照度增加的"跳跃增长"行为，如图 7-5(g)、(j)以及图 7-6(g)、(j)所示。在激光能量比较低时($I/I_{th} < 2.5$)，强场电

离在 $\tilde{\rho}_{max}(I/I_{th})$ 曲线中占重要地位。此时，$\tilde{\rho}_{c,max} < 10^{-3}$，$T_{max} < 10^4$ K，这种低密度等离子体对应微小空化气泡形成。当激光能量逐渐增加时($I/I_{th} > 2.5$)，温度逐渐升高，雪崩电离-热电离正反馈机制逐渐形成，此时，$\tilde{\rho}_{max}(I/I_{th})$ 曲线突然急剧上升至全电离，$T_{max}(I/I_{th})$ 曲线急剧上升至大于 10^6 K，引起"空泡跳跃增长"现象。

对飞秒 IR 脉冲而言($\lambda = 1064$ nm)，如图 7-5(c)和图 7-6(c)所示，$\tilde{\rho}_{max}(I/I_{th})$ 和 $T_{max}(I/I_{th})$ 曲线平缓连续增加。相较飞秒 UV 脉冲而言，雪崩电离占据主导地位，曲线增幅更大。

对皮秒 IR 脉冲，如图 7-5(f)和图 7-6(f)所示，理论计算在 $I \sim 1.2I_{th}$ 处 $\tilde{\rho}_{max}$ 处于 10^{-2} 的平台阶段；当 $1.2I_{th} < I < 1.5I_{th}$ 时，$\tilde{\rho}_{max}$ 迅速上升；当 $I > 1.5I_{th}$ 时，出现全电离。在实验中 Vogel 等[5]观察到类似现象：在阈值处观察到微弱的发光等离子体，随后略微增加激光能量，观察到非常明亮的等离子体。

对纳秒 IR 脉冲而言，如图 7-5(i)、(l)和图 7-6(i)、(l)所示，其 $\tilde{\rho}_{max}(I/I_{th})$、$T_{max}(I/I_{th})$ 曲线与纳秒 UV 脉冲相距甚远。在 $I = I_{th}$ 处，纳秒 IR 脉冲的 $\tilde{\rho}_{max}(I/I_{th})$ 曲线呈现非常陡峭的分界线。在 $I < I_{th}$ 时，$\tilde{\rho}_{max} \approx 10^{-10}$，$T_{max} = 293$ K；当 $I > I_{th}$ 时，$\tilde{\rho}_{max} \approx 1$，$T_{max} > 10^7$ K。这与实验上观察到的纳秒红外"空泡大爆炸"是一致的：空化气泡一旦产生就是 $R_{max} > 60$ μm 的大型空化气泡，并伴随明亮等离子体的产生。纳秒红外激光"空泡大爆炸"与纳秒紫外～可见激光"空泡跳跃增长"的物理机理都是雪崩电离-热电离正反馈效应。两者的不同之处在于，红外波段多光子电离相对较弱，需要较高激光能量才能产生种子电子。一旦达到种子电子密度，由于红外波段雪崩电离相对很强，很容易进入雪崩电离-热电离正反馈机制，在极短时间内将自由电子密度增大 10 个数量级。相对而言，紫外至可见光波段多光子电离相对较强，很容易产生种子电子。然而，该波段雪崩电离较弱，只有在达到正反馈临界温度时才能形成雪崩电离-热电离正反馈，从而产生"空泡跳跃增长"现象。"空泡大爆炸"可以看作"空泡跳跃增长"现象在红外波段的极端情况。

7.5 光致空泡半径随激光能量变化规律

由等离子体形成及温度演变模块得到如图 7-6 所示的 $T_{max}(I/I_{th})$ 曲线。通过前述章节得到水蒸气核半径 $R_{vap}(I/I_{th})$ 和平均温度 $T_{avg}(I/I_{th})$ 曲线。通过水物态方程可以由 $T_{avg}(I/I_{th})$ 得到蒸气核压力曲线 $P_{vap}(I/I_{th})$。将 R_{vap} 与 P_{vap} 代入 4.2 节中的 Gilmore 模型，可以得到空化气泡动力学曲线 $R(t)$ 以及空化气泡最大半径 R_{max}。计算不同激光辐照度下的 R_{max} 并将辐照度转换成激光能量得到

一组 $R_{max}(E_L)$ 曲线。图 7-7 为采用飞秒-纳秒统一理论模型计算的,不同脉宽、不同波长下空泡半径大小随激光入射能量变化曲线。理论计算中使用的激光参数与实验一致。

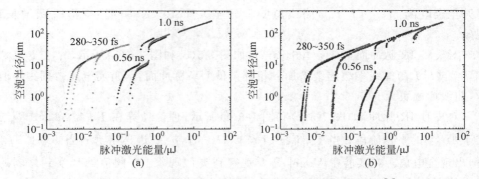

图 7-7　空化气泡最大半径 R_{max} 随激光能量 E_L 变化曲线[2]

(a)理论模型模拟结果;(b)实验测量结果

(请扫Ⅸ页二维码看彩图)

由图可以观察到,统一理论模型计算结果较好地重现了实验结果:飞秒激光空泡半径随激光能量增加而连续变大;纳秒紫外-可见光激光 $R_{max}(E_L)$ 曲线呈"空泡跳跃增长"现象;纳秒红外激光 $R_{max}(E_L)$ 曲线呈"空泡大爆炸"现象;激光能量足够高时,飞秒-纳秒激光引起的空泡半径与激光能量呈 $R_{max} \propto E_L^{1/3}$ 关系。当然,理论计算中还存在诸多瑕疵。例如,理论计算的纳秒紫外"空泡跳跃增长"范围为 $10\sim30~\mu m$,而实验测得的范围为 $7\sim35~\mu m$;理论计算的纳秒可见"空泡跳跃增长"范围为 $12\sim30~\mu m$,而实验测得的范围为 $3\sim50~\mu m$;理论计算的纳秒红外"空泡大爆炸"最小空泡半径约为 $100~\mu m$,而实验测得的"空泡大爆炸"最小空泡半径约为 $60~\mu m$。这些不足可能是由于没有考虑等离子体屏蔽、等离子体膨胀等复杂现象。

7.6　本章小结

在获得液态水的若干重要参数后,本章采用统一理论模型计算了飞秒-纳秒激光在不同波长下等离子体形成及温度演变曲线,同时进一步计算了 $R_{max}(E_L)$ 变化曲线。理论分析表明:对飞秒、皮秒激光而言,由于激光脉宽小于热弛豫时间,雪崩电离与热电离失耦,因此空化气泡半径随激光能量连续变化;对脉宽 $\geqslant 30~ps$ 的激光脉冲而言,由于脉宽大于热弛豫时间,热电离效应起重要作用,雪崩电离-热电离正反馈是产生纳秒激光"空泡跳跃增长"及"空泡大爆炸"现象的重要物理机制。统一理论模型模拟结果较好地重现了飞秒-纳秒激光在不同波长下测量的 $R_{\max}(E_{\mathrm{L}})$ 曲线。

参考文献

［1］ LIANG X X,FREIDANK S,LINZ N,et al. Unified model of plasma formation,bubble generation and shock wave emission in water for fs to ns laser pulses［C］. San Francisco：SPIE,2017：1009408.

［2］ 梁晓轩.飞秒-纳秒激光水中光致击穿阈值导带电子能量谱及空化气泡机理研究［D］.西安：西安交通大学,2019.

［3］ 丁玄同. HL-2A 托卡马克实验进展和科学创新［J］.物理,2010,39(6)：390-399.

［4］ VOGEL A,LINZ N,FREIDANK S,et al. Towards a comprehensive understanding of nonlinear energy deposition into transparent tissues［C］. San Francisco：SPIE,2017.

［5］ VOGEL A,NAHEN K,THEISEN D,et al. Plasma formation in water by picosecond and nanosecond Nd：YAC laser pulses . 1. Optical breakdown at threshold and superthreshold irradiance［J］. IEEE Journal of Selected Topics in Quantum Electronics,1996,2(4)：847-860.

第 8 章

空化气泡的声学效应

8.1 概述

光致击穿及纳米材料介导的空化效应通常都伴随着明显的声学响应。这种声学响应的形成主要存在两个阶段：首先是紧跟在激光能量沉积后，由于光致击穿所产生的高温高压等离子体或纳米材料对激光的强吸收，导致周围液体相变所产生的蒸气层向外膨胀而产生了声波；然后，在空泡坍塌的末期及随后的空泡重建初始阶段也存在声波辐射。纳米材料介导的光热效应所产生的空化气泡通常是在亚微米量级到微米量级，其光热空化过程通常伴随的是普通声波的发射，其强度较弱，其传播和衰减过程是线性的；光致击穿由于更高的激光能量沉积，导致高温高压等离子体的形成，因此会伴随着强烈的声学效应激发，即高强度、高速的冲击波（又称为激波）的形成。等离子体的形成以及随后的空泡坍塌都会引起冲击波的发射，其中由等离子体激发产生的声学信号本书称为击穿冲击波，随后空泡的坍塌与重建所伴随的冲击波发射，本书称为坍塌冲击波。这些冲击波的传播和衰减在初始阶段都呈现很明显的非线性，只有在传播一段距离之后才会衰减成线性的声波向外传播，且空泡的绝大部分能量都以冲击波的形式耗散。纳米材料介导的光热空化过程中所伴随的声学衰减规律与光致空化所产生的衰减规律比较相似，本章将主要讨论光致击穿所伴随的声学效应，包括冲击波的形成、传播、衰减以及相应的理论计算等，并在最后一部分针对光致击穿过程中能量的转移过程进行介绍。

8.2　光致击穿的冲击波基本理论

在冲击波的波前位置处,其质点的压强和密度都发生剧烈的变化,可看作不连续的。其形成过程可看作在极短时间内具有不同传播速度的小扰动声波的叠加,即后形成的压缩波由于传播速度比先形成的压缩波传播速度更快,所以,在传播过程中会追赶先形成的压缩波,最后在某一位置处叠加而形成冲击波。

首先简单介绍一下声音在水中的传播。声速是介质中微弱的压强、密度扰动的传播速度,其表征了介质的可压缩性,可压缩性越小,声速的传播速度越快。在常温常压下的静止水中,其传播速度是固定的,约为 1500 m/s。但是,温度、压强等的升高会改变水介质的压缩性,使声音的传播速度也跟着增加。声速可表示为在等熵条件下压强随密度的偏导,即

$$c^2 = \left(\frac{\partial p}{\partial \rho}\right)_s \tag{8-1}$$

再根据水的状态方程,可得到声速与液体压强之间的表达式:

$$c = c_\infty \left(\frac{p + B}{p_\infty + B}\right)^{(n-1)/2n} \tag{8-2}$$

式中,c_∞ 和 p_∞ 分别表示常温常压下的静水声速和静水压强。从该公式可看出,随着水中声速与压强是正相关的。

当聚焦脉冲激光照射到水中时,随着激光能量的逐渐沉积,焦点区域的温度和压强逐渐升高,并在很短时间内形成高温高压的等离子体。在等离子体压强和温度逐渐升高的这个过程,其不同时刻引起的扰动传播速度会逐渐增加。如图 8-1 所示,在激光照射的初始时刻 t_0,形成的压强、密度扰动以声速 c_0 向外传播;在下一时刻 t_1,沉积的能量增加,压强和温度上升,此时声波传播速度 $c_1 > c_0$,再加上由前面时刻声波传播以及等离子体膨胀等引起的一个向外的流体粒子速度 u_1,这就导致 t_1 时刻形成的扰动波传播速度为 $u_1 + c_1 > c_0$;在等离子体压强和温度继续上升的下一时刻 t_2 所形成的扰动传播速度为 $u_2 + c_2 > u_1 + c_1$;依次类推,在等离子体形成过程中,一道接一道的扰动波向外传播,且后续扰动波的波速总大于先行波的传播速度。因此,后形成的波一定会赶上前面的波,经过一段时间在某个位置叠加在一起而形成一个明显的间断,即冲击波,以大于静止液体中的声传播速度向外传播。

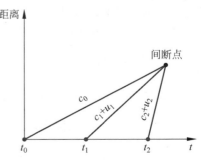

图 8-1　冲击波形成的示意图

冲击波传播过程中的幅值和轮廓在传播的初期由于具有很强的非线性特性而很难被直接测量，而冲击波波前在近场的传播速度则相对比较容易测量。根据 Rice 和 Walsh 在 1957 年得到的水的于戈尼奥（Hugoniot）曲线数据，可得到水的流体粒子速度 u_p 与波传播速度 u_s 之间的解析关系式[1]：

$$u_p = c_1\left[10^{(u_s-c_\infty)/c_2} - 1\right] \tag{8-3}$$

式中，经验常数 $c_1 = 5190$ m/s，$c_2 = 25306$ m/s，当地声速 $c_\infty = 1483$ m/s，再根据冲击波波前位置处的动量守恒，即 $p_s - p_\infty = u_s u_p \rho_\infty$，可得到冲击波波前的峰值压强 p_s 与传播速度 u_s 之间的关系[2]：

$$p_s = c_1 \rho_\infty u_s\left[10^{(u_s-c_0)/c_2} - 1\right] + p_\infty \tag{8-4}$$

根据水的状态方程[3]，即 Tait 方程，$\dfrac{p+B}{p_\infty+B} = \left(\dfrac{\rho}{\rho_\infty}\right)^n$，其中 $B = 314$ MPa，$n = 7$，可得到水中压强与密度之间的关系，而冲击波峰值压强则可表示为

$$p_s = (p_\infty + B)\left[\frac{2nu_s^2}{(n+1)c_0^2} - \frac{n-1}{n+1}\right] - B \tag{8-5}$$

式中：水的常温常压密度 $\rho_\infty = 998$ kg/m^3；静水压强 $p_\infty = 10^5$ Pa。式(8-4)和式(8-5)是人们常用的利用测量得到的冲击波速度来估算冲击波峰值压强的关系式。而冲击波在传播过程中所含的能量 E_{sw} 则可以表示为[4]

$$E_{sw} = \frac{4\pi R_m^2}{\rho_\infty c_\infty}\int p_s^2 \, dt \tag{8-6}$$

式中，R_m 为测量位置距离击穿点中心的距离。在远场位置，利用压电水听器测量得到的冲击波压强随时间的变化曲线，可直接计算出冲击波传播到测量点时所剩余的能量。对于近场而言，仅仅知道冲击波的峰值压强，对于冲击波的能量的计算是不够的，还需要知道该位置处冲击波的压强随时间的变化，即时域轮廓。考虑到冲击波在传播过程中会被展宽，因此不能将远场测量得到的冲击波时域轮廓直接用于近场的计算。目前来说，常用的方法是结合 Gilmore 模型和远场测量得到的冲击波时域轮廓来估算冲击波近场时域轮廓，再根据式(8-6)来估算出冲击波在传播过程中的能量衰减和耗散情况。

关于压力场的时空分布估算是基于 Kirkwood-Bethe 假设，即一个不变量 $y = r\left(h + \dfrac{u^2}{2}\right)$ 沿特征线的传播速度为 $c+u$，其中 r 为该点到击穿点的距离；h 为液体处于当前压强与处于静水压强之间的焓差，即 $h = \int_{p_\infty}^{p(r)} \dfrac{dp}{\rho}$；$c$ 为当地的声速；u 为流体粒子速度。根据该假设，可得到以下的微分方程组：

$$\dot{u} = -\frac{1}{c-u}\left[(c+u)\frac{y}{r^2} - \frac{2c^2u}{r}\right], \quad \dot{r} = u+c \tag{8-7}$$

在这过程中,由于压强、温度等的剧烈变化,根据式(8-2),声音传播速度 c 不再保持为常数。

在光致击穿区域,高温高压等离子体的形成以及空泡坍塌时,其附近的液体也会被压缩,从而导致在其周围形成一个压强、密度强烈变化的区域。在这个区域,声速不再保持恒定,而是越靠近等离子体的中心区域,压强越大,粒子扰动的传播速度就越快。此外,由于先形成的声场扰动传播速度比后形成的声场扰动传播速度慢,所以,后者在传播过程中会赶上前者,进而导致冲击波(又叫激波)的形成。在 $r = r(t)$ 处,压强的表达式可表示为

$$p = (p_\infty + B) \left[\left(\frac{y}{r} - \frac{u^2}{2} \right) \cdot \frac{(n-1)\rho_\infty}{n(p_\infty + B)} + 1 \right]^{n/(n-1)} - B \qquad (8\text{-}8)$$

考虑到在空泡壁处,壁的速度和流体粒子速度是相等的。因此,可用空泡的半径 R,空泡壁速度 U 和量 $y = R(H + U^2/2)$ 作为初始条件,进而求解出方程(8-5)沿某一特征线的压强和速度分布。这里的空泡壁速度 U 和空泡半径 R 可通过前面章节所提到的 Gilmore 模型来求解。随后根据不同的初始条件沿不同特征线得到 (r, t) 二维网络的压强和流体速度。

当空泡内的压强很高时,液体中的压力随时间分布曲线会变得非常陡峭。压强超过一定阈值时,因伴随着冲击波波前的形成,液体中压力场和速度场的估算会呈现不确定性,即计算过程中特征线会出现重合。这是由于在计算过程中,并没有考虑波前能量沉积的情况。这种不确定的计算结果并无实际的物理意义,只是表示了间断的存在。冲击波波前的位置和峰值压强则可通过在间断处的质量、动量及能量守恒定律来确定。在此基础上,在特定的固定点 r_0 上,可计算出压强随时间的变化,即冲击波的时域轮廓,再根据式(8-6)计算出冲击波的能量。

下面介绍一下光致击穿的冲击波的测量。通过压电水听器和光学方法,可以相对容易地测量出远场冲击波的幅值和轮廓,如图 8-2(a)所示[5]。由于近场传播的非线性特性,该区域的冲击波测量相对比较困难。若直接用压电式的水听器则难以实现对近场冲击波的准确测量。这是因为,一方面目前的水听器测量靶面是在毫米量级,用于测量具有大曲率的近场信号通常会导致不可避免的畸变;另一方面在近场的冲击波强度非常高,很容易对水听器造成不可修复的损伤[6]。考虑到冲击波内部的高压高密度使得其内部光学特性(如折射率)与周围介质明显不同,在实际测量中,人们通常使用一些具有非侵入、高时空分辨率的光学的测量方法来测量近场的冲击波信息。光学方法可以直接测量出冲击波的轮廓,并根据其传播速度估算冲击波的强度及其随时间、空间的变化。Doukas 等[7]利用两束聚焦的连续探测激光放置在击穿点附近不同位置,这使得冲击波传播到两束激光聚焦点的时间不同,从而测量出冲击波的平均速度 u_s。其测量空间和时间精度与两束

探测激光的聚焦点之间的距离密切相关,间隔越近,则精度越高。冲击波波前处的峰值压强则根据测量冲击波的传播速度 u_s 来进行估算。更常用的近场冲击波测量方式是超快成像。通过捕捉光致击穿后不同时间间隔处冲击波的传播位置,可得到冲击波的平均传播速度并估算出冲击波的强度,如图 8-2(b)所示[6]。这种测量方式的时间精度取决于成像的曝光时间和成像时间间隔。与前面的光学泵浦-探测测量方式相比,直接成像方式能够获得冲击波传播的二维空间信息。这种方式对成像设备要求较高,为了能获得较高的时间精度和较长的测量范围,通常需要进行多次的光致击穿重复实验,调整成像时刻与激光脉冲之间的间隔,因此对前置物镜的聚焦条件和激光脉冲都有较高的要求,即需要确保每次形成的光致击穿差异非常小,即可重复性强。但是,由于空泡坍塌时刻的不确定性,这种方法对于空泡坍塌所激发的冲击波的测量具有天然的缺陷。鉴于此,纹影摄影术和条纹全息摄影技术被应用到冲击波的测量中,通过与合适的数据处理方法相结合,能够在单次击穿事件中实现对击穿冲击波或者坍塌冲击波的实时追踪,得到冲击波传播的动态演变过程。Noack 等利用该方法检测了纳秒脉冲激光诱导光致击穿的冲击波传播

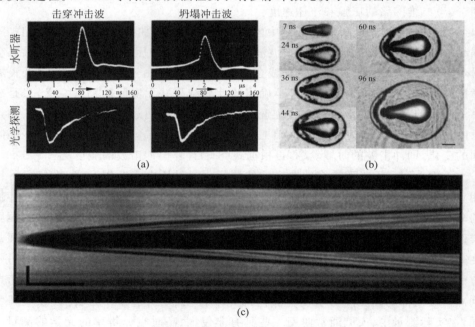

图 8-2 不同的冲击波测量信号

(a) 分别用水听器和光学测量得到的光致击穿和空泡坍塌所形成的冲击波远场信号,水听器放置在距离击穿点 8 mm 处,光学测量位置在距离击穿点 1.2 mm 处[5];(b) 利用短曝光成像得到的光致击穿所形成的冲击波近场传播图像序列,图中标尺为 100 μm[6];(c) 条纹全息成像得到的击穿冲击波随空间的演变,标尺垂直方向为 100 μm,水平方向时间标尺为 10 ns[8]

特性,其时间分辨率达到 200 ps,如图 8-2(c)所示[8,9]。与常规的成像方法相比,高速全息摄影技术还能克服由等离子体发光所造成的击穿区域附近的过饱和现象。

8.2.1　光致击穿的击穿冲击波

在水的光致击穿过程中,激光能量在聚焦区域的沉积首先引起该区域水的电离,进而形成局部等离子体。这种高温、高压及高能量密度的等离子体随即挤压周围液体,引起击穿冲击波的形成并向外传播。由于等离子体的形状并非球对称,且其内部能量密度分布在空间上并不均匀,所以,击穿冲击波的形成时刻,以及波前的传播速度、峰值压强和衰减过程在各个方向上并不相同。冲击波的传播速度远大于等离子体周围的液体粒子速度,在光致击穿发生后,冲击波会立即开始从等离子体表面分离并迅速向外传播。

击穿冲击波是从高温高压的等离子体内部激发出来,因此,击穿冲击波的特性与光致击穿的等离子体形成及特性密切相关,而液体中等离子体的形成则受激光脉冲特性(如脉冲宽度、脉冲质量和脉冲能量,以及聚焦条件等)的影响非常大[8,10-16]。在聚焦角度比较小时,由于自聚焦效应、等离子体屏蔽效应、移动击穿等的影响,会形成具有多个“热点”的多点击穿、细长等离子体等现象,这会导致多个击穿冲击波的形成,从而导致冲击波的测量会随着测量角度的改变而改变[17,18]。而在比较理想的聚焦条件下,即光束质量好、聚焦角度足够大的情况下,光致击穿会被限制在非常小的区域,从而只激发单个的冲击波。此外,即使在小聚焦角度下,当激光能量限制在击穿阈值附近时,也只有单个击穿冲击波的形成。

击穿冲击波几乎是和等离子体同时形成的,但不同区域的形成时刻却不一定相同[2,6]。由于冲击波的传播速度远大于液体介质的速度,所以击穿冲击波的波前在等离子体形成之后会立即向外传播并与等离子体分离。对于皮秒以及更短脉宽的激光脉冲,等离子体的形成时间也在皮秒量级甚至更短,远小于成像的帧间隔。Vogel 等[2]的研究结果显示,一个 30 ps 脉宽的激光脉冲诱导击穿的过程中,击穿冲击波的波前大约在激光脉冲激发的 100 ps 之后就形成。因此,冲击波可看作同时从等离子体边缘激发出来的。而对于纳秒及更长脉宽的激光,等离子体首先在激光束腰处形成,并随着激光能量的增加逐渐向激光入射方向延伸。相应地,击穿冲击波首先在束腰处形成,在靠近光束入射方向的等离子体末端,击穿冲击波最后出现。图 8-3 为 Vogel 等[2]在 1996 年所拍摄的皮秒脉冲和纳秒脉冲诱导光致击穿所产生冲击波的演变过程。

1. 击穿冲击波的传播

击穿冲击波在近场以超声速的速度向外传播,但迅速衰减,经过不到 130 ns 传播到距离击穿点 200 μm 左右则衰减成近似线性的声波[19]。冲击波在近场的传

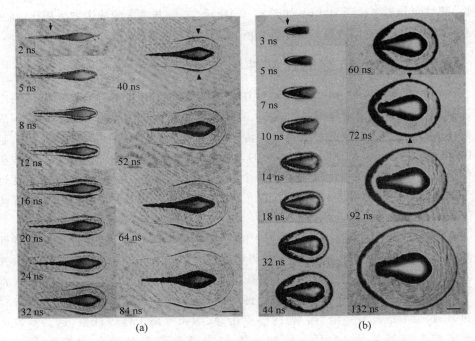

图 8-3　光致击穿形成早期冲击波和空泡的演变图[2]

(a) 30 ps,1 mJ;(b) 6 ns,10 mJ;激光从右侧入射,标尺为 100 μm;箭头处为束腰位置,激光从右侧入射

播和衰减都是非线性的,其近场的几何轮廓变化反映了光致击穿等离子体的形状和等离子体内部能量密度分布的不均匀性。冲击波除了不同区域的形成时刻存在差异,其传播速度也有非常大的不同,如图 8-3 所示。特别是对于聚焦纳秒激光诱导的光致击穿而言,可以明显看出,先在等离子体尖端即束腰处形成的冲击波传播速度比在靠近入射方向端后形成的冲击波要慢。这是因为,等离子体能增强对光的吸收并产生屏蔽效应(即等离子体屏蔽效应),导致在靠近入射方向所形成的等离子体的能量密度更大[12,20]。由于靠近入射端所形成的冲击波速度更快,在传播过程中会逐渐赶上等离子体尖端的冲击波,并压缩两者之间的水介质,导致冲击波图像不透明区域的拓宽,这种拓宽随时间逐渐减小,并在 130 ns 左右消失。

冲击波在近场的传播速度衰减非常快,且呈现明显的非线性。根据距光致击穿不同时间间隔的空泡和等离子体图像,可直接得到冲击波速度在近场的传播特性。再利用击穿冲击波波前位置和空泡壁位置与时间的关系进行数据拟合,利用前面提到的式(8-5)可得到冲击波速度 $u_s(t)$ 和空泡速度 $u_b(t)$ 随时间的演变。图 8-4 为 Vogel 等[2] 根据此方法得到的皮秒和纳秒脉冲在不同能量下,诱导光致击穿所形成的冲击波波前、空泡壁以及冲击波位置处流体的速度随时间的改变。

脉冲宽度的不同以及所用激光能量的差异,都会严重影响冲击波的速度及其衰减过程。可以看出,随着激光能量的增加,形成的等离子体能量密度更大,形成的击穿冲击波最大速度就越高。对于 30 ps,50 μJ 的激光脉冲,形成的击穿冲击波速度最大可达 2500 m/s,而 30 ps,1 mJ 的激光脉冲形成的击穿冲击波速度最大则达到了 2750 m/s。当使用 6 ns 脉宽的激光时,1 mJ 能量的激光脉冲所形成的击穿冲击波最大速度达到了 3050 m/s,随着激光能量增加到 10 mJ 时,最大速度高达 4450 m/s。并且可以看到,在光致击穿的初始时刻,冲击波波前后方的粒子速度与空泡壁的速度是几乎一致的。这是因为冲击波和空泡最初都是由光致击穿所形成的等离子体所驱动的。与纳秒脉冲相比,皮秒脉冲诱导光致击穿所需的激光能量密度更低,因此在相同激光能量下,皮秒脉冲所产生的等离子体体积更大,这就导致了皮秒脉冲所产生的等离子体内部能量密度更低,进而形成的击穿冲击波强度更弱,传播速度也更慢。当人们利用 10 倍于击穿阈值的飞秒激光(100 fs,

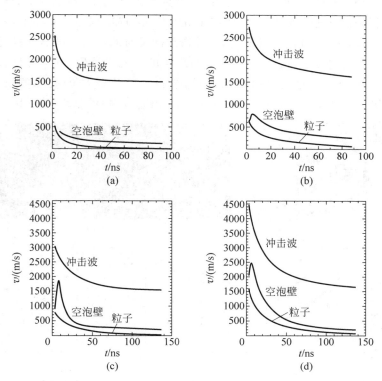

图 8-4　光致击穿初始阶段,冲击波传播速度 u_s、空泡壁传播速度 u_b 及波前的流体粒子速度 u_p 随时间的演变

所用的激光参数为:(a) 30 ps,50 μJ;(b) 30 ps,1 mJ;(c) 6 ns,1 mJ;(d) 6 ns,10 mJ;其中流体粒子速度 u_s 根据冲击波速度 u_p 估算出

800 nm,1 μJ)诱导水中光致击穿时,发现击穿冲击波大约在 800 ps 之后脱离等离子体,其初始速度达到了 5200 m/s[2]。由于在传播初期冲击波波前的能量迅速沉积到周围液体中,使得其传播速度在近场迅速下降,大约经过 130 ns 传播就衰减到近似声波的形式向外扩散。

2. 冲击波强度的衰减

在击穿区域附近,冲击波强度的测量很难实现,主要是利用冲击波速度与峰值压强之间的关系来对其进行估计。在已经获得冲击波传播速度随时间或位置变化的情况下,可根据式(8-4)或式(8-5)来得到冲击波强度的时空变化过程。图 8-5 为利用纹影摄影术得到的纳秒激光光致击穿(5 mJ,6 ns,聚焦角为 22°)时击穿冲击波的传播图像[21]。图 8-5(b)中横坐标为时间,纵坐标为空间位置,白色曲线为冲击波波前,根据此图,可得到冲击波速度的变化,如图 8-5(c)所示,再利用冲击波速度与冲击波峰值压强之间的经验关系,可得到冲击波的峰值压强,如图 8-5(d)所示。测量得到的冲击波最大速度为 4700 m/s(1 mJ)和 5400 m/s,所对应的峰值压强分别为 8.4 GPa 和 11.8 GPa。击穿冲击波激发时的峰值强度非常高,通常很容易就达到 GPa 量级,一项关于冲击波峰值压强的研究中发现,对于飞秒、皮秒以及纳秒激光在激光能量是击穿阈值的 6 倍左右时,产生的冲击波峰值压强在 3~9 GPa 量级。一个例外是在用 3 ps 的脉冲时,峰值压强大约为 300 MPa[8]。这可

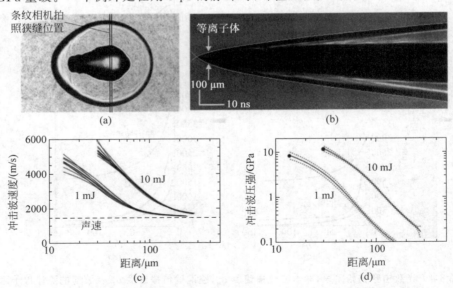

图 8-5 利用纹影摄影测量冲击波的传播[23]

所用的激光脉宽为 6 ns;(a) 冲击波的测量位置;(b) 纹影摄影测量得到的冲击波传播图像;(c) 冲击波传播速度随传播距离的变化;(d) 根据计算得到的击穿冲击波峰值压强随传播距离的改变

能是由其产生的等离子体的吸收系数非常低所引起的。对于球面声波的传导,其传播过程中的能量沉积和声学脉宽的增加是可忽略的,其强度通常正比于 r^{-1},即声压对数强度随传播半径的变化曲线的斜率为 -1,而在近场的冲击波其强度衰减呈现明显的非线性,其斜率更陡峭,通常小于 -1,在某些传播区域甚至小于 -2,且与激光脉冲参数(如脉宽、激光能量,以及传播的位置)密切相关[2,22]。以 6 ns,10 mJ 的纳秒脉冲为例,其形成的冲击波的对数强度随传播距离的变化曲线的斜率在初始阶段接近 -1,传播一段距离后迅速减小到 -2 以下,随后又逐渐恢复到 -1 的水平[2]。皮秒脉冲产生的冲击波变化的斜率比纳秒脉冲相对平滑,这可能是因为,冲击波的空间宽度更宽,导致更多的能量被存储在波前之后。通常来说,当冲击波压强在 100 MPa 以下时,其斜率会大于 -1.2,并逐渐衰减,接近于声波的传播衰减特性。因此,冲击波的范围通常认为是距离等离子体中心 200～500 μm 范围。但值得注意的是,由于其传播的非线性特性,冲击波的波前在整个压力传播范围内是广泛存在的,只是会逐渐接近于声波的传播。

3. 击穿冲击波的轮廓

前面讲到的是利用冲击波传播速度来估算其峰值压强,但是峰值压强只是冲击波其中的一个重要属性,并不能完全表征冲击波的完整特性。除峰值强度之外,冲击波的空间宽度和时域宽度以及冲击波的强度随时间和空间位置的变化对于研究冲击波的传播,特别是传播过程的能量耗散过程是必不可少的。当冲击波传播到一定距离衰减成普通的声波之后,其轮廓和脉宽则可以通过光学的方法或者响应足够快的压电水听器进行检测。通常来说,其空间宽度要比实验中用相机拍摄到的图像所显示的宽很多,因为光学成像只能将空间压力梯度很大的区域成像出来。图 8-6 所示为 Noack 等[8]利用水听器测量得到的击穿冲击波的信号。可以看出,冲击波具有一个非常陡的上升沿和相对较为平缓的下降沿。通常情况下,水中光致击穿所形成的击穿冲击波是一个单极性的压缩波,并不含有舒张波的部分。这是因为水中形成的等离子体可看作一个自由表面,并不能维持张力。但是在一些具有明显黏弹性的液体如类组织液体中,形成的冲击波则是双极性的,在压缩波的末期会紧跟一个明显的舒张波的形成,其幅值可达到压缩波的 40%[24]。

由于在击穿近场区域压强变化非常大,冲击波展宽效应就更加明显,因此很难利用远场的冲击波轮廓来获得其近场的轮廓。此外,近场区域的冲击波时域轮廓也很难直接测量出来。目前主要通过实验得到的数据进行估算冲击波的形貌。根据前述关于冲击波在某个位置处所含能量的表达式(8-6),只有在峰值压强以及其强度随时间的分布轮廓都已知的情况下,才能得到冲击波传播到特定位置时能量的多少。通常情况下,首先是利用 Gilmore 模型来计算出空泡壁的速度、位置、焓差以及压强随时间的变化。考虑到在空泡壁位置处空泡壁的速度是与流体粒子速

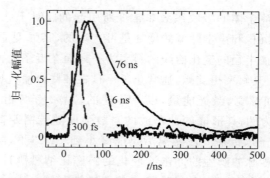

图 8-6　压电水听器测量得到的击穿冲击波轮廓图
水听器分别放置于距离击穿点 10 mm(76 ns),9 mm(6 ns),6 mm(300 fs)

度相等,以空泡壁位置 R 处的速度 U、焓差 H、不变量 $Y = R\left(H + \dfrac{U^2}{2}\right)$ 作为初始条件,以微分方程式(8-7)和压强速度表达式(8-8)得到整个空间的速度和压强随时间、空间的分布。波前位置的确定则是通过间断前后的动量、质量及能量守恒来实现的。图 8-7 为中国农业大学的 Lai 等[22]计算得到的纳秒脉冲激光诱导光致击穿在 40 ns 时速度随半径的轮廓图,黑点为空泡壁的位置和速度,从图中可以看到,存在多值的不确定区域,通过一条竖直线可将速度分布分成两个区域 S_1 和 S_2,当 S_1 和 S_2 的面积相等时,竖直线所在的位置即为冲击波波前位置。根据流体粒子速度与压强之间的关系,则可得出不同时刻流体压强沿径向的分布情况。通过固定空间位置,得到压强随时间的变化,从而估算出冲击波的时域轮廓,并可得到冲击波脉宽随传播距离的展宽效应。

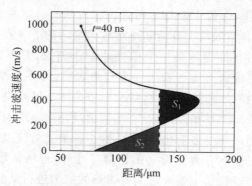

图 8-7　60 mJ、10 ns、532 nm 的脉冲激光在 40 ns 时刻的流体粒子速度随半径的变化[22]
（请扫IX页二维码看彩图）

　　击穿冲击波的空间宽度、脉宽,其与激光的脉宽、能量都密切相关。随着能量的增加,冲击波的峰值强度和脉冲宽度都会相应地增加。表 8-1 记录了不同脉冲宽度和能量下所产生的冲击波在近场和远场的特性。激光的能量和脉宽的不同，会导致形成的冲击波空间宽度和脉宽的明显改变。图 8-6 中测量得到的冲击波时域轮廓也展示了这一点。击穿冲击波的脉宽则主要是跟形成的等离子体内部压强和形状具有很大的相关性。通常情况下，相同能量时，纳秒脉冲所形成的冲击波脉宽比皮秒脉冲所形成的冲击波脉宽窄，这是由于，纳秒脉冲所形成的等离子体内部能量密度更高，形成的空泡膨胀更快。从而空泡内部的压强下降更快，这就导致了其形成的冲击波更窄，持续时间更短。

表 8-1　不同激光参数下击穿冲击波传播特性[2]

激 光 参 数	30 ps, 50 μJ	30 ps, 1 mJ	6 ns, 1 mJ	6 ns, 10 mJ
空泡初始半径 $R_0/\mu m$	8.4	25.8	18.0	36.8
冲击波宽度 $\delta_s/\mu m (r/R_0 = 6$ 处)	32	93	54	114
估算的冲击波脉宽 $\tau_s/\mu s (r/R_0 = 6$ 处)	20	53	33	58
归一化的冲击波宽度 $\delta_s/R_0 (r/R_0 = 6$ 处)	3.8	3.6	3.0	3.1
空泡最大半径 $R_{max}/\mu m$	225	780	800	1820
冲击波能量 $E_{sw}/\mu J (r/R_0 = 6$ 处)	4.44	214	309	4190
测量的冲击波脉宽 $\tau_s/\mu s (r = 10$ mm 处)	43	70	77	148
测量的冲击波峰值压强/MPa($r = 10$ mm)	0.24	1.06	0.99	2.62
测量的冲击波能量 $E_{sw}/\mu J (r = 10$ mm)	1.52	48	46.2	622
冲击波在传播 10 mm 范围的能量耗散比率/%	65.8	77.5	85	85.2

随着传播距离的增大，冲击波的空间宽度和脉宽会逐渐增大。这是因为，声波的传播速度与介质的压强呈正相关，从而冲击波后缘位置的速度总是比冲击波波前的速度要低，这就引起了冲击波空间宽度和脉宽的展宽。以表 8-1 中 6 ns, 1 mJ 的脉冲激光诱导光致击穿为例，在距离等离子体中心 6 倍等离子体半径位置处，估算出的冲击波脉宽为 33 μs，而在距离击穿点 10 mm 处测量得到的冲击波脉宽则达到了 77 μs。Lai 等[22]计算了冲击波的空间宽度随传播距离的改变，其空间宽度随传播距离的变化过程，如图 8-8 所示。这种增大是非线性的，距离击穿点越远，则宽度的展宽越慢。将冲击波宽度 δ_s 以及传播距离 r 以空泡最大半径 R_{max} 进行归一化后，得到

$$(\delta_s/R_{max}) \propto (r/R_{max})^{-0.15} \tag{8-9}$$

从图中可以看出，激光能量的变化并不会影响其归一化空间宽度的演变过程。

冲击波向外传播过程中，峰值压强迅速下降，宽度逐渐增加，其所蕴含的能量在传播过程中也会迅速向周围液体耗散，通常以热的形式转移到周围介质中。冲击波的能量耗散从其脱离等离子体表面时就已经开始，整个耗散过程呈现明显的非线性，耗散速度在脱离等离子体的时刻最大，并随着传播距离的增加而迅速下

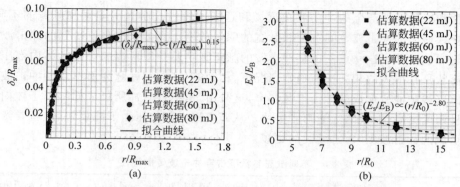

图 8-8 冲击波宽度以及能量随传播距离的演变[25]

激光脉冲宽度为 12 ns，波长为 532 nm。(a) 冲击波的相对宽度；(b) 冲击波的相对能量

（请扫Ⅸ页二维码看彩图）

降。图 8-9 为 Vogel 等计算得到的冲击波在传播过程中的能量损失[16]。根据 Lai 等[22]的研究结果，当冲击波能量以空泡能量做归一化，传播距离以等离子体半径做归一化后，得到归一化后的冲击波能量随传播距离的衰减满足：

$$(E_s/E_b) \propto (r/R_0)^{-2.8} \tag{8-10}$$

激光能量的改变并不影响该过程，如图 8-8(b)所示。在距离击穿点位置 10 mm 处时，超过 $65\% \sim 85\%$ 的冲击波能量已经被耗散，见表 8-1。当其速度衰减为接近于声速时，冲击波的能量耗散变得非常弱，通常就可忽略。

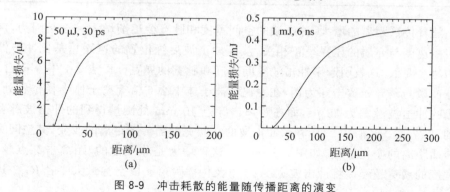

图 8-9 冲击耗散的能量随传播距离的演变

(a) 50 μJ,30 ps；(b) 1 mJ,6 ns

8.2.2 光致击穿的坍塌冲击波

光致击穿在等离子体形成之后，除了立即伴随着击穿冲击波的发射并向外传播，还会引起水介质的电离和气化，形成高温高压的空泡核并向外膨胀。空泡在膨胀到最大半径后，开始坍缩过程。空泡被压缩到最小后，会再次进行膨胀过程，并

伴随着冲击波的再次激发,有时候甚至会诱导等离子体的再次形成并可能伴随明显的发光现象,此时形成的冲击波即为坍塌冲击波。与光致击穿过程相比,空泡的坍塌和重建过程中的能量转移有一个明显的不同,即冲击波是由空泡和其周围被压缩液体的共同膨胀所形成的,这导致了坍塌冲击波所包含的能量会比光致击穿所激发的击穿冲击波能量更高[6]。

相比于光致击穿初始阶段空泡与冲击波的形成演变过程,空泡的坍塌最后阶段和重建的初始阶段的瞬时演变过程更加迅速,因此很难通过直接测量的方法来获取空泡压缩到最小时的尺寸,其伴随的坍塌冲击波的成像对成像帧率的要求也更高。目前,超过 10^8 fps 的超快成像手段被用于坍塌冲击波的成像。图 8-10 是一个最大半径为 1.1 mm 的球形空泡坍塌所形成的冲击波传播图像[26]。与击穿冲击波的传播特性相似,坍塌冲击波是一个单极性的压缩波,在向外传播的过程中,其强度和传播速度迅速非线性衰减,并最终衰减成声波向外传播。空泡坍塌时形成的冲击波峰值压强比击穿冲击波的峰值压强高很多,而脉宽则大大地减小。我们用一个脉宽为 265 fs,波长为 755 nm,能量为 155 nJ 的激光在紧聚焦条件(0.9 NA)下获得一个最大半径为 35.8 μm 的球形空泡。根据计算,其光致击穿时内部压强约为 1.25 GPa,而空泡在坍塌时空泡内部压强达到了 13.5 GPa,强度增大超过了 10 倍。该空泡坍塌时,冲击波的脉冲宽度只有约 76.5 ps,远小于击穿冲击波的宽度(920 ns)[3]。此外,在冲击波波前形成之后,由于坍塌冲击波的峰值压强比击穿冲击波要高一个数量级以上,所以其随传播距离的衰减要更快。当其传播到远场之后,利用高响应速度的水听器,可测量出在远场区域的冲击波强度和轮廓。图 8-11 为使用一个探测截面为 140 μm,时间分辨率小于 5 ns 的压电水听器在距离击穿位置 3 mm 处得到的不同大小空泡坍塌时所形成的冲击波强度随时间的变化[26]。测量得到的冲击波压强迅速上升,大约在 15 ns 之后达到峰值,然后开始缓慢下降。空泡的最大半径对冲击波的上升时间影响非常小。考虑到水听器的空间分辨率的影响,且在传播过程中存在展宽效应,坍塌冲击波实际的上升时间要更短。空泡尺寸对冲击波的峰值压强和脉冲脉宽影响很大。随着空泡尺寸的增加(半径从 500 μm 增加到 2.6 mm),坍塌冲击波的远场强度线性增加(从 4 GPa 线性增加到 21 GPa),其脉冲半峰全宽也增加,但并不是完全线性的(从 40 ns 增加到 110 ns),增长速率随着空泡半径的增大而下降,如图 8-12 所示。值得注意的是,对于球形度较高的空泡而言,在远场测量的坍塌冲击波强度与击穿冲击波的强度两者的幅值是相当的,且坍塌冲击波强度略微高一点。

实际产生的空泡在振荡过程中可能并不能保持球形,这种非球状振荡的偏离主要是来源于初始条件(如细长等离子体的形成)和非对称边界条件对空泡振荡的影响。特别是在空泡坍塌的时候,这种形状上的不规则性会被放大,进而导致入射

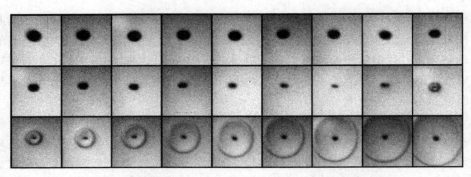

图 8-10　水中球形空泡坍塌时所形成的冲击波[26]。起始时刻为光致击穿 99.5 μs,帧频为
2.08×10⁷ fps,帧尺寸为 1.8 mm×1.5 mm

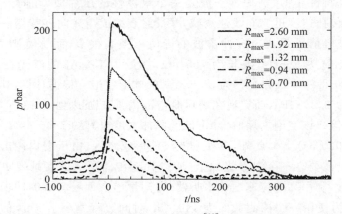

图 8-11　不同尺寸球形空泡坍塌所形成的冲击波轮廓[26]。所用激光波长为 532 nm,脉宽为 8 ns

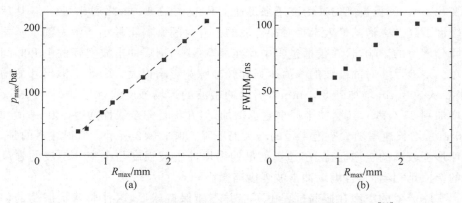

图 8-12　坍塌冲击波峰值压强和脉冲宽度随空泡尺寸的变化[26]
测量位置为距离击穿点 3 mm,其中(a)冲击波峰值压强；(b)冲击波脉冲宽度

流的形成、空泡的分裂等[17]。空泡坍塌时的非球状特征会严重影响坍塌冲击波的形成,增加坍塌冲击波传播的复杂性,导致转移到冲击波中的能量减少、峰值压强的变弱以及多个坍塌冲击波的形成等。

初始条件如细长等离子体的产生主要使得空泡振荡的初始阶段和坍塌的末期呈现明显的非球状振荡。从细长的等离子体内部激发的空泡其形状在光致击穿初期保持与等离子体一致,即为不规则、非球状的,但在随后向外膨胀的过程中会逐渐膨胀变成球状。在坍缩末期,空泡形状的非球状不规则性会再次出现并被进一步地放大。光致击穿产生的等离子体几乎都是非球状的,其沿光轴方向长度比垂直于光轴方向的要长。在击穿阈值附近,聚焦激光产生的等离子体在焦点处,形状倾向于椭球型;随着能量的增加,击穿区域向激光入射方向延伸,形状也变成了圆锥形[14]。脉冲激光的光束质量、脉冲宽度、激光能量以及聚焦条件等因素都会影响等离子体的形成[8,10,11,14]。此外,光致击穿过程所伴随的激光自聚焦、等离子体屏蔽效应、移动击穿效应以及聚焦系统所引起的像差会引起等离子体内部能量分布、形状的改变,导致不均匀"热点"的形成甚至多点击穿的发生[17,20]。这种由等离子体分布所导致的空泡非对称坍塌可以通过优化聚焦条件来降低。例如,考虑到激光焦斑的长宽比与聚焦系统的数值孔径成反比,为了减小细长等离子体所引起的非球状振荡,可使用大数值孔径的聚焦物镜来实现聚焦。

不对称的边界条件,如各种壁的存在[27-29],重力或浮力[30],外源性声场[31]等会在空泡的整个振荡过程中施加影响并不断地叠加。这种影响会导致空泡的形变在各个阶段都存在,进而引起明显的不规则、非球状的空泡形状变化,这使得空泡在坍塌过程中所激发的冲击波的复杂度也进一步增大。图 8-13 为在一个非对称的固体平缓边界附近产生的空泡坍塌与重建过程[21]。8 ns 的 Nd：YAG 激光脉冲被聚焦在固体边界附近(击穿点距离边界约 2.6 倍空泡最大半径),用于形成光致击穿。由于固体边界所引起的空泡振荡过程压力梯度的改变,导致空泡壁在各个方向上的坍塌速度并不相同。在靠近壁的一方空泡坍塌得更慢,导致形成指向壁的射流,空泡变成蘑菇状。在射流形成过程中,蘑菇状空泡的两端由于具有更大的曲率,从而先激发产生两个坍塌冲击波。随着空泡压缩过程中形状的进一步剧烈变化,冲击波会先后在不同时刻出现。同一个空泡非对称坍塌所产生的冲击波其时间间隔甚至可以超过 4 μs。除此之外,冲击波的峰值强度也有明显的下降,如图 8-14 所示[32]。图 8-14(a)和(b)分别为球形度很高时所形成的坍塌冲击波图像,以及用水听器在远场测量得到的压强信号,此时只有单个冲击波的产生,为单极性压缩波,且坍塌冲击波的峰值压强与击穿冲击波的几乎相同,在 4 MPa 左右。而当光致击穿形成在空气自由曲面附近时,空泡的坍塌过程不再保持球状,其非对称坍塌导致了 4 个分离的冲击波在不同时刻和不同位置的形成(图 8.14(c))。首

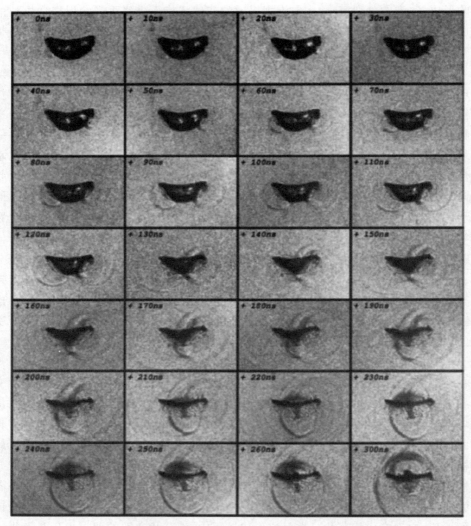

图 8-13　空泡在固体壁附近坍塌所伴随的冲击波激发图像[24]。所用的激光为脉宽 8 ns,波
　　　　长 532 nm 的 Nd：YAG 激光,帧间隔为 10 ns,最后两帧的间隔为 40 ns,空泡最大半
　　　　径为 1.5 mm,每帧图像的尺寸为 0.8 mm×1.3 mm

先是射流冲击所形成的冲击波(图 8-14(d)中 1 标记处),接着在两边的环面大曲率
位置处坍塌时再次形成冲击波(图 8-14(d)中 2 标记处),随后空泡尖端处坍塌再次
激发冲击波(图 8-14(d)中 3 标记处),最后第二个环面坍塌也诱导新的冲击波形成
(图 8-14(d)中 4 标记处)。此外可明显看到,坍塌冲击波的峰值压强相对于击穿冲
击波而言,有明显的下降,且除压缩波之外,还有一个弱的拉伸波形成。

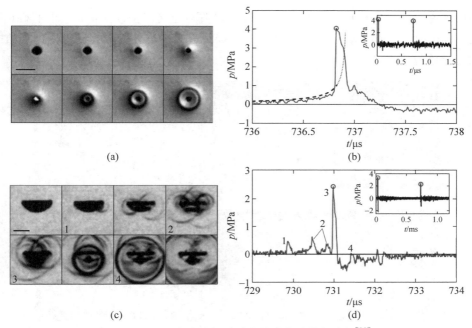

图 8-14　不同空泡坍塌过程中的冲击波激发过程[32]

(a)和(b)分别为球状空泡坍塌时激发的单个冲击波图像序列和水听器测量得到的远场冲击波轮廓,空泡最大半径为 3.8 mm;(c)和(d)分别为空泡非对称坍塌时冲击波图像序列和远场冲击波轮廓,空泡最大半径为 3.6 mm,空泡的非对称、非球状坍塌由自由表面所引起,击穿点距离自由表面的位置为 7.6 mm;图(a)帧间隔为 100 ns,图(c)帧间隔为 300 ns,标尺为 1 mm

(请扫 IX 页二维码看彩图)

　　坍塌冲击波形成的数量、形成时刻以及冲击波峰值强度,与边界的性质以及相对位置是密切相关的。Brujan 等[28]在研究空泡在弹性界面附近的空泡振荡过程中观察到,具有相同大小的空泡,随着相对位置的改变,伴随着空泡的振荡形状、寿命以及分裂空泡的坍塌时间和位移速度的不同,冲击波的形成时刻、数量及空间位置也发生了明显的改变,如图 8-15 所示。将空泡与界面之间的距离 d 以空泡最大半径 $R_{\max}$ 归一化,得到击穿点相对间隔 $\gamma = d/R_{\max}$。当 $\gamma = 0.91$ 时,靠近壁一端的空泡先坍缩,因此坍塌冲击波首先在这端形成;随着相对间隔的减小,分离的空泡坍塌时刻逐渐靠近,远离壁一端的冲击波形成时刻也逐渐靠近近端。当 $\gamma = 0.74$ 时,坍塌冲击波首先在远离壁的一端先形成,且随着相对间隔的进一步减小时,近端坍塌冲击波的形成时刻更加滞后。随着空泡距离壁的相对位置的改变,冲击波的峰值强度变化也非常明显,Vogel 和 Lauterborn[5]在 1988 年研究刚性壁附近空泡振荡的声学行为的时候就发现,随着相对距离的减小,坍塌冲击波在距离击穿点 10 mm 处测量得到的远场峰值强度开始明显下降,在 $\gamma = 0.9$ 附近达到一个最低值;

随后随着相对距离的进一步减小,冲击波的峰值强度又开始逐渐增加,如图 8-16 所示。Gonzalez-Avila 等在 2021 年研究刚性壁附近的空泡振荡行为时也得到了相同的变化趋势[25]。

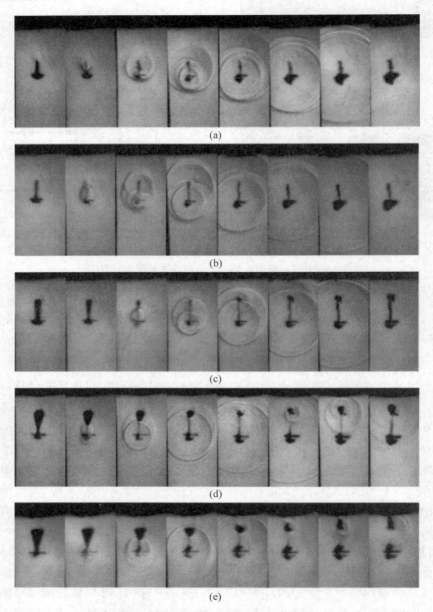

图 8-15　距离固体界面不同位置处空泡坍塌和冲击波激发的图像序列[28]

（a）γ＝0.91,（b）γ＝0.86,（c）γ＝0.81,（d）γ＝0.74,（e）γ＝0.6;帧间隔为 200 ns,每帧宽度为 1.4 mm

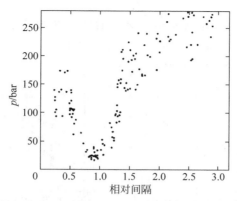

图 8-16　空泡与刚性壁相对间隔对坍塌冲击波峰值压强的影响[5]。测量位置距离
击穿点约 10 mm，空泡最大半径 $R_{max}=(3.5\pm0.6)$ mm

空泡的非对称坍塌除了改变冲击波的峰值强度和导致更多数量冲击波的形成之外，还会导致空泡转移到冲击波和重建空泡的能量转化，使得转移到冲击波中的能量减少，转移到重建空泡中的能量增加。图 8-17 为作者团队利用单脉冲诱导多点击穿的形成，在具有相同的空泡振荡周期（(33 ± 1) μs），即相似的最大半径 $R_{max}=(174.5\pm5.2)$ μm 下，得到的重建空泡振荡周期与坍塌冲击波峰值强度之间的关系。从图中可以看出，坍塌冲击波峰值强度随着重建空泡的振荡周期的增加而下降，这意味着多点击穿所引起的融合空泡的非对称坍塌会改变空泡坍塌时的能量分配情况。此外，我们在研究相同大小双空泡的振荡行为中也发现，空泡间相互作用会导致振荡过程中其形状的明显变形，进而导致冲击波峰值压强和重建空泡大小的改变[33]。随着相对间隔的减小，冲击波的峰值压强呈现先增大再减小，最后再增大，而重建空泡的振荡周期变化趋势则与坍塌冲击波相反，呈现先减小，而后

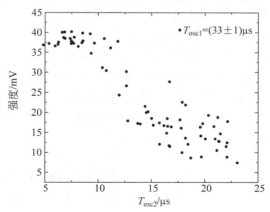

图 8-17　空泡振荡周期 $T_{osc1}=(33\pm1)$ μs，坍塌冲击波强度随重建空泡振荡周期 T_{osc2} 的变化

增大,最后再减小的趋势,如图 8-18 所示。这进一步说明了空泡的非对称坍缩会改变空泡能量的分配情况。

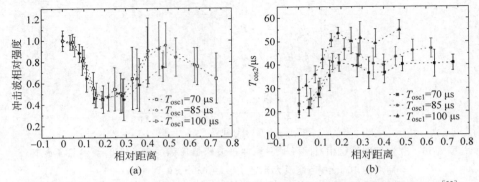

图 8-18 双空泡相互作用时,空泡相对间隔对坍塌冲击波和重建空泡周期的影响[33]
(a)冲击波相对强度随相对间隔的变化;(b)重建空泡周期随相对间隔的变化

(请扫Ⅸ页二维码看彩图)

8.3 光致击穿过程的能量转移

整个光致击穿过程非常复杂,其中包括等离子体形成、冲击波发射、空泡气泡振荡三个主要过程,同时也伴随着等离子体发光,水的相变、分解及冷凝以及热传导等过程。本节主要聚焦于光致击穿过程中所吸收的激光能量的分配情况,有助于我们更清晰地了解光致击穿的整个物理演变过程。

在激光聚焦区域,液体介质吸收的激光能量记为 E_{abs},吸收效率与激光波长、脉宽、能量以及聚焦角度等密切相关。所吸收的能量主要用于液体的相变、电离、等离子体发光以及存储到蒸气核的内能中,其能量分配比例与等离子体的能量密度是密切相关的。其中用于液体相变的蒸发能记为 E_V,蒸气的内能增加量记为 ΔU_{int},而液体电离、等离子发光所消耗的能量在本书不做考虑。通过相变形成的水蒸气以及等离子体介导电离形成的不可凝结的气体共同组成高温高压的混合气体核,随后向外膨胀对周围液体做功并伴随着内能的下降,向外做的功记为 W_{gas}。对于超短脉冲激光而言,其整个吸收过程可看作绝热的,混合气体向外膨胀做功是在激光照射之后,故

$$E_{abs} = E_V + \Delta U_{int} \tag{8-11}$$

而对于纳秒及更长的脉冲而言,在吸收激光能量的过程中空化核就已经开始对外做功,即内能 ΔU_{int} 开始向机械能 W_{gas} 转换,因此在吸收能量的过程中,

$$E_{abs} = E_V + \Delta U_{int}(t) + W_{gas}(t) \tag{8-12}$$

空泡在向外膨胀过程中,高温高压的空化核克服液体的黏性力和空泡壁的表

面张力以及周围流体静压力,向外膨胀,将能量转化为周围液体的动能(记为 E_{kin})、空泡的势能(E_{pot})、冲击波的激发能(E_{SW})以及克服黏性阻尼做功(W_{visc}),即

$$W_{\mathrm{gas}} = E_{\mathrm{SW}}^{\mathrm{bd}} + E_{\mathrm{kin}} + E_{\mathrm{pot}} + W_{\mathrm{visc}} \tag{8-13}$$

在空泡膨胀到最大半径 R_{max} 处,动能变为零而势能达到最大。在这一过程中,用于液体相变的蒸发能 E_{V} 并不能被转移到冲击波和空泡振荡的机械能中,其能量的释放主要是通过在空泡壁处蒸气的凝结和热传导而转移到周围的液体中。在前面我们提到的用飞秒激光所产生的光致击穿(产生的空泡最大半径 35.8 μm)时,被吸收的能量中约有 33% 转化为空泡能量,另外约有 23% 转移到击穿冲击波中。随着等离子体密度的增加,用于等离子体区域相变的能量减少,更大比例的能量会转移到机械能中,同时增加击穿冲击波能量的占比[22]。例如,对于一个 6 ns,10 mJ 的聚焦脉冲而言,击穿冲击波的能量是转移到空泡能量的两倍以上[16]。

空泡膨胀到最大半径后,开始进行坍缩过程。此时,空泡的一部分势能用于克服液体的黏性,一部分用于压缩空泡周围的液体层,另外一部分则再次转移到空泡的内能中。值得注意的是,增加的一部分内能会被蒸气在空泡壁上的持续凝结过程所抵消。空泡被压缩到最小后,再次进行膨胀过程,并伴随着冲击波的再次激发,较大的空泡会诱导等离子体的再次形成并伴随明显的发光现象。与光致击穿过程相比,空泡的坍塌和重建过程中的能量转移有一个明显的不同,即冲击波是由空泡和其周围被压缩液体的共同膨胀所形成的,因此,更多的能量被转移到冲击波。这也解释了为何在球形空泡中,测量得到的空泡第一次坍塌所形成的冲击波其远场强度比击穿冲击波要强。空泡的坍塌过程所伴随的能量分配情况的计算较为容易,因为在这过程中,空泡的绝大部分能量以冲击波的能量耗散,剩余的很小一部分则转移到重建空泡中,而热传导和空泡内物质相变所引起的能量转移通常可忽略不计。转移到重建空泡中的一部分可根据重建空泡的最大半径来进行计算,而转移到坍塌冲击波中的一部分则可通过计算两次空泡振荡的势能差值来进行估算,即

$$E_{\mathrm{sw}}^{\mathrm{reb}} = E_{\mathrm{pot}}^{\mathrm{max1}} - E_{\mathrm{pot}}^{\mathrm{max2}} \tag{8-14}$$

对于尺寸比较小的空泡而言,还需要额外考虑表面张力和黏滞力的影响。

通常情况下,空泡第一次坍塌时,坍塌冲击波会带走超过 90% 以上的空泡能量,只有很少的一部分留在剩余空泡中进行后续的振荡。例如,对于一个由脉宽为 265 fs,波长为 755 nm,能量为 155 nJ 的激光在紧聚焦条件(0.9 NA)下所产生的最大半径为 35.8 μm 的球形空泡而言,有超过 96% 的空泡能量以坍塌冲击波的形式散发,只有不到 2% 的能量转移到重建空泡中[6]。但是,在由初始条件或者边界条件的影响而导致的空泡坍塌呈现很明显的非对称的情况下,会降低转移到冲击

波的能量而将更多的能量转移到剩余的空泡中[17,33]。此外,在引入外源声场或者低频压力场的情况下,也会改变能量的分配方式。环境压强的改变对冲击波的激发以及能量的分配效率产生明显影响。

在后续的空泡振荡过程中,其能量的转移过程和方式与空泡的第一次坍塌及重建过程是相似的。但是随着空泡振荡强度的下降,不再有冲击波的形成,而只是线性的声场形成并向外辐射,在此阶段空泡坍塌时转移到声场的能量比例会明显下降。通常来说,在第二个振荡周期之后,空泡能量的急剧减少,其声场的发射过程即可看作线性的。在经过多个振荡周期之后,空泡内部的水蒸气几乎耗散殆尽,只含有不可凝结的气体,其只在平衡条件附近进行微弱的振荡,空泡的势能可看作零,空泡内部包含一些剩余内能。在空泡的整个振荡过程,被吸收的激光能量有超过 90% 以冲击波的方式被释放,只有不到 5% 的能量以黏性阻尼的形式耗散,另外剩下不到 4% 的能量则是通过空泡内蒸气凝结的方式耗散。

8.4　本章小结

本章主要介绍了光致空化过程中所伴随的声学效应,包括冲击波形成的基本理论,冲击波的主要物理特性、影响因素,以及其时空演变过程;并对冲击波的相应计算理论和光致击穿过程中所伴随的能量转移和分配情况进行了简要的介绍。

光致空化所伴随的声学激发主要有两种:一种是在光致击穿的初始阶段所形成的击穿冲击波;另一种则是在随后的空化气泡坍塌和重建时所激发的坍塌冲击波。其形成和传播与激光脉冲特性、聚焦条件以及周围环境条件密切相关。在冲击波形成的初始时刻,其强度高,通常可达吉帕量级,并以超声速的速度向外传播,初始的传播速度可超过 5000 m/s。冲击波的衰减和传播过程具有非常明显的非线性特性,其强度和传播速度在向外传播过程中会迅速衰减,并伴随着轮廓的逐渐展宽,最终以近似声波的形式向外辐射。冲击波的能量则在非线性衰减过程中以热的形式沉积到击穿点附近的介质中。在此基础上,本章还对光致击穿过程中的能量分配和转移情况进行了介绍,通常情况下,被吸收的激光能量超过 90% 都是以冲击波的方式耗散,并以热的形式沉积到周围的液体介质中。

参考文献

[1]　RICE M H, WALSH J M. Equation of state of water to 250 kilobars[J]. Journal of Chemical Physics,1957,26(4):824-830.

[2]　VOGEL A,BUSCH S,PARLITZ U. Shock wave emission and cavitation bubble generation

by picosecond and nanosecond optical breakdown in water[J]. Journal of the Acoustical Society of America,1996,100(1):148-165.

[3] RIDAH S. Shock-waves in water[J]. Journal of Applied Physics,1988,64(1):152-158.

[4] COLE R H,WELLER R. Underwater explosions[J]. Physics Today,1948,1(6):35.

[5] VOGEL A,LAUTERBORN W. Acoustic transient generation by laser-produced cavitation bubbles near solid boundaries[J]. Journal of the Acoustical Society of America,1988, 84(2):719-731.

[6] LIANG X X, LINZ N, FREIDANK S, et al. Comprehensive analysis of spherical bubble oscillations and shock wave emission in laser-induced cavitation[J]. ArXiv Preprint ArXiv: 210904372,2021.

[7] DOUKAS A G,ZWEIG A D,FRISOLI J K,et al. Noninvasive determination of shock-wave pressure generated by optical-breakdown[J]. Applied Physics B-Photophysics and Laser Chemistry,1991,53(4):237-245.

[8] NOACK J,HAMMER D X,NOOJIN G D,et al. Influence of pulse duration on mechanical effects after laser-induced breakdown in water[J]. Journal of Applied Physics,1998, 83(12):7488-7495.

[9] NOACK J,VOGEL A. Single-shot spatially resolved characterization of laser-induced shock waves in water[J]. Applied Optics,1998,37(19):4092-4099.

[10] TIAN Y,XUE B Y,SONG J J,et al. Stabilization of laser-induced plasma in bulk water using large focusing angle[J]. Applied Physics Letters,2016,109(6):061104.

[11] TIAN Y,WANG L T,XUE B Y,et al. Laser focusing geometry effects on laser-induced plasma and laser-induced breakdown spectroscopy in bulk water[J]. Journal of Analytical Atomic Spectrometry,2019,34(1):118-126.

[12] NAHEN K,VOGEL A. Plasma formation in water by picosecond and nanosecond Nd: YAG laser pulses . 2. Transmission,scattering,and reflection[J]. Ieee Journal of Selected Topics in Quantum Electronics,1996,2(4):861-871.

[13] NAHEN K, NOACK J, VOGEL A. Plasma formation in water by picosecond-and nanosecond-Nd: YAG laser pulses: Transmission,scattering and reflection[J]. Lasers in Ophthalmology Iv,Proceedings Of,1996,2930:38-49.

[14] VOGEL A, NAHEN K, THEISEN D, et al. Influence of optical aberrations on laser-induced plasma formation in water and their consequences for intraocular photodisruption [J]. Applied Optics,1999,38(16):3636-3643.

[15] NOACK J, VOGEL A. Laser-induced plasma formation in water at nanosecond to femtosecond time scales: Calculation of thresholds, absorption coefficients, and energy density[J]. IEEE Journal of Quantum Electronics,1999,35(8):1156-1167.

[16] VOGEL A,NOACK J,NAHEN K,et al. Energy balance of optical breakdown in water at nanosecond to femtosecond time scales[J]. Applied Physics B-Lasers and Optics,1999, 68(2):271-280.

[17] FU L, WANG S Q, XIN J, et al. Experimental investigation on multiple breakdown in water induced by focused nanosecond laser [J]. Optics Express, 2018, 26 (22):

28560-28575.

[18] TAGAWA Y,YAMAMOTO S,HAYASAKA K,et al. On pressure impulse of a laser-induced underwater shock wave[J]. Journal of Fluid Mechanics,2016,808：5-18.

[19] FUJIMOTO J G,LIN W Z,IPPEN E P,et al. Time-resolved studies of Nd-YAG laser-induced breakdown-plasma formation, acoustic-wave generation, and cavitation［J］. Investigative Ophthalmology & Visual Science,1985,26(12)：1771-1777.

[20] DOCCHIO F,REGONDI P,CAPON M R C,et al. Study of the temporal and spatial dynamics of plasmas induced in liquids by nanosecond Nd-YAG laser-pulses . 1. Analysis of the plasma starting times[J]. Applied Optics,1988,27(17)：3661-3668.

[21] DELALE C F. Bubble dynamics and shock waves［M］. Heidelberg，New York：Springer,2013.

[22] LAI G H,GENG S Y,ZHENG H W,et al. Early dynamics of a laser-induced underwater shock wave[J]. Journal of Fluids Engineering-Transactions of the Asme,2022,144(1)：011501.

[23] DELALE,CAN F. Bubble dynamics and shock waves ‖ shock wave emission by laser generated bubbles[M]. New York：Springer,2013. 67-103.

[24] BRUJAN E A,VOGEL A. Stress wave emission and cavitation bubble dynamics by nanosecond optical breakdown in a tissue phantom[J]. Journal of Fluid Mechanics,2006，558：281-308.

[25] GONZALEZ-AVILA S R,DENNER F,OHL C D. The acoustic pressure generated by the cavitation bubble expansion and collapse near a rigid wall［J］. Physics of Fluids，2021，33(3)：032118.

[26] LINDAU O,LAUTERBORN W. Cinematographic observation of the collapse and rebound of a laser-produced cavitation bubble near a wall［J］. Journal of Fluid Mechanics,2003，479：327-348.

[27] VOGEL A,LAUTERBORN W,TIMM R. Optical and acoustic investigations of the dynamics of laser-produced cavitation bubbles near a solid boundary［J］. Journal of Fluid Mechanics,1989,206：299-338.

[28] BRUJAN E A,NAHEN K,SCHMIDT P,et al. Dynamics of laser-induced cavitation bubbles near an elastic boundary[J]. Journal of Fluid Mechanics,2001,433：251-281.

[29] BRUJAN E A,NAHEN K,SCHMIDT P,et al. Dynamics of laser-induced cavitation bubbles near an elastic boundary used as a tissue phantom[J]. Nonlinear Acoustics at the Turn of the Millennium,2000,524：381-384.

[30] OBRESCHKOW D,TINGUELY M,DORSAZ N,et al. Universal scaling law for jets of collapsing bubbles[J]. Physical Review Letters,2011,107(20)：204501.

[31] ROSSELLO J M,LAUTERBORN W,KOCH M,et al. Acoustically induced bubble jets［J］. Physics of Fluids,2018,30(12)：122004.

[32] SUPPONEN O,OBRESCHKOW D,KOBEL P,et al. Shock waves from nonspherical cavitation bubbles[J]. Physical Review Fluids,2017,2(9)：093601.

[33] 付磊,王萍,王斯佳,等. 纳秒脉冲激光诱导的水中双空泡振荡研究[J]. 中国激光,2022，49(4)：0407001.

第 9 章

空化气泡在生物医学中的应用

9.1 引言

　　激光诱导水中空化气泡产生过程中,随着激光能量的增加,水和空化气泡都可能引起不同的热物理响应,例如等离子体产生、水的膨胀和气化、空化气泡形成、热传导、机械波的产生等。随着能量的沉积过程,引起的热物理效应会产生宏观(组织)、微观(细胞和亚细胞)和纳观(分子)三个层面上的生物响应和应用。本书所涉及的宏观、微观和纳观,是指物理效应在生物应用中所涉及的应用对象的物理尺度。宏观的应用主要是用于组织的光热治疗[1]、光热增强药物靶向[2]、光热增强药物释放[3-5]、光热增强放射治疗[6];微观的应用主要是用于细胞的跨膜药物递送[7]、脂质体/核内体的药物释放[8,9]以及单细胞消融[10,11];纳观的应用主要是用于超快脱氧核糖核酸(DNA)消融[12]、选择性蛋白变性[13,14]、纳米膜消融[15-17]以及次波长分子手术[18]。

　　在上述的亚细胞尺寸操作中,在纳米金的介导下,使用较小的激光能量就可以实现药物递送,同时保持细胞活性;当激光能量密度足够高的时候,就用于单细胞的消融。因此,本章主要根据空化气泡的作用原理和应用场景,将其应用分为辅助药物递送、增强治疗效果及直接作用的细胞手术等。

9.2 跨膜药物的递送

　　空化气泡的一个重要的应用是跨膜药物的递送。在基因治疗等生物医学领域的研究中,需要将药物、蛋白质或者基因递送到细胞内,以达到治疗疾病的目的。

细胞膜是药物进入细胞的首要屏障,利用空化气泡介导可以改变细胞膜的通透性,在细胞膜表面形成微小的可恢复穿孔,促进外源药物、基因等向细胞膜内扩散。另外,空化气泡在核内体释放方面也有广泛研究。细胞摄取外源物质的一个途径是通过受体介导的内吞作用,将药物或者基因等包封进脂质体,然后被细胞内吞进细胞质。因此,进入细胞质后药物要从核内体逃逸并进入细胞质是药物递送的另外一个屏障。空化气泡在克服这两道屏障,实现跨膜药物递送方面具有显著优势。跨膜药物的递送机制和顺序描述如下:首先是将纳米金选择性地附着在细胞膜上;然后利用脉冲激光处理细胞;细胞膜表面的纳米金吸收激光能量后温度逐渐升高,当超过产生空化气泡产生的阈值能量时,在细胞膜表面形成空化气泡;空化气泡的膨胀和坍塌过程中产生的机械应力致使细胞膜穿孔;外源分子通过细胞膜上的开孔扩散进入细胞;最终,成功将外源物质递送进入细胞。

细胞内的药物递送是生物研究领域一个重要的步骤,在基于细胞的疾病治疗、基因编辑、诱导多能干细胞、控制基因表达以及探索细胞内环境等生物研究领域中变得越来越重要。将 DNA、核糖核酸(RNA)、基因编辑核酸酶、合成的细胞内探针、蛋白质以及引导细胞凋亡的抑制因子等外源物质递送进入细胞,是实现这些研究的关键环节。除此之外,安全靶向性的药物递送可以改善传统药物的治疗效果,有助于开发新的治疗策略[2]。因此,细胞内递送对于理解生物学以及治疗疾病至关重要。在所有的这些应用中所使用的外源物质大多是细胞膜不可透的,因此研究细胞内递送的方法,将这些细胞膜不可透的外源物质递送进入细胞且不影响细胞的活性,这具有重要的科学意义和应用价值。

目前为止,常用的细胞内递送方法主要有四类:生物递送方法、化学递送方法、机械递送方法和物理递送方法[19]。每种方法都有其优点和缺点,因此最佳的方法取决于实验的设计和目的。

1) 生物递送方法

生物递送方法是利用病毒作为载体,携带治疗基因进入细胞内表达。病毒可以进入宿主的细胞核内,利用细胞机制表达自己的遗传物质并复制[20]。因此,在病毒作为载体进行基因转染之前,必须利用基因工程对病毒进行修饰,去掉致病的基因,修饰上治疗基因[21]。这样,病毒仍然保持它非病毒的结构功能,可以携带治疗基因或药物进入细胞核内。常用的病毒载体主要有逆转录酶病毒、腺病毒、单纯性疱疹病毒、腺病毒群、牛痘病毒等[22,23]。生物方法的优势在于活体转染率高[24],然而它也有不可忽视的缺点,例如:容易激起机体的免疫响应,昂贵的量产费用,以及可转染的基因尺寸大小有限[19]。

2) 化学递送方法

化学递送方法是利用聚合物阳离子、磷酸钙、阳离子脂质体等这些化学物质为载体[9]，携带基因、治疗药物等进入细胞内表达。这些化学物质的转染原理基本相似，都是带有正电荷的阳离子化合物与核酸或者基因相结合，这样就容易被带负电荷的细胞膜吸附，从而促进外源物质的导入。影响化学方法的因素很多，例如：核酸和化学物质的比例、溶液 pH、细胞类型和细胞膜的状态等。因此，与病毒转染方法相比较，化学方法的转染效率并不高[25]，尤其是活体的转染效率。但是，化学方法也有其优点，例如：无基因突变、没有携带的额外基因，以及对转染基因和药物没有尺寸限制[25,26]。

3）机械递送方法

机械递送方法就是利用机械力刺穿细胞膜，然后将外源药物或者基因导入细胞内。机械递送方法中最常用的两种方法是微注射和基因枪。微注射是导入治疗药物或者基因进入细胞最直接的方法。微注射利用微小的玻璃微针，直接将基因注射到细胞核，绕开细胞质对基因的降解，从而获得一个较高水平的基因表达。微注射方法是最直接、最简单基因递送的方法，然而它很难广泛应用。因为它每次只能处理一个细胞，而且对操作人员的操作技巧要求比较高。基因枪是利用专用的仪器将纳米粒子修饰的基因以高速推进到细胞内，以达到对外源药物或者基因的递送。基因枪可以通过直接递送基因进入细胞质或者细胞核而实现瞬时表达。然而，基因枪的转染效率受到很多因素影响，例如：基因和载体颗粒的结合，颗粒的尺寸，以及递送时间等。

4）物理递送方法

物理递送方法是近年受广大学者青睐的技术，因为物理方法不需要载体，无毒性，对细胞类型没有特异性的要求。除此之外，物理递送方法在转染原代细胞、干细胞方面具有显著优势。因此，近年来基于物理递送方法的基因转染和药物递送技术被广泛报道。常用的物理递送方法主要有电穿孔、超声穿孔、磁穿孔以及光穿孔等，其特点往往都是利用等离子体或者基于等离子体产生的空化气泡来改变细胞膜通透性的。

电穿孔是通过给细胞施加电场改变细胞膜的通透性。1982 年，电穿孔方法第一次被报道用于转染老鼠 Lyoma 细胞。对于电穿孔而言，外加电场的强度决定了细胞膜通透性的改变程度。随着电场强度的由弱到强，电穿孔的过程分为四个连续的阶段，即未穿孔、可恢复穿孔、非热效应的不可恢复穿孔和热效应不可恢复穿孔。理想的基因转换是在可恢复穿孔阶段完成。在这个阶段，既可以实现外源物质向细胞内的递送，同时还保证了细胞的活性。

电穿孔的原理示意图如图 9-1 所示。当给细胞外加电极，随着外加电场强度超过穿孔的阈值电压，就会在细胞膜表面形成瞬态的穿孔，这样加入细胞培养液中的外源物质或者基因就会扩散进细胞。在电场消失后，细胞膜会在数分钟内恢复。

对于电穿孔技术而言,电极扮演着举足轻重的作用。到目前为止,各种各样的电极被设计用于电穿孔,例如针电极、平板电极、勺子电极以及多针电极阵列等。其中,多针电极阵列解决了电穿孔的疼痛问题,相比于其他方法更容易被临床接受。近年来,Huang 等设计了一种新型的平面电极,这种电极具有微创性、良好的生物相容性,以及所需电压小的特点[27]。与商业电极相比,这种电极转染效率高而且损伤小。

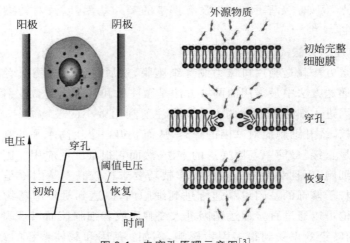

图 9-1 电穿孔原理示意图[3]

(请扫Ⅸ页二维码看彩图)

截至目前,电穿孔已经被应用于许多生物组织,例如皮肤、肝脏、肌肉以及肿瘤。近年来,电穿孔技术也被逐步推向在体的基因治疗[28,29]。尽管电穿孔已经被广泛研究,但是它的转染效率对细胞的依赖性较高,而且细胞死亡率较高。

磁穿孔是利用磁场促进目的基因向细胞内递送。2000 年,它第一次以学术论文的形式报道[30],图 9-2 所示是磁穿孔的原理图,但是对于磁穿孔的原理众说纷纭。一些学者认为,将外源的目的基因与磁性材料耦合,在磁场力的作用下混合物被递送进入细胞。和其他物理方法不一样,磁穿孔不会破坏细胞膜的结构和完整性,它只是加速了细胞的内吞作用[31]。另外一些学者认为,磁穿孔的原理和电穿孔的原理相似。他们认为磁场会诱导出电场,当电场强度超过一定阈值后,细胞膜上会形成微小的穿孔[32]。

磁性材料在磁穿孔中扮演着举足轻重的作用,它承受着磁场力,在磁场力的作用下携带着治疗物质进入细胞内。这些磁性材料通常以静电作用或者盐诱导的胶体聚合作用,与基因等治疗药物相结合。常用的磁性材料有铁酸钴($CoFe_2O_4$)、铁酸镍($NiFe_2O_4$)和铁酸锰($MnFe_2O_4$)等。这些磁性材料对磁穿孔的转染效率有较大的改善,但是这些磁料都具有较高的毒性,不适合用于临床治疗。因此,毒性较

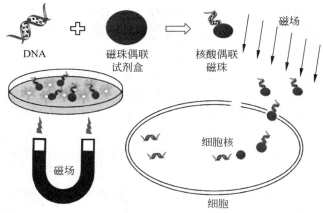

图 9-2 磁穿孔原理示意图[3]
（请扫Ⅸ页二维码看彩图）

小且可降解的铁离子氧化物（Fe_3O_4）被用于磁穿孔[33]。除此之外,碳纳米管也被用于提高磁穿孔的转染效率[34]。

至今,磁穿孔技术也被广泛应用于一些生物组织,例如心脏组织、肝肿瘤组织以及小鼠脑组织等。尽管磁穿孔技术已经应用于一些组织,但是在磁场撤去之后,磁性材料的聚集问题仍然限制其进一步的应用。因此,探索新的磁性材料并解决磁场消失后磁性材料的聚集问题,这是促进磁穿孔技术进一步应用的关键问题。

声穿孔是利用超声波、超声空化气泡在细胞膜表面形成可恢复的孔。1996年,声穿孔第一次被用于转染哺乳动物细胞[35]。直到 21 世纪初期,声穿孔技术才被广泛应用于基因转染。声穿孔技术的原理如图 9-3 所示。

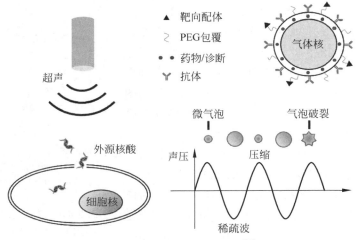

图 9-3 声穿孔原理示意图[3]
（请扫Ⅸ页二维码看彩图）

根据超声强度的不同,会产生两种物理效应,即热效应和非热效应[36]。其中低强度的超声会产生空化气泡、机械流和辐射力等非热效应。非热效应主要应用于组织愈合和超声介导的基因转染、药物递送等。低强度的超声作用于细胞培养液时,产生的机械流和辐射力会促进外源基因或者药物扩散进细胞内,而所形成的空化气泡经过振荡后会坍塌,坍塌过程中形成的射流在细胞膜表面形成穿孔。但是,直接用超声波进行基因转染其效率并不是很高。因此,为了改善声穿孔技术的转染效率,超声微泡应运而生。超声微泡是一个具有空气核并被药物、抗体以及靶向配体等包裹的功能化材料[37]。超声微泡可以降低穿孔的阈值,并且提高穿孔的转染效率。

目前,声穿孔技术被用于不同的组织,例如乳腺癌、肝癌、胰腺癌等[38-40]。但是,声穿孔技术的转染效率仍然受到超声波强度、超声频率、超声压力等因素的影响[41]。除此之外,超声空泡很难在组织中精准控制,这是限制声穿孔广泛应用的一个因素。

1984 年,光穿孔技术第一次被报道,其被用于转染正常小鼠的肾脏细胞。光穿孔技术的原理示意图如图 9-4 所示,光穿孔技术是利用激光在细胞膜表面形成可恢复的穿孔。激光作用于细胞会产生等离子体,等离子体产生高压作用于细胞膜,形成瞬态时的穿孔[42]。除此之外,激光作用于细胞周围的培养液,产生空化气泡,空化气泡坍塌时会产生冲击波导致细胞膜穿孔[43]。到目前为止,飞秒激光器、纳秒激光器以及连续激光器都被应用于细胞光穿孔技术的研究[44]。但是,每种激光器的穿孔机制却不相同。飞秒激光器具有高的瞬时功率,它在细胞膜表面产生低密度等离子体,从而导致细胞膜形成单个小孔。因此,飞秒激光器很适合于进行单细胞的穿孔。纳秒激光器脉冲激光器作用于细胞培养液会产生空化气泡、热效应和热弹性压力波效应[45]。热弹性压力促进空化气泡的产生,空化气泡的坍塌会产生冲击波和射流致使细胞膜穿孔,而热效应会直接作用于细胞膜形成小孔。对于连续激光器而言,它的作用机理主要是通过增加细胞膜局部的热效应改变细胞膜的通透性。

光穿孔技术的递送效率主要受制于激光能量[46]、激光脉冲周期以及脉冲数。除此之外,激光波长也会对光穿孔技术的递送效率产生一定的影响。到目前为止,不同波长的脉冲激光器被用于光穿孔,主要有 193 nm、355 nm、405 nm、488 nm、

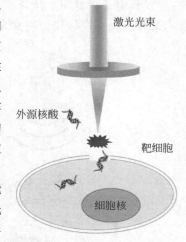

激光光束

外源核酸

靶细胞

细胞核

图 9-4　光穿孔原理示意图
（请扫Ⅸ页二维码看彩图）

532 nm、800 nm、1064 nm、1554 nm 以及 2080 nm。因为可见光波段范围内的激光能量容易被生物组织吸收,穿透深度有限,所以在临床应用中,近红外窗口的 800 nm 和 1064 nm 的激光更适合应用于细胞光穿孔。

　　光穿孔技术是一种比较新的技术,目前光穿孔技术的应用主要聚焦于细胞层面,最接近临床应用的研究主要集中于眼科疾病的治疗。光穿孔技术的一个主要缺点就是激光器价格比较昂贵。

　　表 9-1 对比了不同的跨膜药物递送方法的优点和缺点。对于这几种药物递送方法而言,临床研究中最常用的方法是以病毒为载体的生物递送方法。生物递送方法简单易用,但是主要的缺点是生物毒性和易引起免疫反应。除此之外,病毒包裹的基因的转染性有限,不容易在细胞内表达。和生物递送方法不同,化学递送方法是利用阳离子聚合物作为载体进行基因转染。化学递送方法容易受溶液 pH、细胞膜状态,以及核酸和化学物的比例等因素的影响,因此化学递送方法的转染效率比生物递送方法低。但是化学递送方法也有其优势,化学递送方法生物毒性低、无基因突变的风险,对包裹的核酸尺寸没有限制等。微注射是一种最直接的药物递送方法,但是微注射方法每次只能处理一个细胞,而且对操作人员的操作熟练度要求比较高。另外一种直接穿孔的方法是基因枪,基因枪方法简单易用,但是容易损伤细胞或者生物组织。除此之外,基因枪缺乏细胞特异性,治疗区域和非治疗区域都会被转染。物理递送方法是近年来研究比较多的方法,其中电穿孔转染效率高,并且在很短的时间内能够处理很多细胞。但是,电穿孔技术的致命缺点是细胞死亡率比较高。磁穿孔技术比较适合转染原代细胞,而且磁穿孔过程中使用的增强转染效率的磁性材料(氧化铁)是生物可降解的。但是和电穿孔技术相比,磁穿孔技术的转染效率比较低。声穿孔技术是一种非侵入转染方法,已经用于临床。因此,声穿孔技术在体转染细胞是有效且可行的。但是超声诱导的空化气泡很难精确控制,因而转染效率是比较低的。光穿孔技术是一种比较新的药物递送方法,它受细胞类型的影响比较小,并且能精准控制,对单细胞转染以及多细胞转染都得到较好的转染效果。除此之外,光穿孔方法可以打破核内体膜将药物释放到细胞质,防止其被溶酶体溶解。光穿孔的缺点是激光器价格昂贵,而且光穿孔技术是一种新兴技术,仍有很多技术细节需要研究。

表 9-1　常用药物递送方法的对比

分　类		材　料	优　点	缺　点
生物递送方法		病毒载体	高效、简单易用	潜在毒性、易诱发机体免疫
化学递送方法		阳离子聚合物载体	无基因突变	存在毒副作用
机械递送方法	微注射	微针	简单	操作熟练度要求高、转染通量低易损伤核酸
	基因枪	基因枪	简单	

续表

分　类		材　料	优　点	缺　点
物理递送方法	电穿孔	电极、电脉冲发生器	费用低、不需要载体	短期疼痛、细胞死亡率高
	磁穿孔	磁场、磁纳米颗粒	非侵入、磁性材料提高递送效率	磁性材料易聚集
	声穿孔	超声探头、超声造影剂	非浸入、超声微泡提高递送效率	低精准度、低重复性、组织损伤
	光穿孔	激光器、纳米颗粒	对细胞种类依赖性小、灵活性好（单细胞和多细胞）	组织微损伤、穿透性低

在这几种方法中,物理方法虽然其原理不尽相同,但通常都是利用能量沉积产生等离子体,进而产生空化气泡或者机械波的方式来实现跨膜药物递送的,是近年来研究比较多的方法。以下主要以光穿孔为例,简要介绍其在跨膜药物递送研究中的应用。

现有光穿孔技术主要采用飞秒激光器、纳秒激光器和连续激光器。连续激光器主要通过热效应改变细胞膜的通透性来实现药物递送,但是连续激光器的递送效率通常不高于30%[46]。飞秒激光器通过多光子效应在细胞膜表面产生低密度等离子体以实现单细胞的穿孔。除此之外,由于飞秒激光器的非线性效应,它更适用于直接介导细胞光穿孔。飞秒激光器通常可以获得较高递送效率,然而飞秒激光器穿孔过程需要精准地聚焦到细胞膜表面。因此,对每一个细胞都需要调整聚焦焦斑位置,如果聚焦焦斑与细胞膜位置相差 3 μm,递送效率会下降50%[46]。因此,近年来纳秒激光器作为一种折中的选择被广大学者青睐。但纳秒激光器脉冲周期长,直接作用于细胞容易损伤细胞,并且递送效率也不高。因此,为了解决上述问题,纳米颗粒作为一种介导物,被广大学者尝试用于介导纳秒脉冲诱导细胞光穿孔。

现有的研究中,金纳米颗粒、碳纳米颗粒[47]、石墨烯量子点[48]等纳米材料被用于介导细胞光穿孔。其中,金纳米颗粒(金纳米球、金纳米棒和金纳米球壳等)以其独特的光学、物理、化学特性,生物相容性,表面等离子体共振效应以及热吸收效应,已经被广泛用于细胞光穿孔的研究[49-54]。除此之外,纳米金已经完成了临床一期的研究,进入临床二期实验[55]。近年来的研究将金纳米球壳用于临床治疗前列腺肿瘤,并且取得了良好的效果[56]。因此本书以纳米金球为媒介,研究纳米金介导的纳秒脉冲诱导细胞光穿孔。

纳米金介导的纳秒脉冲激光诱导细胞光穿孔技术就是利用激光作用于纳米金后产生的热效应和空化气泡实现细胞穿孔。与纳米金的光热效应相比,空化气泡在跨膜药物递送方面的效率要明显优于光热效应[57]。除此之外,纳米金介导的纳秒脉冲激光诱导细胞光穿孔技术可以提高细胞光穿孔的通量。在激光能量方面，纳米金介导的细胞光穿孔只需要相对较小的激光能量就可以实现较高的穿孔递送效率并保持较高的细胞活性。

就纳秒脉冲激光器而言，激光能量不同，光穿孔的机理也不同。低强度的激光能量诱导附着于细胞膜上的纳米金产生热效应，热效应致使细胞膜磷脂双分子层局部相变或者引起糖蛋白的变形，从而在细胞膜上形成穿孔[58-60]。当激光能量增加到产生空化气泡的阈值能量时，激光诱导纳米金后产生空化气泡。空化气泡形成、膨胀、坍塌的过程中会产生剪应力、热弹性压力以及射流，细胞膜在这些物理力的作用下形成穿孔。

细胞光穿孔技术的目标是追求高递送效率和高细胞活性，然而影响细胞光穿孔递送效率的因素很多，例如激光能量、外源物质分子量、纳米金浓度等[61]。除此之外，细胞的状态（贴壁或者悬浮）也会影响细胞的光穿孔递送效率。用胰蛋白酶处理过后的贴壁细胞，其光穿孔递送效率将会显著提高[62]。

1984 年，光穿孔技术第一次被报道用于转染小鼠肾脏细胞[63]。至今，细胞光穿孔技术已经得到了大力发展。目前，最接近临床的研究是进行小鼠视网膜神经节细胞的在体光穿孔以治疗视网膜疾病[64]，这项研究有望进一步在一些眼科疾病的治疗中得到应用。

本书作者团队从 2005 年开始进行纳米金介导的激光诱导细胞光穿孔技术研究[65]。前期探索了激光参数对纳米金介导的细胞光穿孔技术的影响，主要影响因素包括脉冲周期、激光模式、曝光时间[61]。随后，研究了影响细胞光穿孔递送效率的其他因素，如纳米金浓度，细胞状态（悬浮、贴壁），细胞所处环境（磷酸盐平衡生理盐水（PBS）、培养基），细胞与纳米金孵育时间等。在最优实验条件下，成功将 150 kDa 的 FITC-dextran（荧光素异硫氰酸酯-葡聚糖）导入 OVCAR-3 细胞，对贴壁状态下的细胞其光穿孔递送效率可以达到 30%，对悬浮状态下的细胞其光穿孔递送效率可以达到 70%[62]。这项研究还提到了对纳米金修饰与否会影响其介导光穿孔的递送效率。研究发现，对纳米金修饰后其引起的细胞光穿孔递送效率更高。接着，利用功能化的纳米金棒成功地将大分子抗体（TuBB-9-FITC）导入 OVCAR-3 细胞[66,67]。除此之外，还进行了胃癌细胞（S7901）的光穿孔技术研究[67]。

2008 年，中国科学院西安光学精密机械研究所的姚保利团队报道了一套基于飞秒激光器的细胞光穿孔系统，他们成功将 PI（碘化丙啶）荧光染料导入不同细胞，对 P12 细胞可以达到 91% 转染效率，对星型胶质细胞的转染率可以达到 100%[68]。在他们的研究中并没有使用纳米金进行介导，因为他们使用的是飞秒激光器，飞秒激光器具有较高的瞬时功率，会在细胞膜表面形成低密度等离子体，直接作用于细胞就可以在细胞膜上形成微小的穿孔并保证细胞的活性。

　　比利时根特大学 Braeckmans 教授团队也长期从事纳米金介导的激光诱导细胞光穿孔技术的研究[57]。2014 年他们对比了纳秒脉冲激光诱导纳米金产生的光热效应和空化气泡对光穿孔递送效率的影响,结果发现纳米金的光热效应诱导的光穿孔递送效率远低于空化气泡诱导的光穿孔递送效率[57]。随后,他们把空化气泡介导的光穿孔技术应用于阻止细胞质的不对称性在其子代细胞中的遗传[69];他们还利用激光诱导纳米金产生的空化气泡进行细胞核的穿孔[70];以及利用这项技术改善抗生素进入生物膜的效率。除此之外,他们研究了不同尺寸(10 kDa, 150 kDa,500 kDa)外源物质向细胞内的导入[71]。他们还报道了一个灵活、高通量的穿孔平台[72]。最近他们还报道了一个新的研究,将金纳米星固定在细胞爬片上形成金纳米星层,然后将细胞培养于金纳米星层上面,用 800 nm 的连续激光器去转染细胞,结果显示,对 pGFP 的转染效率可以达到(95±5)%,同时保持(92±7)%的细胞活性[73]。除此之外,他们还利用石墨烯量子点介导细胞光穿孔,将外源标记物有效、均匀地导入细胞内[52]。近年来,他们将光穿孔技术应用于转染蛋白质[74]、信使 RNA(mRNA)[19]以及递送荧光标记的纳米抗体进入细胞,用以长期活细胞显微成像的观测[75]。

　　Braeckmans 教授团队最新的、最接近临床的研究是利用光穿孔治疗玻璃体混浊。他们将纳米金用玻尿酸包裹,然后注射进眼球,使纳米金很好地在玻璃体分散,再用远小于激光手术所使用的激光能量进行治疗,这样不仅可以起到很好的治疗效果,对周围正常组织的损伤也非常小[76]。Braeckmans 教授团队在纳米金介导的细胞光穿孔方面的研究虽然起步相对较晚,但是非常优秀并且接近临床应用。

　　此外,加拿大的 Meunier 教授团队也长期从事纳米金介导的细胞光穿孔技术的研究。他们最早的细胞光穿孔方面的研究报道于 2012 年,利用近红外(800 nm)飞秒激光器研究纳米金介导的细胞光穿孔技术,光穿孔递送效率可以达到 70%,比传统的脂质体转染效率高 3 倍。接着,他们利用可见光(532 nm)和近红外(1064 nm)纳秒脉冲激光器,探索可见光和近红外光对细胞光穿孔递送效率的影响作用。研究表明,近红外光要比可见光的穿孔递送效率高,但是远不及近红外飞秒激光器的穿孔递送效率。随后他们研究了功能化修饰的纳米粒子介导的近红外飞秒激光器诱导的细胞光穿孔技术。接着,他们设计了一种核壳结构的纳米粒子,纳米粒子的核是二氧化硅材料,外面包裹一层金壳。这种材料和纳米金球相比,在获得 61% 的光穿孔递送效率的同时,激光能量比纳米金球少用了 33%[77]。这种设计在低激光能量下可以获得较高的光穿孔递送效率,减少对细胞的损伤。最近,他们又报道了一个纳米颗粒介导的单细胞光穿孔平台[14]。在他们众多研究中,最接近临床的研究是利用功能化的纳米粒子介导在体转染干扰小 RNA(siRNA)进视网膜神经节细胞,结果表明,纳米金和激光对神经节细胞并没有损伤。此结果有望在将来为治疗视网膜疾病提供基础[64]。

　　和前面研究不同,美国加利福尼亚大学的 Chiou 教授团队的研究聚焦于细胞光穿孔平台。他们通过设计一种具有光热效应的细胞生长基底,直接把细胞培养在基底上,然后利用激光快速照射基底,产生的空化气泡和光热效应致使细胞膜开孔,从而介导外源物质向细胞内的递送。2015 年,他们设计了一种并行高通量的药物递送芯片,芯片是一个 1.5 μm 厚的二氧化硅膜,膜上均匀分布着小孔,小孔内壁不对称地涂有月牙形的 Ti 膜用以吸收激光能量[78]。激光快速扫描芯片,激活光热区域产生空化气泡致使细胞膜开孔。细胞膜打开后,施加外部压力源使底部柔性聚二甲基硅氧烷(PDMS)存储室变形,将外源物质通过这些瞬态膜孔推入细胞质。他们利用这个芯片可以将细菌、酶、抗体以及纳米粒子导入不同类型的细胞。2019 年,他们设计了一种用于转染悬浮细胞的平台。平台由一块 Ti 基板组成,基板上均匀分布圆柱形小孔,两个圆柱形小孔相切处会形成锐利的尖端。悬浮细胞通过重力作用会落在基板上。当激光照射基板,尖端处温度迅速上升形成空化气泡,从而促进外源物质向细胞内的递送。研究结果表明对小分子(0.6 kDa)的转染效率可以达到 84%,对大分子(2000 kDa)的递送效率可以达到 45%[16]。

　　此外,哈佛大学的 Mazur 团队也长期聚焦于细胞光穿孔平台的研究。2017 年,他们设计了一种类似于金字塔形状的等离子体共振基板,然后将细胞培养于基板上面,从而实现对外源大分子物质向细胞内的递送。他们研究了分子量 0.6~2000 kDa 的外源物质向细胞内的递送,对小分子的递送效率可以达到 95%,同时保持 98% 的细胞活性。除此之外,这个基板可以实现每分钟 50000 个细胞的高通量递送[79]。除此之外,2018 年他们还设计了类似的等离子体共振纳米空腔基板,用于激光诱导的药物递送,其药物递送效率可以达到 78%,细胞活性保持在 87%,实现每分钟 30000 个细胞的高通量递送[80]。

　　Santra 等利用高纵横比纳米蘑菇状镀金聚苯乙烯纳米颗粒介导,近红外纳秒脉冲激光器诱导,实现细胞光穿孔[81]。Krawinkel 等利用纳米金介导的纳秒脉冲激光诱导转染原代人牙龈纤维细胞[82]。

　　通过对比研究进展可以看出,国内外研究正在逐步将纳米金介导的纳秒脉冲激光诱导细胞光穿孔技术推向应用。比如,将蛋白质、mRNA、siRNA 向细胞内的递送;解决细胞对抗生素的耐药性问题;在离体眼球上进行人眼玻璃体混浊的研究;在体视网膜神经节细胞的光穿孔研究。

9.3　细胞微手术

　　随着科技的进步,人类对生命的探索不断深入。借助于高精密的科研仪器,科学研究也变得越来越精细化。现在,对生命的了解已进入了细胞层次。人们对各种生物分子和细胞微结构有了深入的认识,并对它们的功能和作用机理进行了揭示。但是,科学研究并不会简单地停留在对细胞的认识上,其最终目的还是希望操控这些更微小的物质,进而按照人们的希望来改变细胞乃至整个生命体,科研人员利用各种新技术进行着细胞微操控方面的尝试。现在,科学家借助各种先进的设备不但可以对细胞整体进行操控,甚至可以在纳米尺度对亚细胞水平的细胞器和生物大分子进行操控,实现纳米尺度的可控细胞微手术(cell surgery)。这种微手术能提供纳米尺度的可控精度,能对细胞结构产生最小的改变,对细胞活性影响较小,且可应用于活的生物样品中。它不但在诸如细胞融合、神经功能再生、干细胞分化、癌症治疗和基因转染领域有广阔的应用前景,而且也具有很高的科学意义。

在光子细胞微手术研究中,利用空化气泡或者能量沉积实现对细胞膜的纳米级操控,可以实现对细胞膜或者细胞器的瞬态改变。正是因为这种改变是瞬时的和微小的,使它具有了更大的科学意义。利用激光进行光子穿孔有两种途径:第一种是通过紧聚焦(tightly focused)的激光照射实现能量沉积,这种方法理论上可以连续快速地处理大量不同类型的细胞;第二种是利用纳米粒子或发色团介导(mediated)的靶向能量沉积,它能在多个抗体靶向的位点同时实现选择性的细胞膜通透性的短暂改变。

目前,利用紧聚焦照射的方法可以由以下三种不同的激光光源实现光子穿孔。

(1) 连续激光或紫外二极管激光器等长脉宽激光(脉宽为微秒到秒)。通常,在利用准连续激光聚焦照射实现光子穿孔时,由于激光脉宽长于激光焦点处的热扩散时间,往往需要在细胞培养液中添加染料,并且这种激光作为光源的成本会很高。虽然采用长脉宽的紫外二极管激光器作为光源时可以降低成本,但是无论是长脉宽还是连续波激光,它们与生物材料的作用都依赖于线性吸收,平均输出功率要达到 1 W 或更高,较高的功率将对细胞本身造成较大影响。同时,连续波或长脉冲主要依靠热分解和瞬时气泡的形成来对细胞产生作用,其中热分解作用的发生要求温度必须达到 100℃ 以上,这会对细胞膜造成一定的伤害。

(2) 飞秒激光振荡器发出的数百或数千个脉冲序列。这种飞秒激光可以在生物介质中产生高度局部化的非线性吸收,引起一种称为激光非线性能量沉积(nonlinear energy deposition)的光学效应。由于是非线性作用,一旦光强达到阈值强度,即刻产生大量的等离子体,对光子的吸收急剧增加,所以实验中飞秒激光的平均输出功率可以小到几十毫瓦,使得它对细胞的影响较小。同时,飞秒激光产生的非线性能量沉积在作用过程中伴随有热效应、自由电子诱导的化学效应和热弹性机械效应等,综合利用这些效应更便于我们对细胞膜进行微操控。此外,它除了能作为"手术刀"进行细胞膜微手术,还可以在光子穿孔前后分别对靶向细胞进行非线性光学成像。飞秒激光手术的这种非线性光学成像,其分辨率要比连续波或长脉冲成像提高好几倍。此外,在连续波或长脉冲作用的细胞微手术中,其分辨率与温度的空间分布有关。而飞秒激光虽然与连续波在焦点区域产生的温度空间分布类似,但是飞秒激光手术的空间分辨率不是由温度的分布决定的,而是由自由电子的分布决定的。飞秒激光在焦点处产生的自由电子分布的径向半峰全宽(FWHM)远小于连续波辐射时由线性吸收产生的温度分布半峰全宽,作者曾采用重复频率约 80 MHz 的飞秒激光振荡器进行过这方面的研究,其分辨率比连续波或长脉冲激光提高了数倍。

（3）经放大的数个飞秒脉冲序列或者皮秒、纳秒激光。这类激光与前面提到的飞秒激光类似,它们的能量沉积也是基于激光焦点处的非线性吸收,但它们的激光能量大于前者。在这类激光器中,由于放大的飞秒激光光源价格昂贵以及重复频率过低(kHz 范围内),不适于成像,所以它在光子穿孔上的应用相对较少。不过,其中的一种微芯片激光(microchip laser)还是非常具有吸引力的。因为这种微芯片激光可以发射脉宽不大于 1 ns 的紫外和可见光范围的激光脉冲,并且价格便宜。作者之前的研究也表明它能产生与飞秒激光脉冲同样高精度的细胞效应。因此,在进行细胞膜微手术研究中,这些是可行的光源选项。

对于紧聚束超短激光脉冲在水中产生的纳米级空化气泡,进行的研究已表明,紧聚束超短激光脉冲在水中形成的气泡其直径要小于激光衍射焦点的直径,并且利用紫外波长的激光脉冲也可以产生非常小的空化气泡,这些气泡将对细胞产生可控的影响。当然,这些气泡同样是可以通过改变激光参数来实现对其的操控。这一研究已说明,利用紧聚束超短激光脉冲实现的微操控可以达到纳米级。同时,通过结合各种先进的检测技术已经可以实现对细胞微手术下的反应过程的实时监控。这不仅能很好地实现对细胞的高度定位,而且可以实时监控激光产生的气泡大小,从而指示手术刀的大小。通过这些研究,可以说明利用紧聚束激光进行细胞微手术的研究是可行的。在激光照射下,确实可以对细胞膜的通透性进行可控的改变,这具有足够的科学依据。

在具体应用中,除去 9.2 节已经介绍的细胞给药研究,还可以进行很多其他方面的应用。例如,在使用较高的激光能量时,紧聚焦激光脉冲可以像飞秒激光眼科手术(Femto-LASIK)切割透明组织那样,精确地进行微手术。它可以用于在细胞膜上造成微小的局部创伤并观察其修复过程,或者用于纯化混合的细胞种群。很多国家都进行了相关的研究。美国哈佛大学 Mazur 课题组等进行了有关用飞秒激光将活细胞内细胞器蚀除的研究,为活细胞操纵及去除单个细胞内细胞器或染色体片段提供了有效的非接触手段[83]。日本大阪大学的 Wataru Watanabe 等采用飞秒激光辐照 HeLa 细胞,细胞内的单个线粒体被蚀除,而周围其他结构没有被破坏,12 小时后细胞进行了正常的有丝分裂[84]。在对细胞进行微操控方面,Kohli

等采用亚 10 fs 的激光对活的哺乳动物进行了亚微米细胞膜切割和细胞分离并保持了细胞活性[85]。此外,由于飞秒激光手术具有高三维空间分辨率,特殊蛋白的染料辅助激光灭活技术(CALI)也得以发展和应用。Tanabe 等采用荧光染料对希望进行灭活的目标蛋白进行染色,然后采用飞秒激光对染色的细胞进行扫描,染料对飞秒激光的非线性吸收导致活性氧(ROS)的产生,从而使得目标蛋白灭活[86]。紧聚束超短激光脉冲在水中会产生纳米级空化气泡(cavitation),这种气泡其直径可以小于激光衍射焦点的直径,耶鲁大学 Sankin 课题组利用这种气泡膨胀或坍塌时产生的微射流在大鼠乳腺癌细胞上"凿出"了小于衍射极限的孔,损伤可以达到纳米级[87]。

我国在紧聚焦超短脉冲激光用于细胞微手术方面也有一些研究成果。例如:2008 年,天津大学巩继贤等采用功率为 1.38×10^4 W,持续时间为 0.25 s 的飞秒激光对酵母细胞成功进行融合,该方法的细胞融合率达到 80%[88];天津大学邢歧荣教授以肝癌细胞为样品,基于飞秒激光显微操作系统,通过单细胞操作,进行了飞秒激光双光子激发光动力学实验,研究结果表明,加入光敏剂后,受飞秒激光照射的细胞明显被染色,说明飞秒激发双光子效应对样品细胞造成了损伤[89]。

纳米颗粒介导的光子穿孔和紧聚焦激光脉冲在机理上有一个重要的共同点,就是局部的能量沉积导致瞬时空化气泡的产生,随后气泡在细胞膜上穿孔造成其瞬时通透性。除了在光子穿孔中的应用,在使用较高的激光辐射剂量时,纳米颗粒介导的光学效应也可以用来蚀除某些特定类型的细胞。具体可以用于生物医学领域的混合细胞群纯化、癌症的治疗,以及视网膜下新生血管性疾病(subretinal neovascularization)的治疗。在使用较高剂量的激光辐射后,还可以采用来自飞秒激光振荡器的低能量激光脉冲照射纳米颗粒-抗体螯合体进行成像,从而识别那些被处理过的细胞群。Lukianova-Hleb 等将金纳米导入目标细胞后,通过激光照射纳米颗粒产生和控制调节细胞内热化空泡(plasmonic nanobubble,PNB),分别实现了非损伤的 50 倍光学散射成像。对特定细胞的选择性快速损伤,以及通过空泡的特定损伤信号形成光学引导(guidance),实现了诊断、治疗、引导为一体的细胞疗法[90]。

在细胞膜微手术中,细胞膜两边离子会发生交换,因此其膜电位会发生变化,当膜恢复时,其电位也恢复到静息状态。因此,可以通过测量膜电位来间接得到细胞穿孔后细胞膜恢复时间的信息。通过这种表征,可建立激光能量密度与细胞膜恢复时间之间的关系。以下简要介绍一下作者团队在这方面的研究进展。

所采用的细胞膜电位测量方法为电压敏感染料测量法。其基本原理是:电压敏感染料与细胞孵育后会嵌入细胞膜磷脂双分子层,细胞穿孔后引起的膜电位变化会改变电压敏感染料所处的电场强度,从而导致电压敏感染料的发射光谱的移动。然后选择合适的滤光片滤除激发光,利用光学探测器捕获荧光信号,通过荧光强度的变化表征细胞膜电位的变化。系统原理图如图 9-5 所示,由成像光路、纳米金激发光路和电压敏感染料激发光路三部分组成。成像光路如图中红色光路所示,白光光源发出一束光经由二向色镜(DMLP605,Thorlabs)透射后,经过分束镜被物镜(GCO-2132,大恒光电)聚焦到样品表面为成像提供光源。相机前端利用物镜对视场进行聚焦,依次经过二向色镜、反射镜、陷波滤光片(NF533-17,Thorlabs)和带通滤光片(FB640-10,Thorlabs)后进入 EMCCD 相机。纳米金激发光路如图中上半部分绿色光路所示,激发光源是 532 nm 纳秒脉冲激光器,和第 2 章进行光穿孔使用的激光器一致。脉冲激光经由反射镜、二向色镜反射后,经过分束镜后被物镜聚焦到样品表面。电压敏感染料激发光路如图 9-5 中下半部分绿色光路所示,激光光源为 528 nm LED 光源(GCI-060403,大恒光电)。LED 光源的光束比较发散,因此系统中利用两个平凸透镜组成缩束系统,对光束进行缩束。然后被物镜聚焦到细胞用于激发荧光染料 di-4-ANEPPS(Thermo Fisher Scientific,美国)产生荧光。荧光依次经过二向色镜、反射镜、陷波滤光片和带通滤光片进入 EMCCD 相机成像。

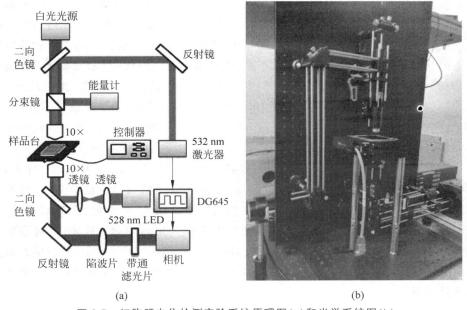

(a)　　　　　　　　　　　　　　(b)

图 9-5　细胞膜电位检测实验系统原理图(a)和光学系统图(b)

(请扫Ⅸ页二维码看彩图)

成像光路中,相机前端使用了一片 533 nm 陷波滤光片和 640 nm 带通滤光片。533 nm 陷波滤波片的使用是为了滤除 532 nm 脉冲激光器的余散光。从系统原理图中可以看出,尽管脉冲激光激发细胞后能量会大幅衰减,而且相机前端的二向色镜也会滤除 532 nm 的激发脉冲激光,但是为了充分保护相机系统,搭建过程中相机前端安装了一片 533 nm 陷波滤波片。640 nm 的带通滤光片是为了捕获电压敏感染料的荧光信号,滤除其他杂散光信号。

膜电位变化图像捕获的关键是保证光穿孔激发区域要落在相机的视场,如果脉冲激光激发区域落在相机视场外面,将不能捕获到穿孔后膜电位变化情况。染料激发光路和成像光路经由同一个物镜聚焦到样品表面,因此染料激发光路和成像光路共轴且视场重合。这样,只需要将纳米金激发区域调整到相机视场就可以了。如图 9-5(b)所示,电压敏感染料激光光路和成像光路共用的物镜与 XY 平移调整架(CXY1Q,Thorlabs)相连,它可以带动物镜在水平方向上微调成像视场。用较高能量的脉冲激光激发细胞,使激发区域细胞变形,然后观察成像视场,微调 XY 平移调整架,使激发区域落到相机的成像视场。

系统中,EMCCD 相机和 532 nm 脉冲激光通过数字延时脉冲发射器(DG645,Stanford Research Systems Inc.,美国)相连,进行相机工作时序控制。因为需对细胞光穿孔后的膜电位的变化进行监测,所以在脉冲激光激发完细胞后要连续等间隔捕获几分钟的荧光图像。在这个过程中,激发电压敏感染料的 LED 光源常开,考虑到此过程中的荧光猝灭,因此在激光激发前需要捕获背景图像进行荧光猝灭的校正。具体操作流程如下:首先打开 LED 光源,设置相机每隔 1 s(积分时间为 1 s)获取一幅图像,连续自动获取 100 张背景图像。然后用 532 nm 脉冲照射样品,532 nm 脉冲激光器发出激光的同时会产生一个触发信号,触发 DG645 产生一个脉冲信号。DG645 输出端与相机相连接,接收到 DG645 的触发信号后,相机每隔 1 s(积分时间为 1 s)连续自动获取 380 张图像。对获取的图像进行处理就可以得到细胞膜电位的变化趋势。

EMCCD 相机参数如表 9-2 所示,相机的全幅尺寸为 512 像素×512 像素,全幅帧频为 56 fps,最短曝光时间为 10 μs。每秒获取一幅图像,因此相机的性能完全满足实验需求。系统所使用 EMCCD 相机有内部触发、外部触发、外部启动、外部曝光和软件触发五种触发模式。在捕获膜电位变化趋势的过程中,要捕获脉冲激光激发样品后瞬时的荧光图像。因此,需要将激光器与相机同步,使得脉冲激光器激发样品的同时触发相机。利用 DG645 进行脉冲激光器与相机的同步,利用相机的外部触发模式触发相机捕获图像。

表 9-2 EMCCD 相机技术指标

参　　　数	技　术　指　标
全幅像素尺寸	512 像素×512 像素
全幅帧频	56 fps
最大帧频	11074 fps

续表

参　　数	技　术　指　标
最短曝光时间	10 μs
读出速度	17 MHz
像素尺寸	16 μm×16 μm
探测面积	8.2 mm× 8.2 mm
触发模式	内部触发、外部触发、外部启动、外部曝光、软件触发

　　DG645 是一款八通道数字延时脉冲发生器,532 nm 脉冲激光器激发细胞的同时给 DG645 一个脉冲信号,DG645 以这个脉冲信号为基准产生一个 100 ms 的延时,然后触发 EMCCD 相机进行连续自动捕获图像。

　　通过检测细胞膜跨膜电位变化引起的细胞膜荧光强度相对值的变化,得到了穿孔后细胞膜恢复时间。细胞膜恢复时间正是允许外源物质通过细胞膜上的穿孔进入细胞内的最大时间,因此细胞膜恢复时间和细胞光穿孔递送效率息息相关,并且是影响细胞光穿孔递送效率的直接因素。为了探索细胞膜恢复时间对细胞光穿孔递送效率的影响,将进一步建立细胞膜恢复时间与激光能量密度的关系。

　　我们检测了激光能量密度为 0.256 J/cm^2、1.28 J/cm^2、2.56 J/cm^2、3.84 J/cm^2、5.12 J/cm^2 和 6.40 J/cm^2 的细胞膜荧光强度相对值的变化,结果如图 9-6 所示。从脉冲激光照射细胞引起膜电位变化到膜电位恢复到静息电位这段时间被定义为细胞膜开孔时间,也是细胞膜恢复时间。从图中可以看出,激光能量密度越大时,细胞膜恢复时间也越长。能量密度从 0.256 J/cm^2 变化到 5.12 J/cm^2,细胞膜恢复时间从 26.7 s 延长到大约 167.3 s。由此可以看出,细胞膜恢复时间受激光能量密度的影响较大。

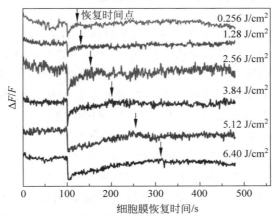

图 9-6　不同激光能量下,细胞膜电位的相对荧光强度值随细胞膜恢复时间的变化
（请扫Ⅸ页二维码看彩图）

外源物质从细胞膜上的孔进入细胞内的最大时间由细胞膜恢复时间决定,从第 3 章分析可以得知,外源物质通过细胞膜穿孔自由扩散进细胞内的效率远高于以细胞内吞作用的方式进入细胞的效率。因此,细胞膜恢复时间是影响细胞光穿孔递送效率的一个重要因素。为了探索细胞膜恢复时间对细胞光穿孔递送效率的影响,我们建立了激光能量和细胞膜恢复时间的关系,如图 9-7 所示。

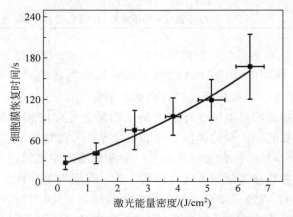

图 9-7 细胞膜恢复时间与激光能量密度的函数关系

为了减小误差,每个激光能量密度下至少统计了 40 个细胞的细胞膜恢复时间的数据。从图中可以看出,细胞膜恢复时间随激光能量的增加呈上升趋势,拟合曲线相关系数为 0.9919。

9.4　光致空化气泡的其他应用

纳米颗粒介导的光子穿孔也可以和其他肿瘤治疗方法协同起来,比如金纳米粒子的局域表面等离子体共振效应(LSPR)导致其表面的局域电磁场增强,使得处于纳米粒子表面电磁场内的分子的光谱强度得到显著增强,例如表面增强吸收、表面增强荧光以及表面增强拉曼散射等。在对肿瘤的治疗方面,除金纳米粒子本身的光热作用可以直接导致细胞死亡外,也可以利用金纳米粒子的表面增强作用,增强连接在其表面的光敏剂对光的吸收效率以及其单态氧产率,从而提升光动力作用对肿瘤细胞的灭活效率。同时,由于金纳米粒子本身具有较高的比表面积,表面易于修饰且具有较强的组织穿透和滞留作用,将光敏剂与金纳米粒子结合,也可以提高光敏剂在肿瘤组织内的聚集量,从而提高其光动力效果。Wang 等[91]研究了直径分别为 19 nm、66 nm 和 106 nm 的金纳米球对光敏剂 PpIX 活性氧产率的增强效果,研究结果发现三者对 PpIX 的活性氧产率增强比值为 1∶2.56∶4.72,即粒径越大对 PpIX 活性氧产率的增强效果越好。且实验结果与理论模拟出的三种金纳米粒子表面的场增强的四次方一致,说明金纳米粒子增加光敏剂 PpIX 活性氧产率,以及活性氧产率随粒径增加而增加,该现象是由金纳米粒子在激光照射下的 LSPR 效应导致的局域场增强效应造成的。随后将这三种粒径的金纳米粒子用于对乳腺癌细胞(MDA-MB-231)的光动力灭活作用研究,结果发现相同的光照条件下 PpIX 单独作用可导致 22.6% 的癌细胞死亡,但是三种金纳米粒子与 PpIX 结合体对肿瘤细胞的灭活效率均达到 50% 以上,说明金纳米粒子可以通过增强结合在其表面的光敏剂的活性氧产率,来提高光动力作用对肿瘤细胞的灭活效率。然而,粒径为 66 nm 的金纳米粒子与 PpIX 的结合体对肿瘤细胞的灭活效率达到 60.4%,为三组样品中的最高值,这说明由于纳米粒子粒径不同,造成细胞对纳米粒子和光敏剂的内吞数量的不同,也会导致光动力灭活效率的差异。Srivatsan 等[92]研究了 LSPR 峰位于 800 nm 附近的金纳米笼(AuNC)和光敏剂 HPPH 的结合体对肿瘤的治疗效果,发现在重水溶液中,665 nm 激光的照射下(光剂量大小为 15 J/cm^2),结合在 AuNC 表面的 HPPH 的单态氧产率比相同浓度的 HPPH 高出 70%,而相同照射条件下 AuNC 本身的单态氧产率几乎可以忽略,说明 AuNC 可以增强光敏剂 HPPH 的单态氧产率。将 AuNC-HPPH 用于体外细胞实验和对荷瘤小鼠的在体治疗结果都显示,AuNC-HPPH 比 HPPH 有更好的光动力效果。

由于金纳米颗粒独特的表面等离子体共振(SPR)效应,当它受到光照时,会选择性地吸收 LSPR 波长光的能量,其导带电子会产生同步化的振动,电子温度急剧升高,通过电子与声子的耦合将热量传递给整个晶格,从而导致金纳米颗粒内部温度的急剧上升,然后通过与周围介质的热交换作用,使附近介质温度升高。这种由 SPR 效应引起的选择性光热作用使纳米金本身就可以作为一种热疗剂和热成像造影剂。特别是通过仔细设计纳米微粒的尺寸、形状和组成,可以有效地控制金纳米颗粒的 SPR 波长,从而实现可调控的光热作用。这样可以通过光学手段实现对药物的记道踪以及特殊的光物理和光化学增强特性,其尤其适合于作为肿瘤药物的递送载体,并可以将光热、光动力以及诸如免疫疗法协同起来,达到综合效果。

目前,对光动力疗法(photodynamic therapy,PDT)抗肿瘤免疫反应机制的探索大多都集中在 PDT 诱导肿瘤细胞氧化应激,导致免疫原性细胞死亡(immunogenic cell death,ICD),促进肿瘤相关抗原(tumor associated antigen,TAA)和脱氧腺苷一磷酸(DAMP)的释放[93,94]。ICD 是一种特定的细胞死亡模式,可将钙网蛋白(calreticulin,CRT)转移到细胞表面,并将高迁移率族蛋白 B1(high mobility group protein,HMGB1)、三磷酸腺苷(ATP)和热休克蛋白释放到细胞外表面[95]。炎症相关信号通路、免疫相关细胞因子的释放、中性粒细胞浸润和补体级联反应均由这些 DAMP 触发[96]。树突状细胞是专门的抗原呈递细胞,将先天免疫反应与适应性免疫反应联系起来，吸收 TAA，通过模式识别受体（pattern recognition receptor，PRR）结合 DAMP，并在抗原迁移到淋巴结、且在淋巴结成熟时对其进行加工。抗原呈递给 T 细胞以增殖和分化为 CTL，从而发挥抗肿瘤免疫作用[97-99]（图 9-3）。

在确定了免疫原性 DAMP 在 PDT 介导的抗肿瘤免疫反应中的重要作用之后，已经进行了许多研究来改善 PDT 引发的 ICD。Deng 等[100]设计了负载高效内质网（ER）靶向的还原敏感 Ds-sP 纳米载体 TCPP-TER。PS TCPP-TER 独特的内质网靶向能力导致肿瘤细胞内质网中的氧化应激水平升高，进而释放更多的 DAMP 并增强免疫作用。该策略可以有效解决活性氧半衰期短和细胞内扩散深度有限的问题。然而，低氧肿瘤微环境（tumor microenvironment，TME）会限制 PDT 的功效并降低 ICD 诱导的效率[101]。因此，增加肿瘤组织的氧含量对于提高 PDT 治疗的效率至关重要。Liang 等[102]开发了具有中空结构的 AuNC，并在其上涂上一层二氧化锰以合成核壳纳米粒子（AuNC@MnO₂）。在富含 H_2O_2 的肿瘤组织酸性微环境中，二氧化锰反应如下：$MnO_2 + H_2O_2 + 2H^+ \longrightarrow Mn^{2+} + 2H_2O + O_2$，产生的大量氧气促进肿瘤内 ROS 的积累，并通过改善肿瘤缺氧来增强 PDT 的疗效。释放的氧气和 Mn^{2+} 可提供荧光（FL）/光声（PA）/磁共振多模态成像功能，实现肿瘤诊治一体化。

在光致空化空泡的机理和应用研究方面，2016 年，里昂大学的研究人员对影响热致空泡的最大生存时间、最大演化半径及产生数量等因素进行了探索[103]，并利用水动力自由能模型（hydrodynamic free-energy model）探讨了纳米颗粒表面形成空泡的条件。Lapotko 等利用热致空泡的光声信号，实现了对头颈部肿瘤治疗的导航[104]。最近 Li 等采用程控空间光调制器调制连续泵浦激光，将其作用于多孔金纳米盘阵列覆盖的微流体通道，实现了在多个位点处同时产生微米空泡[105]。刘忠馨等[106]利用 800 nm 飞秒激光对球壳形纳米颗粒进行照射，使其变为管状结构，并探索了该现象发生的可能性机制。邢达教授课题组利用自主研发的光声显微系统，实现了细胞内非荧光标记的纳米棒的连续可视化观测，从而解析出纳米颗粒被细胞摄取的过程以及随后在细胞内分布的动态信息，并利用有限元理论分析方法探索了纳米颗粒尺寸对光声转换效率的影响[107,108]。

参考文献

[1] HIRSCH L R，STAFFORD R J，BANKSON J A，et al. Nanoshell-mediated near-infrared thermal therapy of tumors under magnetic resonance guidance[J]. Proceedings of the National Academy of Sciences of the United States of America，2003，100（23）：

13549-13554.

[2] PARK J H, VON MALTZAHN G, XU M J, et al. Cooperative nanomaterial system to sensitize, target, and treat tumors[J]. Proceedings of the National Academy of Sciences of the United States of America, 2010, 107(3): 981-986.

[3] YOU J, SHAO R P, WEI X, et al. Near-infrared light triggers release of paclitaxel from biodegradable microspheres: photothermal effect and enhanced antitumor activity[J]. Small, 2010, 6(9): 1022-1031.

[4] SEVSHEN S R, WESTCOTT S L, HALAS N J, et al. Temperature-sensitive polymer-nanoshell composites for photothermally modulated drug delivery[J]. Journal of Biomedical Materials Research, 2000, 51(3): 293-298.

[5] PISSUWAN D, VALENZUELA S M, CORTIE M B. Therapeutic possibilities of plasmonically heated gold nanoparticles[J]. Trends in Biotechnology, 2006, 24(2): 62-67.

[6] DIAGARADJANE P, SHETTY A, WANG J C, et al. Modulation of in vivo tumor radiation response via gold nanoshell-mediated vascular-focused hyperthermia: Characterizing an integrated antihypoxic and localized vascular disrupting targeting strategy[J]. Nano Letters, 2008, 8(5): 1492-1500.

[7] PITSILLIDES C M, JOE E K, WEI X B, et al. Selective cell targeting with light-absorbing microparticles and nanoparticles[J]. Biophysical Journal, 2003, 84(6): 4023-4032.

[8] BRAUN G B, PALLAORO A, WU G H, et al. Laser-activated gene silencing via gold nanoshell-siRNA conjugates[J]. ACS Nano, 2009, 3(7): 2007-2015.

[9] WU G H, MILKHAILOVSKY A, KHANT H A, et al. Remotely triggered liposome release by near-infrared light absorption via hollow gold nanoshells[J]. Journal of the American Chemical Society, 2008, 130(26): 8175-8177.

[10] TONG L, ZHAO Y, HUFF T B, et al. Gold nanorods mediate tumor cell death by compromising membrane integrity[J]. Advanced Materials, 2007, 19(20): 3136-3141.

[11] ZHAROV V P, LETFULLIN R R, GALITOVSKAYA E N. Microbubbles-overlapping mode for laser killing of cancer cells with absorbing nanoparticle clusters[J]. Journal of Physics D-Applied Physics, 2005, 38(15): 2571-2581.

[12] STEHR J, HRELESCU C, SPERLING R A, et al. Gold nanostoves for microsecond DNA melting analysis[J]. Nano Letters, 2008, 8(2): 619-623.

[13] HUTTMANN G, RADT B, SERBIN J, et al. Inactivation of proteins by irradiation of gold nanoparticles with nano-and picosecond laser pulses[C]. Munich, Germany: SPIE, 2003: 88-95.

[14] PATSKOVSKY S, QI M J, MEUNIER M. Single point single-cell nanoparticle mediated pulsed laser optoporation[J]. Analyst, 2020, 145(2): 523-529.

[15] URBAN A S, FEDORUK M, HORTON M R, et al. Controlled nanometric phase transitions of phospholipid membranes by plasmonic heating of single gold nanoparticles [J]. Nano Letters, 2009, 9(8): 2903-2908.

[16] MAN T X, ZHU X F, CHOW Y T, et al. Intracellular photothermal delivery for suspension cells using sharp nanoscale tips in microwells[J]. ACS Nano, 2019, 13(9):

10835-10844.

[17] BENDIX P M, NADER S, REIHANI S, et al. Direct measurements of heating by electromagnetically trapped gold nanoparticles on supported lipid bilayers[J]. ACS Nano, 2010, 4(4): 2256-2262.

[18] KYRSTING A, BENDIX P M, STAMOU D G, et al. Heat profiling of three-dimensionally optically trapped gold nanoparticles using vesicle cargo release[J]. Nano Letters, 2011, 11(2): 888-892.

[19] RAES L, STREMERSCH S, FRAIRE J C, et al. Intracellular delivery of mRNA in adherent and suspension cells by vapor nanobubble photoporation[J]. Nano-Micro Letters, 2020, 12(1): 1-17.

[20] DU X F, WANG J, ZHOU Q, et al. Advanced physical techniques for gene delivery based on membrane perforation[J]. Drug Delivery, 2018, 25(1): 1516-1525.

[21] KAY M A, GLORIOSO J C, NALDINI L. Viral vectors for gene therapy: the art of turning infectious agents into vehicles of therapeutics[J]. Nature Medicine, 2001, 7(1): 33-40.

[22] BOUARD D, ALAZARD-DANY N, COSSET F L. Viral vectors: from virology to transgene expression[J]. British Journal of Pharmacology, 2009, 157(2): 153-165.

[23] EL-ANEED A. An overview of current delivery systems in cancer gene therapy[J]. Journal of Controlled Release, 2004, 94(1): 1-14.

[24] IBRAHEEM D, ELAISSARI A, FESSI H. Gene therapy and DNA delivery systems[J]. International Journal of Pharmaceutics, 2014, 459(1-2): 70-83.

[25] MUNIER S, MESSAI I, DELAIR T, et al. Cationic PLA nanoparticles for DNA delivery: Comparison of three surface polycations for DNA binding, protection and transfection properties[J]. Colloids and Surfaces B-Biointerfaces, 2005, 43(3-4): 163-173.

[26] MEHIER-HUMBERT S, GUY R H. Physical methods for gene transfer: Improving the kinetics of gene delivery into cells[J]. Advanced Drug Delivery Reviews, 2005, 57(5): 733-753.

[27] HUANG D, ZHAO D Y, LI J H, et al. A minimally invasive in vivo electroporation method utilizing flexile electrode and microneedle roller[C]. Taiwan, China: International Conference on Solid-state Sensors, IEEE. Kaohsiung, 2017: 1684-1687.

[28] BUGEON S, DE CHEVIGNY A, BOUTIN C, et al. Direct and efficient transfection of mouse neural stem cells and mature neurons by in vivo mRNA electroporation[J]. Development, 2017, 144(21): 3968-3977.

[29] LATELLA M C, DI SALVO M T, COCCHIARELLA F, et al. In vivo editing of the human mutant rhodopsin gene by electroporation of plasmid-based CRISPR/Cas9 in the mouse retina[J]. Molecular Therapy-Nucleic Acids, 2016, 5: 1-12.

[30] AANTON M, PLANK C, ROJO E. 7th meeting of the European society of gene therapy [C]. Munich The Journal of Gene Medicine, 2000, 2(1): 66-70.

[31] DAS A K, GUPTA P, CHAKRABORTY D. Physical methods of gene transfer: Kinetics of gene delivery into cells: A Review[J]. Agricultural Reviews, 2015, 36(1): 61.

[32]　JAKUTAVICIUTE M,RUZGYS P,TAMOSIUNAS M,et al. Physical methods for drug and gene delivery through the cell plasma membrane[J]//KULBACKA J,SATKAUSKAS S, Transport across Natural and Modified Biological Membranes and Its Implications in Physiology and Therapy,2017：73-92. Vol. 227,Springer,cham.

[33]　SCHILLINGER U, BRILL T, RUDOLPH C, et al. Advances in magnetofection— magnetically guided nucleic acid delivery[J]. Journal of Magnetism and Magnetic Materials, 2005,293(1)：501-508.

[34]　LIU D,WANG L J,WANG Z G,et al. Magnetoporation and magnetolysis of cancer cells via carbon nanotubes induced by rotating magnetic fields[J]. Nano Letters,2012,12(10)： 5117-5121.

[35]　KIM H J,GREENLEAF J F,KINNICK R R,et al. Ultrasound-mediated transfection of mammalian cells[J]. Human Gene Therapy,1996,7(11)：1339-1346.

[36]　DELALANDE A, KOTOPOULIS S, POSTEMA M, et al. Sonoporation：Mechanistic insights and ongoing challenges for gene transfer[J]. Gene,2013,525(2)：191-199.

[37]　DASGUPTA A,LIU M,OJHA T,et al. Ultrasound-mediated drug delivery to the brain： principles,progress and prospects [J]. Drug Discovery Today Technologies, 2016, 20： 41-48.

[38]　ZHANG Y,CHANG R J,LI M Q,et al. Docetaxel-loaded lipid microbubbles combined with ultrasound-triggered microbubble destruction for targeted tumor therapy in MHCC-H cells[J]. Oncotargets and Therapy,2016,9：4763-4771.

[39]　BAI M,SHEN M,TENG Y,et al. Enhanced therapeutic effect of Adriamycin on multidrug resistant breast cancer by the ABCG2-siRNA loaded polymeric nanoparticles assisted with ultrasound[J]. 2015,6(41)：43779-43790.

[40]　KOTOPOULIS S, DELALANDE A, POPA M, et al. Sonoporation-enhanced chemotherapy significantly reduces primary tumour burden in an orthotopic pancreatic cancer xenograft[J]. Molecular Imaging and Biology,2014,16(1)：53-62.

[41]　AL-DOSARI M S,GAO X. Nonviral gene delivery：Principle, limitations, and recent progress[J]. AAPS Journal,2009,11(4)：671-681.

[42]　NOACK J,VOGEL A. Streak-photographic investigation of shock wave emission after laser-induced plasma formation in water[C]. San Jose：SPIE,1995：284-293.

[43]　DOUKAS A G,FLOTTE T J. Physical characteristics and biological effects of laser-induced stress waves[J]. Ultrasound in Medicine and Biology,1996,22(2)：151-164.

[44]　梁晓轩,王晶,张镇西. 纳米尺度激光紧聚焦光穿孔技术[J]. 西安交通大学学报,2012, 46(10)：9.

[45]　VOGEL A, NOACK J, HUTTMAN G, et al. Mechanisms of femtosecond laser nanosurgery of cells and tissues[J]. Applied Physics B,2005,81(8)：1015-1047.

[46]　FAN Q H, HU W Q, OHTA A T. Efficient single-cell poration by microsecond laser pulses[J]. Lab on A Chip,2015,15(2)：581-588.

[47]　CHAKRAVARTY P,QIAN W,EL-SAYED M A,et al. Delivery of molecules into cells using carbon nanoparticles activated by femtosecond laser pulses ［ J ］. Nature

Nanotechnology,2010,5(8):607-611.

[48] LIU J,XIONG R,BRANS T,et al. Repeated photoporation with graphene quantum dots enables homogeneous labeling of live cells with extrinsic markers for fluorescence microscopy[J]. Light,Science & Applications,2018,7:47.

[49] BERGERON E,BOUTOPOULOS C,MARTEL R,et al. Cell-specific optoporation with near-infrared ultrafast laser and functionalized gold nanoparticles[J]. Nanoscale,2015,7(42):17836-17847.

[50] TEIRLINCK E,XIONG R H,BRANS T,et al. Laser-induced vapour nanobubbles improve drug diffusion and efficiency in bacterial biofilms[J]. Nature Communications,2018,9:4518.

[51] BAUMGART J,HUMBERT L,BOULAIS E,et al. Off-resonance plasmonic enhanced femtosecond laser optoporation and transfection of cancer cells[J]. Biomaterials,2012,33(7):2345-2350.

[52] MAIER C M,HUERGO M A,MILOSEVIC S,et al. Optical and thermophoretic control of janus nanopen injection into living cells[J]. Nano Letters,2018,18(12):7935-7941.

[53] LI M,LOHMULLER T,FELDMANN J. Optical injection of gold nanoparticles into living cells[J]. Nano Letters,2015,15(1):770-775.

[54] LALONDE S L,BOULAIS É,LEBRUN J J,et al. Visible and near infrared resonance plasmonic enhanced nanosecond laser optoporation of cancer cells[J]. Biomedical Optics Express,2013,4(4):490-499.

[55] 陆晨熠,庄贞静,邱飞.纳米金的药用研究进展[J].中国药学杂志,2012,47(7):481-485.

[56] RASTINEHAD A R,ANASTOS H,WAJSWOL E,et al. Gold nanoshell-localized photothermal ablation of prostate tumors in a clinical pilot device study[J]. Proceedings of the National Academy of Sciences of the United States of America,2019,116(37):18590-18596.

[57] XIONG R H,RAEMDONCK K,PEYNSHAERT K,et al. Comparison of gold nanoparticle mediated photoporation:Vapor nanobubbles outperform direct heating for delivering macromolecules in live cells[J]. ACS Nano,2014,8(6):6288-6296.

[58] SUN X H,ZHANG G D,KEYNTON R S,et al. Enhanced drug delivery via hyperthermal membrane disruption using targeted gold nanoparticles with PEGylated Protein-G as a cofactor[J]. Nanomedicine-Nanotechnology Biology and Medicine,2013,9(8):1214-1222.

[59] HEINEMANN D,SCHOMAKER M,KALIES S,et al. Gold nanoparticle mediated laser transfection for efficient siRNA mediated gene knock down[J]. Plos One,2013,8(3):e58604.

[60] DELCEA M,STERNBERG N,YASHCHENOK A M,et al. Nanoplasmonics for dual-molecule release through nanopores in the membrane of red blood cells[J]. ACS Nano,2012,6(5):4169-4180.

[61] YAO C P,QU X C,ZHANG Z X,et al. Influence of laser parameters on nanoparticle-induced membrane permeabilization[J]. Journal of Biomedical Optics,2009,14(5):054034.

[62] YAO C P,RUDNITZKI F,HUTTMANN G,et al. Important factors for cell-membrane permeabilization by gold nanoparticles activated by nanosecond-laser irradiation [J]. International Journal of Nanomedicine,2017,12：5659-5672.

[63] TSUKAKOSHI M,KURATA S,NOMIYA Y,et al. A novel method of DNA transfection by laser microbeam cell surgery[J]. Applied Physics B-Photophysics and Laser Chemistry, 1984,35(3)：135-140.

[64] WILSON A M,MAZZAFERRI J,BERGERON E,et al. In vivo laser-mediated retinal ganglion cell optoporation using K(v)1.1 conjugated gold nanoparticles[J]. Nano Letters, 2018,18(11)：6981-6988.

[65] YAO C P, RAHMANZADEH R, ENDL E, et al. Elevation of plasma membrane permeability by laser irradiation of selectively bound nanoparticles [J]. Journal of Biomedical Optics,2005,10(6)：064012.

[66] YAO C,RUDNITZKI F,HE Y,et al. Cancer cell-specific protein delivery by optoporation with laser-irradiated gold nanorods[J]. Journal of Biophotonics,2020,13(7)：e202000017.

[67] 顾清,王佳壮,杜晓凡,等.金纳米颗粒介导的细胞光穿孔表征方法[J].中国激光,2020,47 (2)：0207021.

[68] LEI M,XU H P,YANG H,et al. Femtosecond laser-assisted microinjection into living neurons[J]. Journal of Neuroscience Methods,2008,174(2)：215-218.

[69] XIONG R H,JORIS F,LIANG S Y,et al. Cytosolic delivery of nanolabels prevents their asymmetric inheritance and enables extended quantitative in vivo cell imaging[J]. Nano Letters,2016,16(10)：5975-5986.

[70] HOUTHAEVE G, XIONG R H, ROBIJNS J,et al. Targeted perturbation of nuclear envelope integrity with vapor nanobubble-mediated photoporation[J]. ACS Nano,2018, 12(8)：7791-7802.

[71] RAES L, VAN HOECKE L, MICHIELS J, et al. Gold nanoparticle-mediated photoporation enables delivery of macromolecules over a wide range of molecular weights in human CD4＋T cells[J]. Crystals,2019,9(8)：411.

[72] XIONG R H,DRULLION C,VERSTRAELEN P,et al. Fast spatial-selective delivery into live cells[J]. Journal of Controlled Release,2017,266：198-204.

[73] PYLAEV T,VANZHA E,AVDEEVA E,et al. A novel cell transfection platform based on laser optoporation mediated by Au nanostar layers[J]. Journal of Biophotonics,2019, 12(1)：e201800166.

[74] VAN HOECKE L,RAES L,STREMERSCH S,et al. Delivery of mixed-lineage kinase domain-like protein by vapor nanobubble photoporation induces necroptotic-like cell death in tumor cells[J]. International Journal of Molecular Sciences,2019,20(17)：4254.

[75] LIU J,HEBBRECHT T,BRANS T,et al. Long-term live-cell microscopy with labeled nanobodies delivered by laser-induced photoporation[J]. Nano Research,2020,13(2)：485-495.

[76] SAUVAGE F,FRAIRE J C,REMAUT K,et al. Photoablation of human vitreous opacities by light-induced vapor nanobubbles[J]. ACS Nano,2019,13(7)：8401-8416.

[77] LACHAINE R,BOUTOPOULOS C,LAJOIE P Y,et al. Rational design of plasmonic nanoparticles for enhanced cavitation and cell perforation[J]. Nano Letters,2016,16(5)：3187-3194.

[78] WU Y C,WU T H,CLEMENS D L,et al. Massively parallel delivery of large cargo into mammalian cells with light pulses[J]. Nature Methods,2015,12(5)：439-444.

[79] SAKLAYEN N,HUBER M,MADRID M,et al. Intracellular delivery using nanosecond-laser excitation of large-area plasmonic substrates [J]. ACS Nano, 2017, 11 (4)：3671-3680.

[80] MADRID M, SAKLAYEN N, SHEN W L, et al. Laser-activated self-assembled thermoplasmonic nanocavity substrates for intracellular delivery[J]. ACS Applied Bio Materials,2018,1(6)：1793-1799.

[81] SANTRA T S,KAR S,CHEN T C,et al. Near-infrared nanosecond-pulsed laser-activated highly efficient intracellular delivery mediated by nano-corrugated mushroom-shaped gold-coated polystyrene nanoparticles[J]. Nanoscale,2020,12(22)：12057-12067.

[82] KRAWINKEL J,TORRES-MAPA M L,WERELIUS K,et al. Gold nanoparticle-mediated delivery of molecules into primary human gingival fibroblasts using ns-laser pulses：A pilot study[J]. Materials,2016,9(5)：397.

[83] GATTASS R R,MAZUR E. Femtosecond laser micromachining in transparent materials [J]. Nature Photonics,2008,2(4)：219-225.

[84] OIKAWA K,MATSUNAGA S,MANO S,et al. Physical interaction between peroxisome and chloroplasts elucidated by in situ laser analysis[J]. Nature Plants,2015,1(4)：15035.

[85] KOHLI V, ELEZZABI A Y, ACKER J P, et al. Cell nanosurgery using ultrashort (femtosecond) laser pulses：Applications to membrane surgery and cell isolation[J]. Laser in Surgery and Medicine,2010,37(3)：227-230.

[86] TANABE T, OYAMADA M, FUJITA K, et al. Multiphoton excitation-evoked chromophore-assisted laser inactivation using green fluorescent protein [J]. Nature Methods,2005,2(7)：503-505.

[87] SANKIN G N, YUAN F, ZHONG P. Pulsating tandem microbubble for localized and directional single-cell membrane poration [J]. Physical Review Letters, 2010, 105(7)：078101.

[88] GONG J,ZHAO X,XING Q,et al. Femtosecond laser-induced cell fusion[J]. Applied Physics Letters,2008,92(9)：093901.

[89] MAO F L,XING Q R,KAI W,et al. Optical trapping of red blood cells and two-photon excitation-based photodynamic study using a femtosecond laser [J]. Optics Communications,2005,256(4-6)：358-363.

[90] LUKIANOVA-HLEB E, HU Y, LATTERINI L, et al. Plasmonic nanobubbles as transient vapor nanobubbles generated around plasmonic nanoparticles[J]. ACS Nano,2010,4(4)：2109-2123.

[91] OO M K K, YANG Y M, HU Y, et al. Gold Nanoparticle-enhanced and size-dependent generation of reactive oxygen species from protoporphyrin IX[J]. ACS Nano,2012,6(3)：